AF357671

ÉDUCATION

PHYSIQUE,

ET MÉDECINE

DES ENFANS.

ÉLÉMENS

D'ÉDUCATION PHYSIQUE

DES ENFANS,

ET DE MÉDECINE DOMESTIQUE

INFANTILE;

Ou des moyens de conserver les Enfans en santé, en les élevant conformément aux vues de la nature, et de guérir leurs maladies par le régime et les remèdes simples; y compris un résumé de l'histoire et de l'inoculation de la *Vaccine;*

OUVRAGE spécialement destiné aux Pères et Mères de famille; utile à toute personne bienfaisante qui, retirée à la campagne, se plaît à donner des secours aux indigens;

PAR Ed. PROTAT,

Docteur en Médecine, ancien Chirurgien-Major d'un Hôpital militaire, Membre de l'Académie de Dijon, Associé - Correspondant de la Société libre des Belles-Lettres, Sciences et Arts, de Strasbourg, de Nancy, etc.

On façonne les plantes par la culture, et les hommes par l'Éducation. (EMILE, tom. 1 , page 4.)

A PARIS,

Chez GABON et compagnie, place de l'École de Médecine.

An XII (1803).

Auteur et propriétaire de cet ouvrage , je place la présente édition sous la sauve-garde des lois et la probité des citoyens. Je déclare que je poursuivrai par-devant les Tribunaux , tout *Contrefacteur*, *Distributeur ou Débitant d'édition contrefaite* , et qu'on doit regarder comme telle tout exemplaire qui ne serait pas revêtu de ma signature. J'assure au citoyen qui me fera connaître les délinquans , la moitié du dédommagement accordé par la loi.

Deux exemplaires ont été déposés à la Bibliothèque nationale , conformément à la loi.

Prix 4 fr. 25 cent. broché ; 5 fr. 3o cent. franc de port.

Nº. *1.*

Certifié

A Madame MARX,

Épouse du COLONEL du 7e. Régiment de Hussards, ci-devant de SAXE.

Ma chère Sœur,

Il était réservé à cette faible production de paraître sous les auspices de la tendre amitié, et de l'estime inviolable que vous m'avez toujours inspirées. En agréant le fruit de mon travail comme un hommage public que je me plais à rendre à votre amour maternel, ainsi qu'à toutes les vertus qui embellissent aux yeux de votre famille et de vos amis, les agréments dont la nature vous a douée ; vous ajouterez encore à ma reconnaissance que vous partagez avec un époux digne de notre commun attachement, et de l'Emploi Militaire que lui ont mérité ses talens et ses anciens services.

Puissent toutes les mères de famille applaudir comme vous à mes efforts, et libres de toute impulsion étrangère, ne point perdre de vue qu'en cherchant à partager leurs tendres sollicitudes maternelles, je desire mériter leur bienveillance et les persuader de mon zèle et de mon respectueux dévouement.

Recevez, ma chère Sœur, le témoignage particulier des mêmes sentimens,

PROTAT, Médecin-Chirurgien.

Dijon, ce 10 Brumaire an 12.

AVERTISSEMENT DE L'AUTEUR.

Mon *Manuscrit était déjà livré à l'impression, quand le D. Alphonse Leroy rendit publique sa* Médecine Maternelle. *J'ai dû suspendre mon travail, puisque d'après le titre de son ouvrage, cet estimable auteur semblait avoir dirigé ses vues vers le but que je m'étais proposé ; alors j'aurais cédé à son mérite comme à sa réputation, l'avantage de mieux remplir la tâche que j'avais entreprise. Mais en parcourant la* Médecine Maternelle, *on sera bientôt convaincu que quoique présentée par plusieurs publicistes comme le* veni mecum *des mères de famille, sa lecture ne peut convenir qu'aux médecins instruits ; car, pour suivre l'auteur dans ses savantes et profondes recherches, il faut nécessairement connaître l'Anatomie, la Physiologie, la Physique et la Chimie.*

On sait qu'heureusement toutes nos Dames Françaises ne sont pas encore initiées dans ces hautes sciences. Elles se bornent avec plus de raison et d'utilité aux connaissances qui créent l'amabilité, et qui peuvent former de bonnes mères de famille. Leur lecture sur ce dernier point doit donc être dégagée de tout appareil scientifique ; et c'est d'après ce plan que ces ÉLÉMENS sont écrits.

En payant, comme Médecin, le juste tribut d'éloges et de reconnaissance que l'on doit au D. Alphonse Leroy, pour sa nouvelle production, je n'ai pas négligé de faire connaître à mes lecteurs la plus grande partie de ses opinions. J'ai donc associé son nom à celui de tous les hommes célèbres, dont les conseils choisis avec quelque discernement, et présentés avec clarté et simplicité, font, peut-être, le principal mérite de cet ouvrage.

INTRODUCTION

Dont la lecture est indispensable pour connaître le véritable but de cet ouvrage.

L'objet de l'Education en général , est de procurer au corps de l'homme la force qu'il doit avoir , et à l'ame la perfection dont elle est susceptible.

Elle se divise donc naturellement en deux parties , dont la première, soumise aux recherches et aux méditations de la Médecine préservative , est la seule que j'aie à considérer. On la nomme Education physique , parce que ses préceptes se bornent à la santé du corps, et au développement des organes qui le composent.

Discourir sur la nécessité et les avantages de cette Education, ce serait parler d'une vérité généralement sentie, et gravée dans le cœur humain par l'expérience de tous les siècles. N'est-il pas évident que nous naissons malheureusement avec le besoin de secours de toute espèce ? » L'enfant » à sa naissance, dit le célèbre *Buffon* ,

» est une image de misère et de douleur :
» sa vie, incertaine et chancelante, paraît
» devoir finir à chaque instant ; il est dans
» ces premiers temps, plus faible qu'aucun
» des animaux. . . . . » Son sort est
sans doute digne du plus grand intérêt, pour
peu que l'on médite sur la nature de sa
faiblesse, et les secours qu'il a droit d'attendre de tous ceux qui la connaissent. Incapable de faire aucun usage de ses organes et de ses sens, sa situation tou-
chante implore donc des soins étrangers.

On sait que les plantes peuvent se façon-
ner par la culture ; de même l'éducation
parvient à modifier l'espèce humaine. Mais
pour rendre cette modification utile à l'individu comme à la société, il faut y soumettre l'enfant aussitôt après sa naissance,
et la continuer jusqu'au dernier degré
d'accroissement. C'est cependant aux six
premières années de la vie que se rapporte-
ront plus particulièrement mes conseils :
ce premier âge constitue effectivement l'é-
poque la plus importante comme la plus
critique, puisqu'elle est évidemment celle
où l'enfant est exposé à plus de dangers,
soit qu'ils dépendent de sa faiblesse ou de
l'action trop forte, sur lui, des objets extérieurs, soit qu'ils tiennent aux différens

changemens déterminés par l'accroissement.

Ainsi , les bases d'une bonne ou d'une mauvaise constitution , quand elle ne dépend point réellement d'un vice héréditaire , reposent toujours sur les soins plus ou moins conformes aux vues de la nature , qui nous ont été donnés dans notre enfance.

Nous devons entendre ici par ce mot *nature* , un agent secondaire uniforme, simple dans les routes que le *créateur* lui a tracées , et qui devient le principe , la cause efficiente du mouvement , et du développement de tous les corps (1). Les vues , les efforts , et l'unique but de cette prévoyante mère commune , sont le bien être et la conservation de ses productions. C'est un sentiment qu'elle transmet à tout ce qu'elle anime ; et de-là cette tendresse innée , et ces soins affectueux que tous les êtres organisés doivent avoir pour leurs petits.

Elle suggère aux animaux qui vivent uniquement sous ses lois , tous les moyens de conduite qui peuvent tendre à leur conservation : sa voix se fait également entendre au cœur de l'homme ; mais par un abus de sa

----

(1) Clerc , Hist. nat. de l'homme malade.

raison, souvent elle est étouffée par l'empire de ses passions.

L'Education de l'espèce humaine est donc beaucoup plus difficile, et moins heureuse que celle des animaux ; car elle doit la plupart des dangers qui l'assiègent, des infirmités qui la dégradent, des maladies qui la tuent, à la supériorité de son intelligence, et à son état de civilisation. C'est un fait avéré, que l'homme perd la moitié de ses descendans dans l'âge le plus tendre, tandis que les petits des animaux, même domestiques, viennent presque tous à bien.

Je répugne donc à croire que cette mortalité, aussi vraie qu'effrayante, soit absolument l'effet des maladies que l'espèce humaine ne peut entièrement éviter ; je la crois avec plus de raison, comme beaucoup d'observateurs profonds, le résultat nécessaire de préjugés, d'usages nés de l'ignorance, et quelquefois de la superstition, qui étouffent continuellement dans l'homme le sentiment intime de la vérité.

Non, l'homme n'est point sorti des mains de la nature, qui a presque tout fait en sa faveur, pour succomber dès ses premiers pas dans le sentier de la vie !

Certes, tant que l'Education physique des enfans sera subordonnée aux préjugés, et aux pratiques funestes qui en dérivent, la moitié d'une génération ne sera créée que pour disparaître bientôt, tandis que l'autre partie, parvenue au milieu de sa carrière, éprouvera déjà les infirmités d'une vieillesse anticipée.

Mais il est une vérité consolante, c'est que si une mauvaise Education peut détériorer l'espèce humaine, des soins conformes aux vues de la nature doivent la restaurer. les constitutions des familles sont donc aussi susceptibles d'être améliorées que leur fortune. Pour y parvenir, s'en rapporter entièrement à la tendre sollicitude des parens, ce serait faire naître l'erreur du sein même de leurs bonnes intentions, tandis que la raison, dégagée de toutes entraves, éclairée du flambeau de l'expérience, pourrait, avec plus de certitude, dissiper les ténèbres de l'ignorance ou de la routine, bannir toute alternative, et permettre aux pères et mères de suivre pas à pas la nature, sans crainte de s'égarer. C'est ainsi qu'on conserverait des enfans, pour que la patrie puisse un jour trouver des hommes. Ce besoin doit être d'autant mieux senti d'un Gouvernement sage, que pendant les convulsions politiques dont nous sommes à peine remis, l'existence d'un père était quelquefois un supplice pour lui, et la naissance d'un enfant souvent un jour de deuil pour sa famille , d'après le triste sort qui lui semblait réservé. Il n'y a point de doute que dans ces temps malheureux , la tendresse maternelle ne se soit ressentie de la désorganisation du corps social : la nature outragée n'était-elle pas en léthargie , et l'Education physique des enfans pouvait-elle fixer l'attention d'une épouse dans les fers , ou pleurant sur la tombe de son mari ?

Mais aujourd'hui qu'un *Génie vraiment réparateur* est venu , par sa valeur et sa sagesse , anéantir l'esprit de parti , débrouiller le cahos , et ramener l'ordre parmi nous , les sentimens de la nature ne sont plus étouffés par le dégoût de la vie ; la perspective d'un avenir heureux réchauffe les ames ; et les pères et mères , revenus à l'amour de leur existence , sentent la douceur et même le besoin de se conserver des appuis pour leur vieillesse.

C'est ainsi que la paix rend le cultivateur plus ardent au travail. Il aime sa propriété , il en prend le plus grand soin ; il édifie avec plaisir , parce qu'il a la certitude de jouir un jour du fruit de ses peines. De même les parens s'empresseront actuellement de donner des soins plus assidus , plus réfléchis à leurs enfans , et d'accueillir sans doute les avis salutaires qui peuvent tendre à leur conservation. Ce retour à des sentimens honorables que la corruption des mœurs et l'empire des circonstances avaient singulièrement altérés , va faire renaître non-seulement le bonheur des familles , mais encore la prospérité nationale qui dépend incontestablement du bien-être de chacun en particulier.

Rien n'annonce , dit un auteur célèbre , d'une manière plus précise la décadence des Empires , comme l'ignorance des mères dans les soins qu'elles doivent à leurs enfans , et l'abandon qu'elles en font ou par ton ou par goût, à des mains mercenaires , pour les élever. Dans les temps les plus florissans de la République Romaine , les plus grandes Dames mettaient leur principale gloire à nourrir leurs enfans : elles ne se dispensèrent de ce soin , que quand le luxe et la mollesse le leur eut fait considérer comme une servitude pénible. Il n'est point de nation, je crois , qui ait plus que la nôtre , démontré la justesse de cette observation.

On ne peut donc se dispenser de faire reposer la possibilité d'une bonne Education physique des enfans sur la moralité des mères; car on serait évidemment en contradiction avec les principes sociaux, si l'on se refusait à reconnaître l'influence qu'elles ont naturellement sur le bonheur de la société : « Des soins que les femmes nous donnent » dans notre enfance, dit l'auteur d'Emile, » dépendent nos mœurs, nos passions, nos » goûts, nos vertus et nos vices, et par » conséquent notre santé. » Dans l'âge mûr, continue-t-il, « nous leur devons cette ur- » banité qui fait le charme de la société, » cette délicatesse de sentimens qui nous » ménage de si douces jouissances ; dans » la vieillesse des soins précieux, et les con- » solations de l'amitié. »

Que de droits sacrés à notre estime et à notre reconnaissance ! Malheur donc à l'homme insensible qui, pour le dire en passant, ne sait point apprécier de si grands bienfaits ! Comment son cœur peut-il être fermé aux délices d'une juste gratitude pour tout ce que ce sexe aimant a fait pour lui dans son enfance ; comment peut-il jamais oublier, et les inquiétudes continuelles d'une mère tendre, et les chagrins qu'une jeunesse souvent fougueuse lui a causés ?

Si je conviens que les premiers soins dus aux enfans, appartiennent directement à leur mère, je crois aussi qu'il est du devoir d'un père vertueux de les connaître, afin de conseiller une épouse jeune encore, et de l'encourager s'il en est besoin. C'est presque toujours à l'insouciance des chefs de famille qu'on pourrait attribuer celle des mères à remplir leurs fonctions; mais elle est peut-être encore l'effet de cet antique préjugé que l'homme puissant ou riche rougirait de descendre à tous ces petits détails, tandis que par un contraste bien frappant, comme l'observe *Buchan*, il se fait un plaisir, un mérite même, de présider à l'éducation de ses chevaux, de ses chiens, et de s'appliquer très-sérieusement à connaître tout ce qui peut tendre à l'amélioration de leur espèce, ainsi qu'à leur conservation. Heureusement que presque toutes nos Dames Françaises sont revenues aux principes sacrés de leur devoir, et que cédant enfin à l'impulsion de leur cœur, elles ont préféré les caresses innocentes et la santé de leurs enfans, aux amusemens frivoles d'une société bruyante, à l'empire de la mode ou des préjugés. Il ne reste donc plus au médecin ami des enfans, qu'à donner à cette heureuse révolution, l'impulsion qu'elle doit avoir, et relativement aux maladies du premier âge, à éclairer les parens suffisamment pour leur faire mépriser les conseils pernicieux de l'ignorance, ou bien abandonner les erreurs d'une aveugle et souvent dangereuse tradition.

Telle est la tâche que je me suis imposée, et voici quelques-unes des vues qui ont guidé ma plume.

Cet ouvrage sera divisé en deux parties. La première renfermera les préceptes qui regardent l'Education physique, ou l'exposé des moyens de conserver les enfans en santé, et de favoriser le développement de leurs organes. La seconde sera réservée pour la théorie des maladies du premier âge, et le détail des procédés les plus simples pour en arrêter les progrès, et même les guérir.

En m'occupant de la santé de l'enfant dès qu'il a vu le jour, j'ai dû nécessairement ne point perdre de vue que souvent elle était liée à celle de la mère qui nourrit. J'ai donc regardé comme essentiel de débuter par quelques avis destinés à préserver les femmes en couche des différentes affections qui suivent quelquefois l'enfantement.

Je passe ensuite aux premiers soins qu'on doit au nouveau né, et qui tous se rapportent à l'inspection nécessaire de ses organes, au lavage de son corps; à ses premiers vêtemens, son coucher ; particulièrement à surveiller ses premières évacuations, et à le garantir de l'impression trop forte des agens extérieurs. J'aborde ensuite un sujet des plus intéressans pour lui, le genre d'aliment qui lui est naturellement destiné.

Il n'y a point de doute que le lait de la mère, quand elle n'est pas dans l'impossibilité de nourrir, ne soit absolument celui qui convienne le mieux à l'enfant. Tous deux y trouveront des avantages marqués que je tâcherai de faire sentir. Je me borne à faire observer ici, qu'indépendamment de la santé qu'une mère tendre conserve à son rejeton, quand elle le nourrit, ce qui doit encore souvent la déterminer, est l'influence de cette première nourriture sur le moral, influence constatée par de célèbres naturalistes, d'après une foule d'observations curieuses, et dignes de foi.

On ne peut raisonnablement révoquer en doute que l'impulsion du tempérament, et les penchans de l'ame, ne soient en grande partie déterminés par l'organisation et les dispositions particulières du corps.

Ainsi, la première Education doit avoir une très-grande part à cette organisation; car, si le lait d'une nourrice affectée de quelque passion violente ou secrète, altère évidemment la santé de l'enfant, pourquoi les différentes qualités qu'il peut avoir, ne laisseraient-elles point dans sa constitution des traces ineffaçables de leur action ? Je sais que ce n'est pas là l'opinion de quelques médecins ; mais comme elle est solidement contrebalancée par celle d'hommes célèbres , tels que *Silvius-de-Leboë* , *Regés* , *Wanhelmont* , *Raulin* , et beaucoup d'autres , je crois qu'en se rangeant du parti de ces derniers , on ne doit pas craindre d'adopter une erreur. Tous assurent que les enfans acquièrent et conservent souvent les bonnes ou mauvaises qualités de leur nourrice , et peuvent même hériter de leurs maladies. *Ballesxerd* était même si persuadé de la grande influence du lait de la nourrice sur le moral de l'enfant, qu'il n'a pas craint d'avancer que les inimitiés qu'on observe souvent entre frères et sœurs , sont le résultat des différens laits qu'ils ont sucé dans leur enfance , et qui leur ont donné des caractères antipathiques. En prenant la nature pour guide , on voit que l'influence de cette première nourriture est évidemment marquée sur la constitution et le naturel des animaux. *Ronseus* a observé qu'un chevreau nourri par une brebis, a le poil plus doux , tandis qu'un agneau nourri par une chèvre , a la laine plus rude qu'il ne convient à son espèce. Des animaux féroces ont été nourris par des animaux domestiques, et ont pris le caractère doux de leur nourrice ; tandis que les petits de ceux-ci, nourris par des animaux sauvages, ont perdu les bonnes qualités qui leur étaient naturelles. J'ai vu un petit chien, allaité par une chatte, hériter d'une partie des inclinations de cet animal, et prendre avec beaucoup d'adresse les souris de la maison. Quand on est forcé de substituer le lait des animaux domestiques à celui de la femme, le choix n'en est pas même indifférent pour l'enfant. Si l'on veut en croire une observation faite par *de Reins*, l'effet du lait d'un animal qui fait ses délices de l'ordure, a été tellement marqué sur un jeune homme qui en fut nourri, que dans sa jeunesse il était si sale pour son manger, et avait les inclinations si basses, qu'à l'instar de l'animal dont il avait sucé les mamelles, il recherchait les endroits les plus fangeux, et s'y vautrait quand il croyait être sans témoin. On lit dans le Spectateur Anglais, qu'un homme très-honnête, et doué d'ailleurs d'un caractère solide, ayant été nourri par une chèvre, sautait et bondissait quand il était seul.

Quoi qu'il en soit, les anciens ont regardé cette influence comme certaine ; et c'est

sans doute pour donner une idée du caractère des fondateurs de Rome, qu'ils ont
dit qu'ils avaient été nourris par une louve.

Je ne tarirais pas si je prenais à tâche
de faire ici une compilation de tous les
traits qui peuvent appuyer cette opinion,
qui était aussi celle de *Ballesxerd* déjà cité.
Il avance sérieusement dans ses ouvrages,
que le lait de certains animaux peut corriger
le naturel de l'homme. Aussi conseille-t-il
pour les enfans des habitans du Nord, le
lait de chèvre, et celui de vache à ceux
du Midi, « afin, ajoute-t-il, de corriger,
» par opposition de qualités, la nonchalance
» et la mélancolie des premiers, et la viva-
» cité des derniers. »

Quand par des motifs puissans que j'exposerai, l'enfant a le malheur de ne pouvoir être nourri par sa mère; il est généralement reconnu que le lait de femme lui
étant destiné par la nature, est préférable
à celui des animaux. Une bonne nourrice
devient donc l'objet de la sollicitude des
parens. Ce choix est beaucoup plus em-
barrassant qu'on ne le croirait au premier
abord, et les qualités qu'elle doit avoir sont
souvent trop difficiles à réunir. Jouira-t-elle
d'une santé parfaite? Aura-t-elle l'âge convenable, des mœurs douces? Suivra-t-elle

exactement le régime qui lui convient? Mais sur-tout pourra-t-elle concevoir pour son nourrisson , ces sentimens tendres et affectueux d'où naissent cette patience, cette prévoyance , cette continuité de soins qui conservent presque toujours l'enfant à la vie? J'entrerai avec intérêt dans tous ces détails. En faisant l'énumération des devoirs de la nourrice, je parlerai des fautes qu'elle pourrait commettre, et des tristes conséquences qu'elles feraient naître. J'observe seulement ici qu'elles ont tellement frappé les médecins qui se sont sérieusement occupés de l'Education physique des enfans, que plusieurs d'entr'eux ont jugé convenable de préférer pour leur famille , le lait des animaux à celui d'une nourrice mercenaire. J'avoue que cette méthode usitée dans certaines contrées peut avoir des succès ; mais comme elle demande des attentions suivies, je les détaillerai avec soin. Ces renseignemens deviennent d'autant plus nécessaires, que souvent on est forcé de prendre ce parti.

Vient ensuite le sevrage , qui demande également l'attention la plus scrupuleuse, pour que l'enfant ne soit point à cette époque la victime , ou d'une affection morale , ou d'un changement de nourriture qui aurait été fait sans toutes les précautions qui peuvent lui rendre la transition insensible.

Les bains de l'enfance méritent également des considérations particulières : en usage chez tous les peuples, généralement conseillés par tous les auteurs, l'opinion de ces derniers ne diffère que sur leur température. J'ai donc adopté les avis qui m'ont paru les plus convenables, parce qu'ils reposent sur notre constitution actuelle, et sur la température du climat que nous habitons.

Le sommeil et les veilles de l'enfant sont susceptibles de quelques modifications nécessaires à sa santé ; j'exposerai sur cet objet les meilleures règles d'hygiène que je connaisse.

L'exercice devient trop nécessaire dans le premier âge, pour n'être pas considéré comme un puissant moyen de développer les forces de l'enfant, et de contribuer à son accroissement. Dans les premiers mois de sa naissance, il ne peut s'en procurer par lui-même : ceux qui en prennent soin doivent donc y suppléer. Tous les moyens ordinaires ne sont pas sans inconvéniens ; alors je donnerai quelques conseils dont les gouvernantes d'enfans retireraient le plus grand avantage, si elles voulaient les connaître. Elles apprendraient à se conduire de manière à écarter toutes pratiques pernicieuses dans la tenue des enfans; à surveiller leurs premières sensations, à redoubler enfin de vigilance pour éloigner d'eux tout ce qui pourrait leur devenir nuisible.

Les différentes sensations des enfans ont trop d'influence sur leur santé pour qu'elles soient oubliées. On sait que leurs pleurs sont le premier langage avec lequel ils peuvent exprimer la douleur ou le besoin ; il est donc intéressant de savoir les interpréter , soit pour les satisfaire quand on le peut, soit pour leur éviter des accidens. Comme le caractère commence à se former dans ces premiers momens , il est essentiel de ne point laisser prendre à ce langage l'expression de l'obstination. La nourrice qui, dans ce cas, guidée par une aveugle complaisance , satisfait les fantaisies de l'enfant, lui crée des défauts qu'il n'aurait point eu , et nuit à sa santé. Cet article renfermera des règles de conduite négligées trop malheureusement, puisqu'elles sont de la plus haute importance pour le bonheur futur de l'élève. Quant aux passions de l'ame, dont l'influence est plus ou moins marquée sur le système nerveux des enfans, il me suffira d'indiquer celles qui pourraient faire naître ou des vices de caractère, ou des accidens dont le premier âge est plus particulièrement susceptible, à raison de la faiblesse des organes.

Enfin tous ces avis sur l'Education physique seront terminés par une courte récapitulation des dangers que courent les enfans, quand ils sont éloignés de la maison paternelle, et confiés à des nourrices de la campagne ; ce tableau m'a paru nécessaire pour faire naître au moins de sérieuses réflexions dans l'ame des parens, que trop de sécurité ou de confiance entraînerait à suivre ce parti.

On présume bien que prenant l'enfant à sa naissance, et le suivant pendant le premier âge, c'est-à-dire, jusqu'à celui de sept ans environ ; je dois graduer mes conseils sur son développement et ses nouveaux besoins, à mesure qu'il acquiert de la force. Si je le laisse à cette époque, ce n'est pas qu'il puisse être abandonné à lui-même, mais il a passé le temps le plus critique de sa vie, et il est parvenu enfin au moment où devant lui apprendre qu'il est né pour cultiver son intelligence, son Education physique paraît alors, comme en quelque sorte, subordonnée à la nature de ses études.

Qu'une Education physique soignée préserve les enfans de la plus grande partie des maladies de leur âge, cela me paraît incontestable ; mais qu'elle les en garantisse entièrement, c'est ce qui est impossible. La nécessité d'une Médecine Infantile qui puisse remédier aux accidens imprévus, ou bien aux vices d'une mauvaise Education, est donc suffisamment démontrée.

L'utilité de cette science est d'autant mieux sentie, que par-tout la voix publique semble accuser l'art de guérir de n'être point assez attentif à gouverner les enfans malades. » En général, dit *Buchan* (1), on a regardé » cette occupation comme étant du seul » ressort des bonnes femmes. Des médecins » du premier mérite, ont souvent témoigné » de l'insouciance à voir les enfans malades. » Cette conduite de leur part, poursuit-il, » a fait que non-seulement cette branche » de la Médecine a été négligée, mais en- » core a donné lieu à ces femmes et aux » empyriques de s'emparer de leur traite- » ment. »

Je ne crois pas que ce reproche puisse atteindre les médecins Français : leur huma-

____

(1) Méd. domest. tom. 1, p. 13.

nité est suffisamment connue. Si quelques-uns de nos compatriotes pouvaient leur faire cette application, et se plaindre également du peu d'empressement qu'ils paraissent témoigner à s'occuper sérieusement des maladies des enfans, qu'ils en accusent plutôt la bizarrerie du public! Qui de nous n'a pas éprouvé le peu de satisfaction qu'il y a très-souvent à exercer cette partie non-moins intéressante de l'art de guérir, tant par les contrariétés plus ou moins singulières et décourageantes qu'il a rencontrées dans sa pratique, que par les injustices qu'il est dans le cas d'essuyer journellement? Le médecin n'est-il pas toujours dans les maladies des enfans, plus que dans toute autre, jugé d'après l'évènement, par des femmes qui ne sont la plupart du temps, guidées que par la prévention, et qui s'arrogent le droit d'en savoir plus que lui? D'ailleurs, tous les médecins ne sont point également destinés à exercer la Médecine Infantile. Il faut être, comme l'a très-sensément observé le célèbre *Stoll*, père de famille et médecin, pour surmonter les obstacles qu'on lui oppose et se promettre des succès. Cet homme profond et de bonne foi, a justement pensé que l'amour paternel, sans cesse alarmé sur le sort des siens, ne permettrait pas à un père sensible de rester au-dessous des connaissances qui pouvaient devenir précieuses pour la conservation de ses enfans. Un tel homme est alors fort éloigné de partager l'opinion de quelques personnes isolées, qui traitent avec la plus grande indifférence ces petits êtres souffrans, et qui pour la couvrir d'un spécieux prétexte, ont l'air de croire qu'il faut abandonner à la nature la plus grande partie de leurs maladies.

Quelquefois, il est vrai, cette mère sage fait des prodiges en leur faveur; mais souvent aussi les enfans périssent, parce qu'on la contrarie dans ses opérations, ou qu'on néglige l'emploi de quelques moyens énergiques, bien connus pour favoriser ses desseins.

En laissant ainsi périr une certaine quantité d'enfans, c'est cependant troubler le bonheur des familles, altérer la population dans sa source, et priver un Etat de sa force. Ainsi tout gouvernement paternel, tout magistrat philantrope doit encourager les efforts qui tendent à réprimer un pareil abus.

La Médecine deviendra donc plus utile et plus chère à la société, en s'empressant de donner aux enfans tous les secours qu'ils ont droit d'attendre d'elle, et surtout en prenant tous les moyens d'enlever à l'empirisme le traitement des maladies de l'enfance. Cette victoire lui est acquise pour peu que les parens veuillent raisonner. Il leur paraîtra conséquent et vrai qu'un médecin, d'après la nature de ses études, est bien fait pour obtenir exclusivement leur confiance, et qu'en général, ils risqueront beaucoup moins de nuire à leurs enfans quand leur régime, et les remèdes qu'on leur administrera, seront prescrits par une personne qui en connaît les doses, les vertus, et surtout la nécessité de l'application.

D'après cela, n'est-il pas à desirer que l'on mette tous les pères et mères dans le cas d'être intimement persuadés de cette vérité, et rien je crois, ne peut y concourir plus efficacement que de leur donner quelques notions des maladies du premier âge.

Il est possible que l'on m'oppose sérieusement la grande difficulté de rendre la Médecine Infantile populaire, même le danger qu'il y aurait à le faire. De pareilles objections ont toujours été faites chaque fois que quelqu'ami de l'humanité a cherché à renverser une partie de la barrière qu'on a élevée entre l'homme, et l'art qui doit le guérir ; mais n'eussent-elles point été combattues victorieusement par le docteur *Buchan*, dans l'introduction de sa Médecine domestique, qu'il suffirait pour les rendre nulles, de produire l'opinion du fondateur de la Médecine.

« Quoique l'art de guérir, dit *Hippocrate*, et répète fort à propos le traducteur d'*Underwood*, M. *Lefebvre - Villebrune*, soit
» au-dessus des connaissances ordinaires du
» vulgaire, le peuple a cependant certaine
» aptitude à s'instruire de ce qu'il lui est
» nécessaire de savoir, et la Médecine se
» présente naturellement à lui comme aux
» gens de l'art. Il serait avantageux, ajoute-
» t-il, en parlant de la nature de l'homme,
» que chacun eût des connaissances en méde-
» cine, sur-tout les personnes lettrées, etc. »

Donnons leur donc au moins l'idée de quelques-unes des opérations de la nature, et de ses écarts ; peut-être les préserverons-nous des grandes fautes journellement faites dans le régime des enfans, ou dans l'emploi des remèdes. En les empêchant d'être si souvent dupes des prestiges du charlatanisme, nous les forcerons sans doute à rendre plus de justice aux hommes instruits. Ce n'est pas là surement manifester la ridicule prétention de faire de tous les pères de famille autant de médecins, puisque le but de cet ouvrage est seulement de leur donner la connaissance des principes généraux de la Médecine des enfans, pour que chacun d'eux puisse, en cas de besoin, en faire une heureuse application dans le sein de sa famille.

En travaillant donc pour le bien public, je n'ai jamais perdu de vue l'honneur de l'art. Tous les dangers qui assiègent les enfans malades seront prévus, et leur exposition fera naître au moins cet esprit de circonspection qui, loin d'être inquiétant pour les parens, doit au contraire leur donner de la prudence, et les porter à demander toujours à temps les conseils de ceux qui les donnent par état. Au reste, si d'après cette explication franche, la pureté de mes intentions pouvait encore paraître suspecte, je répéterai d'après *Cicéron* : « Laissons » aux Grecs le droit qu'ils ont de dire du » mal de tous ceux qui ne pensent point » comme eux. »

Il serait tout aussi peu raisonnable d'insister sur la prétendue difficulté de connaître suffisamment les maladies des enfans, parce que dans les premières années sur-tout, ils ne peuvent répondre aux questions qu'on fait aux adultes. Mais le médecin ne rencontre-t-il pas quelquefois le même embarras en donnant des soins aux grandes personnes ? Il m'est souvent arrivé d'être appelé pour des militaires, ou des gens de la campagne, qui ne pouvaient satisfaire aux questions les plus simples, ou qui, dans la crainte de prendre des remèdes, s'obstinaient à déguiser leur véritable état.

Heureusement les maladies de l'enfance sont moins nombreuses et moins compliquées que celles des adultes, et par conséquent leur traitement doit être peu varié. D'ailleurs, pour les distinguer, il n'est pas absolument nécessaire que ces petits malades répondent aux questions. Leurs affections sont presque toujours suffisamment indiquées par leur âge, l'inspection du visage, du bas ventre, leurs excrétions, leur contenance, et d'autres symptômes que l'habitude ne laisse point échapper. Les observations des personnes qui en prennent soin, ajoutent à ces notions de nouvelles certitudes ; et lorsqu'on réunit une bonne théorie à quelqu'expérience, on ne peut être embarrassé pour prendre un parti au moins prudent. Au surplus, quand il existe quelques doutes, la sagesse du médecin éloignera toujours l'emploi des remèdes qui par leur action ne pourraient être indifférens. Celui-là rendrait, je crois, les plus grands services à l'humanité, dont les fonctions ne se borneraient qu'à préserver les enfans des dangers de la pharmacie mal administrée.

Ce qui me paraît le plus difficile dans l'exécution de mon projet, est de parler d'une manière simple et correcte des différentes affections du premier âge ; d'élaguer tous les termes inintelligibles pour quiconque n'est point entièrement versé dans l'étude de la Médecine ; de n'entrer dans aucunes discussions scientifiques, réservées pour les gens de l'art ; de présenter cependant une opinion vraisemblable, sous le voile de la persuasion, et de faire, en un mot, un tableau si ressemblant de la maladie, que la comparaison ne puisse échapper à tout observateur doué d'une certaine intelligence.

Lorsque j'aurai donc caractérisé chaque affection d'après l'expérience des meilleurs praticiens, je prescrirai le régime convenable, et les remèdes nécessaires dans le principe de la maladie. Je poursuivrai mes conseils jusqu'à ce que la concurrence de différens symptômes ou accidens, puisse faire naître plusieurs indications dont la plus pressante, trop difficile à saisir, ouvrirait une porte aux abus, ou jetterait les parens dans une cruelle alternative. C'est alors que je leur ferai sentir la nécessité d'avoir recours à des lumières plus certaines.

Je n'entre point ici dans la division ni la nomenclature de ces maladies : cette exposition particulière précédera la seconde partie de cet ouvrage.

J'observe enfin, que je ferai tous mes efforts pour être entendu des pères et mères, mais sur-tout des personnes intelligentes et charitables, qui, retirées à la campagne, éloignées des secours des grandes villes, guidées par des principes d'humanité, sont portées à visiter les familles indigentes, à les aider de leurs conseils comme de leurs moyens.

Si le desir de s'instruire pour faire le bien, pouvait passer dans l'ame des sages-femmes et des gardes-malades, on conviendra sans doute que cette production pourrait entre leurs mains devenir très - utile. Quoique j'ose à peine la proposer aux officiers de santé des campagnes, je pense cependant qu'elle peut au moins leur épargner bien des recherches qui, faute d'une collection suffisante des meilleurs auteurs, leur deviendra souvent bonne à consulter.

Enfin MM. les curés sur-tout, avec quelques connaissances dans la Médecine Infantile, pourraient opérer le plus grand bien dans leurs paroisses. Ne sont-ils pas comme les médecins, également dévoués au soulagement des malheureux ? Eh , qui mieux qu'un ministre de la religion, parviendrait à persuader les pères et mères de famille et à leur faire adopter de préférence, soit pour l'éducation de leurs enfans, soit pour le traitement de leurs maladies, des règles de conduite, basées sur l'art et la raison. Eux seuls par exemple, pourraient étendre plus rapidement dans les campagnes les bienfaits d'une nouvelle découverte (1), faite pour préserver les enfans du fléau de la petite vérole. L'historique de cette nouvelle inoculation qu'ils liront peut-être avec intérêt, les convaincra, je l'espère, suffisamment pour la leur faire regarder comme un bienfait de la providence. Ils s'empresseront sans doute de la recommander aux parens qui n'en connaissent point les avantages, ou que des scrupules mal fondés laisseraient indécis.

Je préviens les savans qui voudraient bien me lire, que cet ouvrage ne présente point d'idées neuves : pourrai-je, d'ailleurs, en produire, que la prudence me ferait une loi de garder le silence, de crainte d'alimenter, peut-être, une juste critique ! J'ai pensé que c'était déjà beaucoup que de présenter mon sujet sous un jour plus intéressant, et avec des conséquences plus faciles à saisir. Le public jugera si mes intentions sont remplies, et

----

(1) La Vaccine.

sur-tout si ce guide d'un père de famille peut lui devenir plus utile que la plupart des productions de ce genre qui lui sont offertes.

Tous ces ouvrages étant évidemment trop scientifiques pour être lus du peuple avec fruit, j'ai pensé qu'on pouvait encore écrire pour des personnes qui ne veulent que des avis sans discussion. Relativement aux maladies des enfans, je me plais à rendre hommage aux écrivains qui m'ont plus particulièrement aidé de leurs lumières. Je nomme donc avec reconnaissance les docteurs Anglais, *Harris*, *Armstrong*, *Underwood*, *White*, *Buchan* et *Cullen*; le Suédois *Rosen*; les docteurs Allemands, *Stoll*, *Frank* et *Huffeland*; nos compatriotes, *Brouzet*, *Raulin*, *Baumes*, et sur-tout les docteurs *Duplanil*, *Lefebvre-Villebrune* et *Bosquillon*, dont les traductions Anglaises, enrichies de notes savantes, ont si bien mérité de la Médecine Française et de l'humanité.

Je dois payer ici le même tribut d'éloges aux productions de tous les Français célèbres, dont la plume éloquente et vraie a vivement frondé les abus de l'Education physique des enfans; et dans ce nombre, on doit distinguer celles de MM. *Tissot*, *David*, *Salmade*, *Desessarts*, *Gautier*,

Cailleau, etc. et sur-tout les mémoires de MM. *Munings, Bret* et *Amoreux* le fils, qui dans le temps ont été couronnés par la Société de Médecine de Paris.

Marcher sur leurs traces dans cette partie si intéressante de la Médecine préservative et agissante, c'est peut-être m'imposer une tâche au-dessus de mes forces; mais pouvais-je, en me fixant dans l'ancienne province qui m'a vu naître, et dans une ville où les arts sont en vénération, où celui de guérir a sur-tout compté des hommes célèbres, tels que les *Maret*, les *Durande*, les *Enaux*, les *Leroux, etc.*, ou, pour le dire en un mot, toutes les sciences sont enseignées et culti-vées par des citoyens qui acquièrent jour-nellement des droits à la reconnaissance publique; pouvais-je, dis-je, me défendre d'un sentiment d'émulation (1)?

------

(1) Parmi les hommes célèbres en tout genre qui ont illustré le département de la Côte-d'Or, particulière-ment la ville de Dijon, on citera toujours avec re-connaissance ceux qui se sont signalés de leur vivant par des fondations utiles et bienfaisantes. C'est ainsi qu'on prononcera avec vénération les noms des *Odebert*, des *Pouffier*, des *Berbisey* et des *Legouz-Gerland*, dont le premier a fondé l'hospice Ste.-Anne; le second, l'Académie des sciences, arts et belles lettres de notre ville; le troisième, les prix d'émulation qu'on

S'il ne m'est pas réservé d'égaler un jour ces savans, qu'on daigne au moins me permettre, après avoir servi ma patrie avec quelque distinction, de manifester le desir que j'ai de parcourir honorablement la nouvelle carrière dans laquelle je suis engagé par des circonstances imprévues. Il est sûr que j'ai moins consulté mes forces

---

distribue annuellement à la jeunesse dans nos écoles, et le quatrième, un jardin et une chaire de botanique. Des Cours publics qui tendraient à conserver des enfans pour former des citoyens robustes, mériteraient aussi de fixer l'attention des amis de l'humanité. Ce nouveau genre d'instruction ferait naturellement suite aux cours d'accouchemens destinés aux sages-femmes, déjà créés et confirmés par la loi sur l'art de guérir. Il contribuerait à former l'enseignement médical, qui dans chaque département devient indispensable pour l'instruction des élèves officiers de santé.

Une telle fondation est sans doute réservée à un homme bienfaisant et favorisé de la fortune. En marchant ainsi sur les traces des citoyens vertueux qui ont fait un si bon usage de leurs richesses, il acquerrait comme eux des droits incontestables à la reconnaissance publique et à l'immortalité. Si ce projet était jamais mis à exécution, c'est alors que je m'estimerais heureux d'avoir, comme a bien voulu le dire dernièrement le Rédacteur du Journal de notre département, conçu et réalisé provisoirement l'idée d'une institution qui, laissée sans appui, ne peut avoir qu'une utilité passagère.

que mon zèle; mon travail a sans doute besoin de beaucoup d'indulgence; mais ne fût-ce qu'à titre d'encouragement, j'ai tout lieu d'espérer celle des pères et mères qui, après avoir honoré de leur présence mes cours publics d'Education physique des enfans, ont bien voulu me témoigner le desir qu'ils avaient de connaître plus particulièrement mes préceptes. Cette marque précieuse de confiance, m'impose le devoir d'y répondre par ce témoignage public de ma reconnaissance.

ÉDUCATION

PHYSIQUE

DES ENFANS.

PREMIÈRE PARTIE.

Des Soins à donner aux Femmes en couche.

LA santé de l'enfant, dès les premiers jours de sa naissance, dépend en grande partie de celle de la mère qui nourrit. Il importe donc de préserver l'accouchée des accidens qui pourraient lui survenir, soit par des imprudences, soit en négligeant quelques-uns des soins qui lui sont nécessaires.

Un peu de repos lui devient indispensable après les douleurs de l'enfantement ; d'ailleurs, en la remuant trop tôt, on pourrait exciter l'hémorragie. On la laissera donc quelques momens sur le lit où elle est accouchée, avec la précaution de substituer des linges secs à ceux qui sont mouillés ; de la défendre de l'impression d'un air froid ; de lui tenir la tête basse, le corps dans une position horisontale, et de lui faire rapprocher et allonger les extrèmités inférieures. Elle aura soin d'observer le silence et le repos, et de se faire de temps en temps, avec la main, de légères frictions sur le bas ventre, pour déterminer la contraction de la matrice, et empêcher l'accumulation du sang dans ce viscère. Une heure environ après que l'accouchement a été terminé, on doit s'occuper de la mettre dans un autre lit pour être couchée plus à son aise : celui-ci doit avoir été préparé d'avance, et convenablement garni de draps pliés qu'on nomme alaises, afin de garantir les matelas de toute humidité. On aura le plus grand soin de la changer avant que de l'y placer, et de n'employer soit pour sa personne, soit pour son lit, que des linges très-secs, et chauffés surtout en hiver. La position la plus avantagense qu'elle peut tenir alors, est d'être couchée sur le dos, ayant la tête et les épaules peu élevées.

Dans le temps où la finesse de la taille était un des ornemens du sexe, on avait faussement imaginé de la conserver aux femmes, en leur serrant plus ou moins le ventre avec des serviettes, ou un bandage particulier. Cette pratique a souvent déterminé les accidens les plus funestes : on se gardera donc bien de la suivre. En général, il suffit de mettre sur le bas ventre de l'accouchée, un linge sec, plié en plusieurs doubles, et sur-tout chauffé quand elle se plaint d'un sentiment de froid. Lorsque les femmes sont affectées de défaillances après la délivrance, ou d'une perte, peut-être ce bandage pourrait-il être de quelqu'utilité ; mais on ne doit en faire usage que d'après les conseils d'un accoucheur. Quant à la poitrine, il suffit, pour y entretenir une douce chaleur, de la couvrir d'une serviette, ou d'une pièce piquée dont les femmes se servent ordinairement.

La plupart des accouchées sont dans l'habitude de se faire appliquer sur les parties sexuelles, des compresses trempées dans du vin qu'on rend encore plus astringent en y faisant bouillir des plantes aromatiques. Cette coutume est pernicieuse. Rien ne convient mieux dans ces premiers momens, que des lotions adoucissantes, faites avec les décoctions de fleurs de sureau, de mauve, de racines de guimauve ou de graine de lin, et qu'on emploie toujours tièdes.

On sait que les femmes en couche sont rarement sujètes aux tranchées après le premier accouchement, mais qu'elles y sont communément exposées à la suite des autres. Chaque bonne femme, dit *Baudelocque*, soit pour les prévenir, soit pour les dissiper, offre sa petite formule. Si l'accouchée est sage, elle se gardera bien de déférer à leur avis, pour s'en tenir à celui d'un Médecin qui, connaissant mieux la cause de ses douleurs, agira plus surement.

Lorsqu'elle est en partie remise du trouble causé par les douleurs de l'accouchement, son estomac peut recevoir de légers alimens; on lui permettra donc, si elle le desire, un bon bouillon, ou un jaune d'œuf délayé dans un verre d'eau sucrée.

Après ces premiers soins, le besoin du repos se fait ordinairement sentir, et rarement on lui permet de s'y livrer : c'est au contraire le moment où chacun vient imprudemment la féliciter, et la forcer souvent à se livrer à des émotions plus ou moins vives, qu'elle ne peut éprouver impunément ; car il est de fait que la sensibilité d'une femme, augmente singulièrement après l'accouchement. Elle a peut-être le genre nerveux si mobile, que le bruit, un trop grand jour, des odeurs fortes et même suaves, suffisent quelquefois pour l'incommoder.

On tiendra donc sa chambre médiocrement éclairée, dans une température douce et agréable; on y observera le silence; on éloignera toute visite inutile, pour lui permettre enfin de reposer paisiblement, quand il sera constant que l'accouchement n'est pas suivi d'une perte qui pourrait alors devenir funeste, si la syncope qui en est la suite, était regardée comme la tranquillité du sommeil.

Quelque temps après l'accouchement, il est rare que l'accouchée n'éprouve point quelque difficulté d'uriner. Pour satisfaire à ce besoin, il paraît avantageux qu'elle s'agenouille sur son lit, en prenant toutes les précautions pour éviter le contact subit d'un air froid. Plusieurs accoucheurs célèbres ont justement observé que ce fréquent changement de position prévient le séjour trop prolongé de toutes les évacuations, et par conséquent les inconvéniens qui en sont la suite. Cependant, il ne doit être recommandé que quand il n'est pas douloureux pour la malade. Il est aussi bien vu de ne point exiger de l'accouchée, comme on le fait souvent, qu'elle se tienne constamment sur le dos; il faut au contraire l'engager, lorsqu'elle le pourra, à se coucher alternativement sur l'un et l'autre côté, et même à changer sa position dès qu'elle commence à devenir fatiguante.

Toutes les liqueurs échauffantes sont pernicieuses aux accouchées, sur-tout dans les premiers jours. Leur boisson ordinaire doit être apéritive et émolliente; ainsi, l'eau sucrée dégourdie, la tisane de gruau et de réglisse, l'eau d'orge édulcorée, les sirops de capillaire ou de guimauve, étendus dans suffisante quantité d'eau tiède, leur seront toujours prescrits avec avantage.

Parmi le peuple, on est toujours dans la funeste habitude de trop couvrir les femmes en couche, et même d'exciter chez elles une abondante transpiration. J'observe que les sueurs leur sont plus désavantageuses

que nécessaires après l'accouchement, car leur linge
mouillé les met dans le cas d'être saisies par le froid.
Alors elles deviennent si sensibles à l'impression de
l'air, qu'elles ne peuvent sans risque se lever ni
même se retourner dans leur lit. Il est certain
d'ailleurs, que cette transpiration les affaiblit. Leurs
fibres se relâchent, et de là la cause prédisposante
de la plus grande partie des maladies laiteuses.

Comme il est important de renouveler l'air de
la chambre, on ne doit point négliger de fermer
momentanément les rideaux du lit trois à quatre fois
le jour, et d'ouvrir pendant un quart d'heure environ,
quelques-unes des fenêtres les plus éloignées.

Si l'accouchée n'a point éprouvé d'accidens, vers le
troisième ou quatrième jour, elle pourra se lever avec
précaution, et se mettre un instant dans un fauteuil.
On profitera de ce moment pour renouveler non-
seulement les linges de son lit, mais même ceux de
sa personne ; car c'est une erreur de croire qu'on
ne peut la changer de chemise qu'à un certain temps
déterminé. Ce changement, fait avec toutes les précautions requises pour qu'elle ne soit point saisie
par un air froid, est absolument nécessaire chaque
fois que son linge est mouillé par la sueur ou d'autres
évacuations.

Il est avantageux qu'elle ait journellement une ou
deux selles. Dans le cas contraire, on doit employer
les lavemens émolliens, faits avec la décoction de
feuilles de mauve, de senneçon, ou de graine de lin.
Quand ils sont sans effet, on est alors obligé de les
rendre plus actifs, en y ajoutant deux à trois onces
de miel mercurial, ou un peu de savon.

Lorsque l'accouchée se propose de nourrir, son
régime sera moins sévère. On lui fera prendre, dès

les premiers jours, de légers alimens qu'on augmentera par gradation, en passant à des substances plus nourrissantes, à mesure qu'elle se rétablit. Tant que l'appétit ne sera pas très-décidé; elle s'en tiendra chaque jour avec avantage, à quelques soupes, soit grasses soit maigres, des gruaux d'orge, des crêmes de ris, du vermicelle; de même que si le café au lait était pour elle un déjeûné d'habitude, on ne doit pas l'en priver entièrement.

Comme il est on ne peut plus essentiel pour l'enfant et la mère, de lui présenter de bonne heure le sein, celle-ci doit se livrer à cette fonction environ douze heures après l'accouchement, quand bien même le lait ne se porterait point encore aux mamelles.

En donnant le sein avant qu'il n'ait acquis un certain degré de tension par l'affluence du lait, l'enfant saisit plus volontiers le mamelon, le forme, et tette avec beaucoup plus de facilité, et moins de douleur pour la nourrice. Elle aura soin pour allaiter, de se mettre sur son séant, de présenter alternativement les deux seins, et de se couvrir d'un mantelet de nuit, afin d'éviter la transition trop subite de la chaleur de son lit à l'air extérieur.

(Voyez ensuite le régime que doit tenir la nourrice.)

Des Moyens de prévenir l'Engorgement des seins et les Gerçures des mamelons.

Une jeune femme qui n'a point encore nourri, a quelquefois le bout du sein très-petit, et même si peu saillant, que l'enfant éprouverait à le saisir une difficulté telle, que peut-être ne pourrait-il pas la vaincre. On conseille alors prudemment, vers le dernier mois de la grossesse, la succion d'une personne saine, et assez intelligente pour former les mamelons sans causer de douleur. On doit continuer après l'accouchement, le même moyen pour ouvrir, s'il le faut, les conduits laiteux.

J'ai vu, dans cette circonstance, employer avec succès de petits vases de verre en forme de ventouses, qui embrassent le bout des seins, et servent également à les dégorger quand il s'y porte une plus grande quantité de lait que l'enfant n'en peut prendre. Ce moyen simple n'est point douloureux, et devient sur-tout très-salutaire pour empêcher l'engorgement des mamelles, et le séjour du lait qui, par sa dégénérescence, sa rentrée dans sa circulation, et sa métastase sur quelque partie, cause des accidens plus ou moins funestes.

Il est certain que la douceur que goûte une bonne mère à allaiter son enfant, peut être interrompue par des gerçures qui se manifestent aux mamelons, et qui deviennent quelquefois si sensibles, qu'elle est forcée par la douleur de renoncer à la tâche qu'elle s'était imposée. Lorsqu'elle éprouve ce désagrément, c'est presque toujours pour avoir négligé de s'opposer, dans le principe, à la formation de ces gerçures, ou bien parce qu'elle aura mal à propos préféré des moyens dont l'effet a été contraire au but qu'elle se proposait. En pareille circonstance, tous les remèdes des officieuses, tous les arcanes prévalent ordinairement sur les sages conseils d'un homme éclairé. La femme raisonnable qui voudra bien fermer les oreilles aux avis de l'empyrisme, se frottera le bout des seins dès que l'enfant aura teté, avec un composé mucilagineux de gomme arabique, dissoute dans une suffisante quantité de lait d'amandes douces. Si les gerçures résistent à ce moyen, elles sont alors entretenues par un certain degré d'acrimonie dans la lymphe, et on y remédie communément par un régime doux, une boisson émolliente, et un purgatif salin. Mais pour prévenir cet accident, il faut engager l'accouchée à porter hors le temps de l'allaitement, des anneaux de cire faits de manière qu'ils puissent embrasser très-exactement les mamelons dont le bout doit cependant un peu surpasser le bord des anneaux. Ils sont, d'après le sentiment de plusieurs accoucheurs célèbres, infiniment préférables aux petits bonnets de cire qui recouvrent entièrement le bout des seins.

La nourrice doit aussi soigneusement éviter que son linge imbibé du lait qui peut couler, ne forme, par son dessèchement, un corps dur dont le contact ou le frottement peut déterminer ces gerçures. Une compresse de linge fin, imbibée d'une décoction de racines de guimauve, de graine de lin, mise sur le bout des seins, et souvent renouvelée, prévient ordinairement tous ces inconvéniens.

Du Régime de l'Accouchée qui est forcée de faire passer son lait.

Lorsque la mère ne peut nourrir son enfant, elle a beaucoup plus de précautions à prendre pour conserver sa santé. Il serait premièrement à desirer qu'elle se fit dégorger les seins par la succion, afin que son lait puisse se tarir par gradation. Ce moyen salutaire l'empêchera de se porter en trop grande quantité dans le torrent de la circulation, diminuera la fièvre, et préservera de la plus grande partie des affections laiteuses. Il faut qu'elle y joigne une diète rigoureuse, et l'usage d'une boisson qui excite les urines. Elle gardera le lit; mais il est mal vu de l'accabler de couvertures, comme on le fait ordinairement, sous prétexte de déterminer la sueur. Il suffit de la tenir chaudement pendant la durée de la fièvre de lait : avant qu'elle ne soit survenue, l'accouchée aura soin de se couvrir les seins d'un linge fin, plié en plusieurs doubles, soutenu par un mantelet de nuit, qui, sans faire de compression douloureuse, puisse cependant s'opposer au trop grand gonflement des mamelles. Quand l'engorgement est tel qu'elles deviennent dures et douloureuses, il est prudent d'employer quelques embrocations huileuses qui deviennent résolutives. On doit bien s'imaginer que les amulettes dont grand nombre de femmes se servent, ne peuvent être admises par des personnes qui en sentent le ridicule, d'après les connaissances exactes qu'elles ont acquises des fonctions naturelles de ces organes.

Quoiqu'il soit reconnu qu'une partie du lait s'évacue par les sueurs, on doit néanmoins bien se garder de conseiller l'usage des sudorifiques ; car très-souvent ils peuvent être dangereux. Il faut, pendant la fièvre sur-tout, s'en tenir à une boisson délayante, tiède, qui suffit toujours pour aider sans trouble la nature à opérer cette crise salutaire. La fièvre de lait calmée, on peut permettre à la malade de légers alimens : on a soin alors de lui entretenir la liberté du ventre par des lavemens, et mieux encore par des bouillons laxatifs (une demi-once de sel de Glauber, *quinze grammes de sulfate de soude*, le matin à jeûn, dans trois tasses de bouillon maigre), continués pendant sept à huit jours. A mesure que le lait cesse de se porter aux seins, on augmente la quantité de ses alimens, et environ six semaines après l'accouchement, ou dès que l'évacuation qui le suit, ne paraîtra plus, elle terminera son traitement par un purgatif doux. Pendant l'hiver, elle ne s'exposera à l'air extérieur que quand son lait sera parfaitement passé; car on a vu des accidens graves survenir quelque temps après un accouchement heureux, pour avoir méprisé ce conseil.

Je ne me dissimule point toutes les difficultés que l'on rencontre en général, à faire tenir aux femmes en couche une conduite avantageuse pour elles. Elles seraient moins grandes sans doute, si les personnes qui les approchent, et sur-tout les gardes-malades étaient plus instruites de leurs devoirs. Peut-être alors que des principes de délicatesse les empêcheraient de donner des conseils qui, pour la plupart, ne sont que le résultat des erreurs populaires. En observant au contraire rigoureusement les préceptes qui viennent d'être énoncés, leur ministère deviendrait vraiment précieux. Elles auraient la satisfaction de partager le succès de ceux qui donnent des avis par état, loin d'éprouver la douleur, comme il arrive souvent, de voir périr victimes de quelqu'imprudence, des mères de famille confiées à leur surveillance.

Des Avantages de l'Allaitement maternel.

Toute mère qui, sans raison légitime, néglige d'allaiter son enfant, laisse échapper la moitié du beau titre que la nature lui a donné, et se ménage pour l'avenir de justes regrets. Heureusement que la plus grande partie de nos Dames Françaises sont revenues à des sentimens de tendresse maternelle, qu'elles avaient oubliés vers le milieu du dernier siècle; car cette avantageuse révolution qui s'est faite dans la nature de leurs affections, leur fera trouver avec la santé, de nouveaux plaisirs à remplir une si noble tâche. Pour les maintenir dans cette belle résolution, on ne saurait trop leur répéter qu'une mère qui nourrit, passe le temps de ses couches plus aisément; qu'elle évite en général la fièvre de lait, les éruptions, les fièvres puerpérales, et tous les autres désordres qui résultent des épanchemens laiteux. D'un autre côté, l'enfant lui-même, s'en trouve beaucoup mieux; car il est prouvé que le lait de la mère, n'aurait-elle pas une santé parfaite, lui profitera cependant beaucoup mieux que celui d'une nourrice, quoique mieux constituée et plus robuste. « Un lait étranger, dit *Frank,* quoiqu'il » porte avec lui tous les caractères d'un lait sain, » n'aura jamais à un degré aussi parfait les qualités » nutritives du lait maternel préparé par les soins » et d'après les lois de la nature, et qui entretenait » comme il perfectionnait l'organisation de l'enfant. » D'ailleurs, s'il est vrai, comme le prétendent plusieurs auteurs célèbres, et comme il n'est guère possible d'en douter, que l'enfant prenne avec le lait, le caractère et les inclinations de sa nourrice, une mère qui aime à retrouver dans ses enfans des vertus de famille, ne doit pas négliger ce moyen de les lui transmettre. (1)

Il n'y a donc qu'une sécrétion laiteuse inactive, la mauvaise conformation des mamelons, la pulmonie confirmée, une maladie grave accidentelle, ou quelque vice bien caractérisé que la mère pourrait communiquer avec son lait à son enfant, qui doive l'empêcher de nourrir.

Les affections hystériques, les maladies nerveuses,

---

(1) Voyez l'Introduction de cet ouvrage, p. 11.

et certaines complexions délicates, déterminées par la mollesse, ne sont point des motifs plausibles pour se débarrasser de ce soin. *Morton* assure que des mères menacées de pulmonie par leur maigreur et leur extrême délicatesse, se sont préservées de cette maladie en nourrissant leurs enfans, mais en suivant toutefois les conseils qui pouvaient améliorer leur état.

Enfin, il est du plus grand intérêt pour les mères qui connaissent le prix de la santé, et desirent la conserver, qu'elles allaitent leurs enfans. Elles se garderont bien de suivre l'exemple de celles qui, pour se dispenser de ce devoir sacré, mettent en avant de frivoles prétextes qui décèlent toujours ou la mauvaise volonté, ou même l'insensibilité. Leurs maris apporteraient-ils quelques obstacles à leurs vœux, que leurs instances réitérées doivent les surmonter. Alors, qu'il leur sera doux de voir l'objet de leur tendresse croître heureusement dans leurs bras, reconnaître journellement par d'innocentes caresses, les soins éclairés et affectueux qui lui sauveront la plupart des dangers qui assiègent son berceau ! Puis, ce spectacle attendrissant d'une bonne mère, d'un père sensible, d'un enfant chéri, gage d'une belle union, fera naître pour les époux de nouvelles délices dont l'idée qu'on pourrait en donner, est infiniment au-dessous de la réalité !

Supposons maintenant une mère affectée d'une maladie, ou bien ayant de justes craintes de transmettre à son enfant le germe d'une mauvaise santé; pour peu que ses moyens le lui permettent, elle doit au moins se faire remplacer par une nourrice qu'elle puisse conserver à la maison. Peut-elle, en conscience, se dispenser du devoir de veiller sur les jours de son enfant; d'observer avec attention si la nourrice, à part l'allaitement, lui prodigue toutes ces petites attentions qui lui sont nécessaires, et sur-tout si elle suit exactement le régime qui seul peut rendre son lait salubre? En partageant même avec elle les soins dont il a besoin, elle aura la douce satisfaction de voir s'accroître chaque jour la tendresse mutuelle qui, pour le bonheur des familles, doit régner entre la mère et l'enfant. Le père lui-même ne sera point insensible à ces marques réciproques de tendresse, et conservera pour un enfant nourri sous ses yeux, un amour paternel beaucoup plus solide que pour celui qu'on aurait soustrait à ses regards.

On ne saurait donc trop blâmer la sordide avarice de la plupart des artisans des grandes villes, qui pour ne pas détourner leurs femmes de leurs occupations journalières, font un calcul dans lequel la vie de l'enfant est oubliée, et le confient sans examen à des nourrices qu'ils ne connaissent que très-imparfaitement : une telle conduite tient de la barbarie; car l'infortuné est presque toujours victime de cet acte d'inhumanité.

Je sais qu'il est malheureusement des mères que l'empire de certaines circonstances place entre le besoin de soutenir leur propre existence par une industrie quelconque, et la violation de leur devoir. Hommes sensibles et favorisés de la fortune, jetez les yeux sur ces malheureuses victimes des chances humaines, quelques légers sacrifices de votre part, peuvent conserver des enfans à l'Etat, sécher les pleurs d'une mère reconnaissante; et souvent la nature et les mœurs n'auraient pas à gémir de forfaits qui naissent quelquefois du désespoir!

Si donc le choix d'une nourrice devient indispen-

sable, on ne saurait y apporter trop de réflexions.
Une mère jalouse de se faire remplacer avec le moins
d'inconvéniens possibles, doit descendre à tous les
petits détails que je vais succinctement parcourir.

Du Choix d'une Nourrice.

Les personnes aisées consultent ordinairement pour
ce choix, les gens de l'art ; mais une mère qui connaîtra
toutes les qualités requises pour être bonne nourrice,
fera beaucoup mieux de présider elle-même à l'examen
des sujets qu'on pourra lui présenter. Sa tendre sollicitude, dégagée de toute partialité, la fera toujours
entrer dans des informations et des détails souvent
trop négligés par les accoucheurs qui peuvent être
consultés.

Elle choisira donc une femme de vingt à trente
ans, d'un caractère doux, modérément gaie ; qui aime
la tempérance ; qui paraisse avoir un éloignement
naturel pour toutes sortes d'excès ; connue pour avoir
de bonnes mœurs ; qui n'ait point fait de fausses
couches, et déjà exercée dans l'art de tenir adroitement les enfans. La visite d'un médecin me paraît
alors indispensable pour acquérir la certitude qu'elle
n'ait aucun vice de conformation, aucun virus qu'elle
puisse communiquer à son nourrisson ; que toutes
ses fonctions soient régulières ; qu'elle ait eu la petite
vérole, et qu'il n'en soit résulté aucune maladie consécutive. Il faut donc qu'elle ait la peau belle,
exempte d'éruptions ; on la choisira plutôt grasse que
maigre, et plutôt brune que blonde.

Elle doit avoir la poitrine large et relevée, les seins
bien conditionnés, les mamelons médiocres et saillans ;
ils doivent prendre un certain degré de fermeté dès qu'on

les touche du bout du doigt, et sur-tout laisser couler facilement le lait, dès que l'enfant les soumet à la succion. D'après l'observation du D. *Alphonse Leroy*, en touchant le sein d'une bonne nourrice, près de l'aisselle, on sent une masse de vaisseaux gonflés; ce qui ne s'observe point chez celle ou la sécrétion du lait se fait d'une manière imparfaite et languissante. A toutes ces conditions se joindront tous les signes d'un heureux caractère, d'une bonne constitution, comme d'une bonne santé. D'après ces données, il est certain qu'il faut la choisir plutôt à la campagne qu'à la ville, où les femmes mènent une vie trop sédentaire ; et leur lait en sera d'autant plus pur, qu'elles auront jusqu'à ce moment vécu avec plus de frugalité. Il est d'ailleurs, quant aux mœurs et aux passions, des considérations majeures qu'il est inutile de mettre sous les yeux, et qui doivent déterminer en faveur des habitantes de la campagne.

Comme l'inspection du lait paraît une chose importante, on observe qu'il doit offrir une couleur d'un blanc tirant sur le bleu; il n'aura point d'odeur, mais bien une saveur douce et comme sucrée ; sa consistance sera telle, qu'une goute mise sur l'ongle ou sur la glace d'un miroir, en coule aisément sans paraître s'y être attachée. Il ne faut point perdre de vue que plus le lait est ancien, plus il est épais, et par conséquent moins avantageux pour un nouveau né : nous en verrons dans la suite les motifs. D'après cela, une femme de trente ans, dont le lait n'aurait que deux à trois mois, tout égal d'ailleurs, est préférable à une nourrice plus jeune qui serait accouchée depuis huit à neuf mois.

Il est impossible de se dissimuler combien il est difficile de se procurer un sujet qui réunisse toutes

les conditions qui peuvent faire une parfaite nourrice;
mais il faut au moins choisir celle qui en offrira le
plus grand nombre, et sur-tout dont le tempérament aura plus d'analogie avec celui de la mère;
car il paraît naturel que l'enfant s'en trouve beaucoup
mieux.

La nourrice adoptée, elle contracte à l'égard de
son nourrisson, des devoirs importans qu'elle •ne
pourrait négliger sans lui porter le plus grand préjudice; en les passant en revue, nous commencerons
par un des plus essentiels, son régime.

Du Régime de la Nourrice.

Que la mère allaite son enfant, ou que ce soin
soit confié à une femme à gage, l'une et l'autre
doivent être soumises aux mêmes règles pour leur genre
de vie. Le régime d'une nourrice comprend non-
seulement le choix des alimens, mais encore celui
de tous les moyens qui peuvent conserver sa santé,
et fournir à l'enfant un lait salubre.

Premièrement, sa chambre doit être bien éclairée,
assez spacieuse, et close de manière à éviter les
vents coulis. Elle la tiendra dans la plus grande
propreté, et modérément chaude pendant l'hiver. Afin
de la conserver dans une température convenable
et toujours égale, j'adopte volontiers qu'elle soit
chauffée préférablement par un poêle de faïence,
dont le feu sera bien réglé; mais il ne sera pas moins
très-utile qu'elle puisse y allumer un feu de cheminée,
pour réchauffer l'enfant à la lueur d'une belle flamme.
Le présenter de temps en temps, observe le D. *Alphonse
Leroy*, à un feu clair et flamboyant, c'est le soumettre à une bénigne influence qui remplace en

partie celle du soleil. La nourrice mettra la plus grande propreté dans sa tenue. Pendant l'hiver, elle doit être vêtue chaudement; elle aura sur-tout la plus grande attention de se garantir les seins de l'impression du froid. Sans cette précaution, il surviendrait au nourrisson de la toux, ou un rhume de cerveau.

L'exercice en plein air, plusieurs fois le jour, lui devient indispensable; puis elle s'occupera à son gré des soins du ménage.

Ses repas seront réglés, et les meilleurs alimens qu'on pourra lui donner, seront à-peu-près ceux auxquels elle aura été habituée. Il faudra cependant qu'elle renonce à toute espèce de substances acides, de légumes venteux, tels que les oignons, les pois, les haricots, les navets et les choux; sa boisson sera peu de vin mêlé à beaucoup d'eau. Pendant les grandes chaleurs de l'été, elle pourra suivre l'exemple des nourrices Anglaises, qui font avantageusement usage de petite bière. On observe seulement qu'elle ne soit ni aigre ni nouvelle, mais toujours claire et fraîchement tirée. Il est nécessaire qu'elle marie des substances végétales aux viandes de boucherie, qui feront la base de sa nourriture, et sur-tout l'usage des farineux, et le laitage si son estomac le digère facilement. Les mères qui sont dans l'habitude de prendre le matin leur café, n'y renonceront pas, mais en diminueront la dose pour la remplacer, comme on le fait depuis quelque temps, par la carotte, ou la racine de chicorée desséchée et mise en poudre; elles feront très-bien, au surplus, de varier leurs déjeûnés par un peu de thé au lait.

Les femmes dans l'aisance, et dont la table est somptueusement servie, doivent éviter tous les mets où brille l'art du cuisinier; et de ce nombre sont les ragoûts, les pâtisseries; moins les légumes et les viandes seront apprêtés avec les substances de haut goût dont on les assaisonne aujourd'hui, plus leur lait sera doux, balsamique, et par conséquent plus salubre.

On a observé que l'enfant souffre immanquablement dès que les selles de la nourrice ne sont pas régulières. Est-elle affectée de constipation, elle fera usage de lavemens émolliens, tels qu'une décoction de feuilles de mauve, ou de graine de lin; mais a-t-elle au contraire la diarrhée, elle soignera de plus près son régime, insistera sur l'usage des farineux, tels que le ris, le vermicelle, la semouille, etc. Deux fois le jour avant ses repas, on lui fera prendre quinze ou vingt grains de rhubarbe en poudre; si ce moyen n'était pas suffisant, on lui administrerait à la place un demi-gros de confection d'hyacinthe. L'enfant, pendant ce traitement, doit cesser de prendre le sein; elle le fera dégorger par une personne qui en aura l'habitude, ou bien en se servant de vases connus sous le nom de suçoirs. Mais si ces premiers moyens ne faisaient point disparaître le cours de ventre, il ne faut point insister : on doit alors prudemment consulter son médecin, qui en recherchera la cause, et prescrira les moyens de la faire cesser.

Toute femme qui nourrit est rarement sujète à l'évacuation périodique, particulière à son sexe : si donc elle se manifestait, et sur-tout avec des coliques, l'enfant en souffrirait infailliblement. Pour éviter cet inconvénient, il sera prudent que la nourrice, dans cette circonstance, le prive de son lait; et pour empêcher l'engorgement de ses seins, elle prendra les moyens qui viennent d'être indiqués. Pendant ce court espace de temps, l'enfant sera nourri au biberon, comme on le verra ci-après.

On doit exiger qu'une nourrice salariée renonce aux plaisirs de l'hymen ; en s'y livrant, son lait devient plus ou moins salin ; le genre nerveux de l'enfant acquiert plus de mobilité, ce qui le prédispose aux maladies convulsives. Mais une nourrice qui, par cette privation, deviendrait triste ou capricieuse, doit être changée, sans quoi l'enfant dépérira. Ce prononcé paraîtra peut-être un peu trop sévère pour une jeune épouse partagée entre la tendresse qu'elle ressent pour son enfant, et l'amour qu'elle desirerait témoigner à son mari ; il est d'ailleurs, pour conserver l'harmonie d'une belle union, des considérations qui sont d'un grand poids. Les conseils d'un médecin sage et prudent, doivent alors se borner à représenter aux parens qu'il faut au moins pour la santé du fruit de leur tendresse, savoir contenir leurs passions dans de justes bornes.

Une femme qui se croit grosse doit cesser d'allaiter ; car en s'obstinant à le faire, elle préjudicie à la santé et au développement de celui qu'elle porte dans son sein, comme de celui qu'elle allaite. *Gautier-Glaubry* restreint seulement ce conseil aux nourrices mercenaires : « Les mères, dit-il, peuvent » continuer de nourrir leurs enfans. » Je ne penserais ainsi, qu'autant que l'enfant ne pourrait être sevré sans danger, et que la mère assez robuste, n'éprouverait aucune incommodité en continuant cette fonction.

D'après le sentiment d'*Alphonse Leroy*, la grossesse prive le lait de la plus grande partie de ses qualités nutritives et vivifiantes, ce dont l'enfant se ressentira bientôt si on ne lui donne conjointement une bonne nourriture.

Un sommeil réparateur est trop nécessaire à la

santé d'une nourrice, pour qu'elle puisse en être privée sans que l'enfant en souffre. Il faut qu'elle repose paisiblement chaque nuit environ cinq à six heures ; autrement, elle éprouve des chaleurs, son lait devient jaune et salin : ainsi, dès que l'enfant est exigeant, il faut le lui ôter pendant tout le temps qu'elle doit reposer.

D'après l'influence que les passions de la nourrice peuvent avoir sur l'enfant, il est important de conserver son moral dans un grand calme. On doit donc ne lui donner aucun sujet d'affliction, et sur-tout éviter avec soin tout ce qui pourrait exciter chez elle quelque mouvement d'impatience ou de colère. On a vu les effets de ces différentes passions devenir très-funestes aux enfans. Si donc elle venait d'éprouver quelque trouble, elle doit bien se garder de donner le sein tant qu'elle conservera le moindre degré d'émotion, et sur-tout sans avoir dégorgé ses mamelles, et pris quelques anti-spasmodiques.

Un verre d'eau fraîche, sucrée, à laquelle on ajoutera une cuillerée d'eau de fleurs d'orange, et douze à quinze goutes de liqueur anodine d'*Hoffmann*, suffisent pour remplir cette indication.

La peur doit également se ranger dans la classe des affections morales de la nourrice, qui peuvent nuire à l'enfant. Elle ne reprendra donc ses fonctions que quand elle sera parfaitement remise, et lorsque sur-tout elle sera débarrassée du lait que contenaient ses seins au moment où elle aura été effrayée.

L'enfant dépérit quelquefois au sein de sa mère ou de la nourrice, quoique l'une et l'autre paraissent avoir un bon lait, et sans qu'on puisse en connaître la véritable cause. Dans ce cas, le D. *Alphonse Leroy*

leur fait boire abondamment des bouillons légers de
veau ou de volaille. » Après quelques jours de leur
» usage, dit-il, leur économie en est humectée ; elles
» prennent une nouvelle fraîcheur, et leurs seins
» se gorgent en abondance d'un lait moins chaud,
» et qui convient mieux à l'enfant ; alors il recouvre
» une santé qui dépérissait insensiblement. »

Une nourrice qui tombe malade doit cesser d'allaiter
jusqu'à ce qu'elle soit guérie ; le médecin seul peut
décider, d'après la connaissance de sa maladie, si
on doit nourrir l'enfant avec le biberon, ou se pourvoir
d'une autre nourrice.

J'observe enfin, pour la tranquillité des parens,
que lorsqu'on est forcé d'ôter l'enfant à sa première
nourrice, il n'y a point de danger à lui en donner
une autre, pourvu qu'elle ait toutes les qualités requises, et que son lait soit plus jeune d'environ six
semaines. Cette précaution est nécessaire pour éviter
que l'enfant ne soit affecté d'un cours de ventre,
dont il aurait plus ou moins à souffrir.

De la Manière de nourrir les Enfans avec le lait des animaux domestiques.

Lorsqu'une mère ne peut nourrir son enfant, elle
doit sans doute faire tous ses efforts pour lui procurer une bonne nourrice ; mais si sa fortune ne lui
permet pas de la conserver près d'elle, prendra-t-
elle le parti d'éloigner son enfant de la maison paternelle ? Alors les dangers sont d'autant plus certains pour lui, que sur trois qui sont ainsi confiés,
à peine en revient-il un près de ses parens ; heureux
encore s'il n'a point contracté quelqu'infirmité dont
il se ressentira le reste de sa vie !

Cette triste vérité dont je suis convaincu par de nombreuses observations, me fera décidément, à l'avenir, prendre le sage parti de ne jamais conseiller de confier les enfans à des nourrices de la campagne, intimement persuadé qu'avec la surveillance de leur mère, et le lait des animaux domestiques, on parviendrait à conserver à la société un bien plus grand nombre d'individus. Si ce moyen n'a pas eu dans les hospices tous le succès possible, je n'en suis nullement étonné : cette méthode ne peut être véritablement utile que quand elle sera variée suivant les circonstances dans lesquelles l'enfant peut se trouver. C'est en vain que des auteurs modernes pourraient la blâmer, les faits particuliers répondront toujours à toutes leurs objections ; d'ailleurs, de deux maux inévitables, il faut toujours choisir le moindre, et c'est d'après ce motif que les trop nombreux inconvéniens attachés à la lactation d'une nourrice étrangère, ont fait préférer à *Baldini* le lait des animaux. Le célèbre *Armstrong* qui les avait bien pesés, n'a point balancé à faire nourrir à la main ses propres enfans que son épouse ne pouvait allaiter. Les Scythes nourrissaient tous leurs enfans avec le lait des animaux, et ces enfans étaient sains et robustes.

On préfère ordinairement le lait d'ânesse, puis celui de vache qu'on se procure aisément. Il serait beaucoup plus profitable si l'enfant pouvait sucer lui-même la mamelle de ces animaux, parce qu'alors il n'aurait point perdu certaines qualités vivifiantes qu'ôte son refroidissement. Les chèvres, dit-on, se prêtent volontiers à cette manière de nourrir : elles s'arrangent sur le berceau pour que l'enfant puisse teter commodément ; après quelques jours, elles se rendent auprès de leur nourrisson adoptif, aux heures ordinaires, et avec une satisfaction remarquable. Il faut avouer que si elles n'y sont point conduites par le besoin de se débarrasser de leur lait, elles ont un instinct qui les porte à suppléer, pour ainsi dire, à la tendresse maternelle dont l'enfant est privé. Quand la succion immédiate ne peut être mise en usage, il faut autant que faire se pourra, employer le lait dès qu'il est tiré des mamelles de l'animal, et jamais ne le faire bouillir comme quelques médecins l'ont recommandé. Cette ébullition lui ôte non-seulement cet esprit vital qu'il contient, mais encore dissipe en partie les principes qui aident à le faire digérer. Sur deux tiers de lait frais, on aura soin d'y ajouter un tiers de décoction de mie de pain, bien rassis, un peu de sucre, quelquefois des aromates, et de donner à cette boisson le degré de chaleur du lait de femme.

Une observation très-importante de *Raulin*, c'est qu'on ne doit point employer le lait des animaux qui sont en chaleur; car il prend alors des qualités délétères qui influent sur la santé de l'enfant. La nourriture de ces animaux mérite donc l'attention la plus scrupuleuse. Il faut les tenir proprement dans leur étable les chèvres particulièrement, leur donner à boire une eau bien pure, et les faire paître chaque jour l'herbe fraîche; éviter sur-tout de donner de la luzerne aux vaches, car leur lait causerait à l'enfant la diarrhée. L'hiver où les animaux sont nourris dans l'étable, et avec des fourrages secs, le lait est par conséquent bien moins salubre que dans la belle saison.

Le choix d'un vase pour faire boire l'enfant, est beaucoup plus important qu'on ne le croit communément, et les auteurs ne sont pas même d'accord sur sa forme. Selon moi, le plus convenable est un biberon de faïence, ou de porcelaine, terminé par une espèce de mamelon percé de plusieurs trous à son extrèmité, et que l'on garnit d'un linge fin, pour que les gencives de l'enfant ne soient point contuses pendant la succion. L'avantage de ce vase est de lui faire éprouver le même travail pour avoir le lait, que lorsqu'il tette : n'en prennant qu'autant qu'il en a besoin, son estomac ne se trouve jamais surchargé comme lorsqu'on se sert d'une cuiller ou d'un verre, et qu'il n'a que la peine d'avaler. Il est certain que quand ce mamelon imite par sa forme celui du sein, et qu'il est artistement garni, l'enfant le trouve agréable et le préfère à tout autre moyen. Cette manière artificielle d'allaiter, paraît en effet la plus conforme aux vues de la nature, comme la plus commode ; avec elle on est toujours prêt à satisfaire les besoins de l'enfant. La nuit, pour tenir la boisson dégourdie, on peut mettre ce vase dans un bain-marie chauffé par le feu d'une lampe qui sert également à la nourrice lorsqu'elle a besoin de lumière. Le biberon doit être très-scrupuleusement lavé tous les jours à l'eau chaude, afin qu'il ne s'y attache pas quelques parties grasses qui tendraient à la putridité ou qui pourraient dégoûter l'enfant.

Ceux qui sont ainsi nourris, peuvent être tourmentés par des vents. Dès qu'on s'en apperçoit, on fait mettre dans un nouet, quelques baies de genièvre concassées avec un peu de gingembre râpé ; on le fait bouillir dans l'eau panée, puis on la mélange avec le lait. Cette décoction sera soigneusement renouvelée tous les jours. De temps en temps on peut encore leur donner un peu d'eau de fenouil sucrée, qu'ils prennent ordinairement avec plaisir.

L'enfant est-il resserré, on remédiera à cette constipation en lui donnant à boire plusieurs fois dans le jour, une cuillerée de dissolution de manne bien choisie, ou de temps à autre un peu d'eau miellée ; tandis que s'il est tourmenté par des acides, ce que l'on reconnaît à la teinte verdâtre de ses excrémens, accompagnée de colique, on fera bien alors de mêler à ses premiers alimens du matin, sept à huit grains de magnésie (*quatre décigrammes de carbonate de magnésie*) ; de couper son lait avec une décoction de corne de cerf râpée, bien choisie, et assez forte pour qu'étant froide , elle se montre sous la forme d'un liquide gélatineux. Pendant les grandes chaleurs de l'été, il faut avoir soin chaque jour d'en faire de la nouvelle , car en gardant cette décoction d'un jour à l'autre, elle pourrait se corrompre. Ce mélange rend non-seulement l'aliment de l'enfant plus nutritif, mais corrige encore la qualité acessente du lait. D'ailleurs, comme le lait de la femme est le produit du mélange de nourriture animale et végétale , on rapprochera par ce moyen celui des animaux des qualités naturelles de celui de la mère. C'est d'après les mêmes principes qu'on peut également, au-delà des premiers mois de la naissance , le couper soit avec du bouillon à la viande , soit avec un jaune d'œuf battu dans l'eau sucrée.

Nous verrons à l'article qui concerne le boire et le manger des enfans , comment on doit passer à des substances plus nutritives , à mesure qu'ils prennent leur accroissement ; mais comme il est des soins pressans qu'il faut leur donner dès qu'ils ont vu le jour, c'est ici le moment de nous en occuper.

Des Vices de Conformation des Enfans , des Signes ou Envies.

Il est nécessaire d'examiner scrupuleusement toutes

les parties du nouveau né, afin de s'assurer s'il ne lui est point arrivé d'accidens au moment de sa naissance, ou s'il n'est point affecté de quelques vices de conformation qui exigeraient les secours de l'art. L'inspection doit particulièrement se diriger sur les ouvertures naturelles, l'anus sur-tout qui ne pourrait rester clos pendant les premiers jours, sans faire périr l'enfant.

Parmi les nombreux abus qui viennent l'assiéger dès qu'il commence à respirer, il en est un, à ce qu'il me paraît, fort commun, et contre lequel on ne saurait s'élever avec trop de vigueur. Les sages-femmes ou les officieuses, passent très-légèrement sur l'examen des différentes parties du corps de l'enfant ; mais elles s'imaginent que la nature a besoin de leur ministère absurde pour redonner à la tête et au nez la configuration que ces parties doivent avoir, et qui n'est que momentanément altérée par le travail de l'enfantement : de là leur coutume de paîtrir la tête et d'allonger le nez; manœuvres imprudentes et souvent funestes, dont le petit patient n'a nullement besoin, puisque la sage nature y pourvoit elle-même par la tendance qu'à chacune de ces parties pour reprendre la configuration qui lui est assignée. D'autres, sont encore plus ignorantes : trouvent-elles aux filles les mamelles engorgées, elles s'imaginent qu'il faut les presser pour en faire sortir (je ne sçais trop sur quel préjugé),la sérosité qu'elles contiennent; mais toujours est-il vrai qu'il est souvent résulté de cette pratique meurtrière, des dépôts, qui par la suite les ont privés non-seulement d'un organe utile, mais encore d'un des plus beaux ornemens du sexe.

Quant aux vices de conformation, il est constant que la nature commet des écarts dans ses productions, et qu'il naît quelquefois des enfans plus ou moins mal conformés, qu'on nomme monstres. D'autres portent seulement différens signes, qui le plus souvent paraissent ressembler à quelques objets du règne végétal.

La cause de la monstruosité paraît aussi obscure que celle de la génération. Il n'est pas moins difficile de s'arrêter à une idée plausible sur celle des différens signes que les enfans apportent quelquefois à leur naissance, et que les mères nomment improprement des *envies*.

Le peuple, dit M. *Chambon*, est encore dans la persuasion qu'on ne peut pas se permettre la moindre contrariété, ou la plus légère résistance au penchant que les femmes manifestent pendant leur grossesse, sans exposer le fœtus à porter les marques de la chose desirée, ou à naître avec des vices de conformation. On présume bien que ce préjugé est favorable à celles qui ont besoin de ce prétexte spécieux pour satisfaire certains goûts souvent dépravés, qui tiennent effectivement à leur état de grossesse ; mais il est à desirer que toute femme raisonnable ne s'inquiète nullement quand ses desirs n'auraient pas été satisfaits. L'expérience journalière prouve que ces inquiétudes sont presque toujours très-mal fondées, puisque leurs enfans n'apportent en naissant aucun signe, tandis qu'on en rencontre sur d'autres, dont les mères de bonne foi n'avaient aucun motif pour les soupçonner. On ne conçoit pas effectivement comment l'imagination des mères pourrait influer sur l'organisation du fœtus. Si cela était, il me paraît certain qu'on observerait beaucoup plus fréquemment des défauts de conformation, et que dans le nombre, on devrait en rencontrer de bien plus extraordinaires que ceux dont on parle communément. Les lois ordinaires de la nature semblent heureusement s'opposer à cette hypothèse. Il en est de même de l'art de procréer les sexes à volonté : tout ce que l'on peut écrire sur cet objet est au-dessous de la critique. Il suffit de répondre à cette plaisante théorie, que l'*Auteur de la nature* a manifesté sa sagesse en ne laissant point à l'homme le choix de ses héritiers. Les bizarreries de l'esprit humain, les différentes révolutions politiques, que sais-je encore, peut-être la mode, auraient influencé la naissance d'un sexe au préjudice de l'autre, dont la rareté aurait fait naître des incidens qui eussent pu nuire à la propagation de l'espèce humaine.

Ainsi, relativement aux envies, les mères ont un intérêt direct à renoncer à ce préjugé, et sur-tout pour leur propre tranquillité, à ne jamais écouter les réflexions et les contes plus ou moins ridicules qui circulent dans le public. Mais, comme l'observe très-bien M. *de Buffon* dans son histoire naturelle de l'Homme, les raisons les plus philosophiques font moins d'effet dans le monde qu'une historiette.

Ceux qui voudront se donner la peine de consulter ce célèbre naturaliste, verront qu'il tient comme impossible, que toute espèce de passion, toute émotion intérieure puisse influer sur la conformation du fœtus, qu'il regarde comme aussi indépendant de la mère que l'œuf l'est de la poule qui le couve. Il ne croit pas d'avantage à la possibilité de l'exemple cité d'une femme grosse qui ayant vu rompre un criminel, mit au monde un enfant dont les membres étaient pareillement rompus. C'est un phénomène, selon lui, aussi difficile à expliquer par la seule force de l'imagination de la mère, que si l'on voulait prétendre qu'une poule qui couverait, et qui verrait tordre le cou à un coq, ferait éclore des poulets qui auraient le cou tordu.

Convenons cependant que la frayeur portée à un haut degré, peut occasionner un mouvement intérieur, un tel désordre dans le système nerveux, que se communiquant à la matrice, le fœtus peut en être singulièrement lésé. Il est donc au moins prudent de conseiller aux femmes enceintes d'éviter toute sensation désagréable, telle que l'aspect d'un objet hideux, les explosions violentes, etc.

On présume bien, au reste, que je ne veux pas ici les entretenir des différens défauts de conformation dont les enfans peuvent être affectés. Il me suffit de recommander aux parens de les confier sur-le-champ aux soins d'un chirurgien instruit, quand la défectuosité exige une opération chirurgicale. J'observe seulement que parmi les différens signes qu'on peut rencontrer, il en est de fréquens qui ressemblent à une ou plusieurs mûres, au moins croit-on leur trouver cette ressemblance parce qu'ils sont de couleur rouge-foncé, molasses et d'un tissu spongieux.

Quelquefois au moment de la naissance, ils laissent échapper une quantité de sang telle que la santé de l'enfant, pourrait en être altérée. Attendre un chirurgien pour y remédier, serait souvent nuisible. On doit donc s'empresser d'arrêter cette hémorragie, et l'on y parvient facilement en couvrant la tumeur avec de l'agaric de chêne, et à son défaut avec une certaine quantité de charpie fine, ou de linge brûlé. On soutient cet appareil d'une compresse et d'un bandage contentif.

Des premiers Soins dus aux Enfans ; du Décrassement de leur corps.

Un soin bien essentiel que l'on doit prendre au moment de la naissance d'un enfant, est de le préserver du contact d'un air froid. L'indifférence qu'on a pour ce précepte, sur-tout dans la classe indigente, est la source la plus ordinaire des maladies des enfans, et quelquefois la cause de leur mort. Ce que je puis affirmer, c'est d'avoir assez souvent vu des enfans aveugles à la suite d'ophtalmies violentes, survenues peu de temps après leur naissance, et qui n'avaient été déterminées que par cette négligence. Une mère, ou plutôt la sage-femme, instruite de ce danger, doit donc, par le choix de tous les moyens qui lui paraîtront convenables, empêcher que l'enfant qu'elle reçoit, n'y soit exposé.

Avant que d'emmaillotter le nouveau né, il est absolument nécessaire de débarrasser la surface de son corps d'une matière blanchâtre plus ou moins abondante, et quelquefois si visqueuse, qu'on ne la détache pas toujours facilement par des lavages. Comme l'enfant transpire beaucoup, et que c'est souvent à l'interception de transpiration qu'est due la plus grande partie des maladies de l'enfance, il est donc important de favoriser promptement cette excrétion ; mais il n'est point indifférent de choisir le fluide qui doit opérer ce décrassement.

Les anciens employaient différens moyens qu'ils regardaient en même-temps comme capables de fortifier les enfans, et d'en faire par la suite des hommes robustes. C'est dans cette vue qu'ils les lavaient avec des liqueurs aromatiques et spiritueuses, et plus communément avec de l'eau salée; ce dernier moyen qui s'est propagé jusqu'à nous, paraît dater de l'origine des Juifs, chez lesquels il était employé par obligation religieuse. Aujourd'hui chaque peuple a conservé une méthode de décrassement qui varie même suivant les localités, et qui s'éloigne plus ou moins du véritable but qu'on doit se proposer. L'usage de l'Angleterre, dans le siècle précédent, après avoir lavé les enfans, était de leur jeter sur le corps de l'eau-de-vie, de l'esprit-de-vin ou du vinaigre, probablement dans le dessein de les fortifier. Ensuite, *Tissot* a conseillé un mélange d'huile et de vin : il paraît que cet usage s'est propagé en France, et a presque généralement remplacé celui de l'eau salée. Mais c'est à tort que *Tissot* ou d'autres médecins ont approuvé ce mélange; car il est reconnu que les corps gras bouchent les pores de la peau, au lieu de les désobstruer, et que le vin l'irrite, l'enflamme, cause souvent des ophtalmies ou d'autres accidens. Il est certain cependant, que l'eau pure ne paraît pas assez incisive pour diviser et détacher la mucosité trop visqueuse répandue sur la surface du corps du nouveau né; mais rien ne paraît plus convenable qu'une eau de savon légère, employée tiède. On se servira pour diviser ce gluten, d'une éponge fine, qu'on passera légèrement sur la peau, puis d'un linge bien doux pour l'essuyer sans frottemens. Pendant cette opération qu'il faut exécuter le plus promptement possible, on évitera soigneusement que l'enfant n'ait froid; et sur-tout on prendra bien garde de n'exercer aucune pression sur les endroits de la tête où le cerveau n'est garanti que par la présence d'une membrane qui s'ossifie par la suite. Quand la ténacité de ce gluten demande trop de temps pour l'enlever entièrement,

on remet prudemment le reste l'opération aux jours
suivans , afin de ne point nuire à l'enfant en le laissant
trop long-temps exposé au contact de l'air. Après
l'emploi de l'eau de savon , j'observe qu'il faut se servir
en dernier lieu, d'eau tiède , pure , afin d'enlever entièrement les parties alcalines du premier liquide.

De la Ligature à demeure du Cordon ombilical.

Les auteurs ne sont pas tous d'accord sur la nécessité absolue de lier la portion du cordon ombilical
qui reste du côté de l'enfant. *Baudelocque* , professeur célèbre d'accouchemens , convient dans ses ouvrages que cette pratique ne paraît pas essentiellement nécessaire , puisque le sang , prenant un nouveau
cours , l'hémorragie s'arrête bientôt d'elle-même ,
après une évacuation de quelques cuillerées. Mais il
observe aussi que cette ligature, même dangereuse
quand l'enfant est sanguin , ou molesté par un accouchement laborieux , devient cependant nécessaire
pour prévenir une nouvelle effusion du sang qui
pourrait se faire par l'ombilic , quelque temps après
la naissance; affaiblir par conséquent le nouveau né ,
et même mettre sa vie en danger. Comme j'ai déjà ,
dans ma pratique , observé plusieurs fois ce fait, j'ai
conclu , comme cet auteur , qu'il est au moins prudent
d'en faire la ligature avec soin. Ainsi , pour plus de sureté , avant que d'emmailloter l'enfant , il faut donc renouveler celle qui a toujours été faite à la hâte ,
au moment de l'accouchement.

On prend cinq à six fils de six pouces environ de longueur, cirés et arrangés en forme de petite tresse platte;
on la passe sous le cordon ombilical , à deux travers de

doigt environ du nombril; on fait un tour, puis un nœud; un second tour, puis un autre nœud; un troisième tour, et pour terminer, deux nœuds; on serre suffisamment, mais non pas assez fort pour couper le cordon. C'est une erreur de croire qu'il faille chez les garçons, laisser le cordon ombilical plus long que chez les filles; et qu'il y ait un inconvénient quelconque à le nouer trop court; il se sépare toujours là où la nature le détermine, c'est-à-dire près du nombril. Le cordon ainsi lié, s'enveloppe avec un linge fin, trempé dans un mélange, si l'on veut, d'huile d'olive et de vin; on le replie entre deux petites compresses sur le ventre, et on l'assujettit au corps par deux circonvolutions de bande, peu serrées, et fixées avec deux points d'aiguille, au lieu d'épingles. Pour assurer ce bandage, il est bien vu de fendre une bande large de trois doigts, sur environ une coudée de longueur, et ce, suffisamment pour y passer la tête, ce qui forme une espèce de scapulaire dont les deux bouts cousus au bandage, l'un antérieurement, et l'autre à la partie opposée, l'empêchent de descendre. Cet appareil restera jusqu'à ce que la portion liée du cordon, se soit détachée naturellement; je recommande encore, comme une précaution des plus sages, de mettre ensuite sur leur nombril, une compresse carrée, soutenue du même bandage pendant le premier mois, afin d'éviter à l'enfant une hernie ombilicale, accident très-commun, et qui arrive souvent pour avoir négligé ce moyen.

De l'Emmaillottement et du coucher des Enfans.

L'enfant après sa naissance, n'est pour ainsi dire qu'une masse de vaisseaux délicats par lesquels passent différens fluides qui doivent paisiblement se distribuer dans toutes les parties. Il est donc facile de sentir que toute compression doit nuire au développement de ces mêmes parties, et que puisque la nature, pour les ménager, a pris la sage précaution de les faire flotter au sein de la mère, dans un doux fluide, nous devons donc à cet égard suivre ses vues, en ne les environnant, dans le premier âge, qu'avec beaucoup de circonspection. L'enfant en venant au monde, peut être raisonnablement comparé à une jeune plante; on sait que toute compression qui interrompt le cours de la sève, nuit à son développement, et détermine des vices de conformation.

Quand donc les pères et mères seront-ils assez sages pour respecter les intentions de la nature, la liberté physique de leurs enfans, et ne pas leur faire voir le jour pour les incarcérer dans un maillot?

Les personnes sensées ont certainement renoncé à cette torture; mais la masse du peuple ne veut point encore se départir d'un usage né des siècles d'ignorance, où les matrones pour se donner un air d'importance, ont cherché à créer un art des plus funestes à l'espèce humaine.

Quelle erreur grossière de s'imaginer que le maillot, artistement arrangé, peut empêcher les enfans de devenir contrefaits, tandis que c'est précisément le contraire!

Les animaux domestiques dont la forme élégante ne varie jamais, ont-ils besoin, pour la conserver, des circonvolutions d'une bande? Les sauvages dont les enfans sont tous bien faits, grands et robustes, connaissent-ils d'autre layette qu'un lit de mousse, et une peau pour les couvrir? Il n'y a pas de doute que ce ne fût à la longue un supplice cruel que d'emmaillotter un adulte. J'ai connu un jeune homme facétieux qui s'avisa, dans le temps de Carnaval, de se faire emmaillotter, et qui faillit suffoquer, parce que, par une mauvaise plaisanterie, on le laissa dans cet accoutrement, plus long-temps qu'il ne le voulait. Il n'y a donc rien d'étonnant que les convulsions soient si fréquentes chez les enfans qu'on emmaillotte; car il est prouvé que cette méthode absurde en est le plus communément la cause. Le D. *Buchan* a vu cet accident survenir à un enfant chaque fois qu'il était emmaillotté, et cesser aussitôt qu'on le remettait en liberté. Mais j'entends le murmure de la routine : comment, s'écrieront les gouvernantes d'enfans, et les nourrices, voudra-t-on que nous puissions tenir cet enfant s'il n'est point emmaillotté? On leur donnera pour exemple celles qui ne les emmaillottent pas ; les parens sages l'exigeront, et se feront obéir.

Voici la tenue qui paraît la plus simple comme la plus convenable.

On doit sans doute avoir soin de défendre l'enfant du contact de l'air dont l'impression nouvelle pour lui, est d'autant plus active, qu'un instant avant il était dans le sein de la mère, soumis à une chaleur humide et vivifiante. Pour qu'il n'ait point trop à souffrir du passage subit de cette chaleur naturelle, à la température toujours plus ou moins froide de l'atmosphère, il faut donc le couvrir assez, suivant la saison, pour le tenir chaudement; mais je ne crois pas qu'il faille à cet égard donner dans des extrêmes. La tête premièrement sera couverte d'une petite coiffe de toile fine, qu'on nomme béguin, puis d'une étoffe moelleuse, particulièrement vers les fontanelles, où le cerveau n'est alors garanti que par la présence d'une membrane. J'observe que le bonnet ne doit jamais être **trop** juste, pour ne pas s'opposer au développement de cette partie ; sur-tout il ne faut pas le fixer par le moyen d'une mentonnière, dont l'effet est de comprimer les veines du cou, et par conséquent de gêner le retour du sang des différens vaisseaux du cerveau.

Les extrémités inférieures seront soigneusement enveloppées avec des linges secs et chauds ; cela leur est d'autant plus nécessaire, qu'après la naissance, elles n'ont point la même chaleur que le reste du corps, étant plus éloignées du centre de la circulation. Le D. *Alphonse Leroy* prétend qu'elles se ressentent de cette bénigne influence tout le reste de la vie, et que les enfans auxquels on a tenu dans le le principe les pieds chauds, sont ensuite moins incommodés par le froid et l'humidité, et moins sujets aux rhumes.

Ainsi leurs petits vêtemens seront donc d'étoffes analogues à la saison ; quant à la forme, on préférera toujours celle qui leur laissera la plus grande liberté à mouvoir leurs membres. Une chemise, une camisole aisée, et quelques langes passés au tour du corps, sans le serrer, feront sa toilette du jour.

Tout ce qui, dans la layette des enfans, a besoin d'être assujetti, le sera avec des cordons, et jamais avec des épingles ; elles doivent être rigoureusement bannies de leur toilette. Une mère sage ne doit point perdre de vue cette observation effrayante, consignée dans plusieurs auteurs, d'un enfant mort dans les convulsions au milieu de plusieurs médecins qui n'en connurent point la cause. Ce ne fut qu'après qu'il fut expiré, qu'en examinant plus attentivement toutes les parties de son corps, on trouva une épingle plantée dans le cerveau, à l'endroit où les os du crâne ne sont pas encore réunis.

L'usage des berceaux, quelqu'ancien qu'il soit, doit être également proscrit pour les raisons que nous alléguerons dans la suite. On doit les remplacer par des paniers d'osier, ou des barcelonnettes dont les parois soient rembourrés.

La gouvernante de l'enfant, au lieu de le porter sur les bras, ce qui n'est pas sans inconvéniens le premier mois de la naissance, le promène plus commodément dans un de ces paniers, qu'elle soutient aisément au moyen d'une tresse fixée solidement aux deux extrémités, et qu'elle passe dans son cou.

Lorsqu'il s'agit de le faire reposer, on le placera dans la barcelonnette sur un coussin de paille d'avoine ou de blé de Turquie, en l'environnant de linges doux et secs; on le couvrira d'une étoffe de laine en hiver, et de coton pour l'été, garnie d'un linge qui sert de drap, et que l'on rabat par-dessus la couverture pour qu'elle ne touche point son visage. Afin que l'enfant ne se découvre point, on aura soin d'assujettir cette couverture à la barcelonnette par le moyen de quelques cordons. On lui élèvera la tête par un petit oreiller de crin, et on aura soin de le poser alternativement tantôt sur le côté droit, tantôt sur le côté gauche, mais jamais sur le dos; car cette position pourrait non-seulement gêner la circulation du sang, mais encore s'opposer à l'évacuation des flegmes qu'il doit rendre dans les premiers jours de sa naissance.

Il faut bien se garder cependant d'isoler sur-le-champ l'enfant de sa mère. Il a non-seulement besoin d'une douce chaleur, mais encore de cette vapeur humide et vivifiante qui émane de son corps.

Cette prévoyance est naturelle, car tous les animaux rapprochent de leur corps leurs petits qui se plaisent singulièrement à éprouver la salutaire influence de cette atmosphère vivante. Jusqu'à ce que l'enfant ait passé les neuf premiers jours de sa naissance, la mère doit donc de temps à autre le mettre en contact avec elle. Si ce moyen simple, mais énergique, de renforcer pour ainsi dire la vie du nouveau né, est blâmé ou négligé par quelques accoucheurs, c'est qu'ils méconnaissent les vues de la nature, les lois de l'économie animale, et qu'ils ne sont point à la hauteur de nos nouvelles découvertes.

On préférera donc le panier d'osier au berceau, mais que l'on placera de manière à préserver l'enfant des accidens que certaines imprudences ont causés. Ainsi, il faut éviter de le poser près d'un four, d'une cheminée, d'une fenêtre, entre deux portes, ou dans un endroit humide. On éloignera l'enfant du bruit ; on aura soin que le grand jour ne lui donne point sur les yeux, et que sur-tout il ne lui parvienne pas obliquement : faute de cette précaution, l'enfant pourrait contracter l'habitude de loucher. Il ne faut pas non plus couvrir son panier d'un voile épais, comme on le fait quelquefois : c'est l'empêcher de respirer un air frais et vivifiant. Une étoffe claire et légère, est suffisante pour garantir son visage des insectes qui l'empêcheraient de se livrer au sommeil.

On sait que la grande propreté dans la tenue d'un enfant, constitue la moitié des soins qui conservent son existence, et contribuent à son accroissement. Il faut donc le changer de linge blanc de lessive chaque fois qu'il s'est sali, et se servir pour le nettoyer, d'une petite éponge fine, imbibée d'eau fraîche en été, et tiède en hiver. C'est avec beaucoup de propreté qu'on prévient les gerçures et d'autres maladies de la peau, qui sont toujours la suite inévitable de l'insouciance qu'on pourrait avoir à laisser l'enfant trop de temps, dans des linges mouillés de son urine, etc.

La propreté est dans la nature, et l'homme en son état de civilisation, est le plus sale de tous les animaux dans sa manière d'élever les enfans. Les oiseaux, dès les premiers jours qu'ils sont éclos, ont l'instinct de s'avancer sur le bord de leur nid pour faire leurs ordures ; les chiens et les chats en débarrassent promptement leurs petits, et nous, nous laissons croupir les nôtres dans leurs excrémens, pendant plusieurs heures de suite, et encore dans un maillot tellement serré, que peut-être n'ont-ils pas souvent la liberté de les évacuer entièrement! Dans l'état de nature, l'enfant couché sur un lit de feuillage ou de mousse, jouissant entièrement de l'usage de ses membres, aurait peut-être aussi l'instinct de changer de place pour ne point être incommodé par ses évacuations.

Des premières Evacuations des Enfans.

Après l'exposition des premiers soins que l'on doit aux enfans dès qu'ils sont nés, je passe naturellement à ceux qui peuvent leur procurer de bonnes digestions. J'observe donc que les fonctions de l'estomac sont d'autant plus intéressantes à surveiller dans le premier âge, qu'elles sont alors presque toujours languissantes, et que cette inactivité détermine la plupart des maladies qui se manifestent à cette époque. Ainsi pour que l'estomac commence à déployer son action sur les premiers alimens, il est absolument nécessaire que peu de temps après la naissance, l'enfant se débarrasse des flegmes qu'il a dans la gorge, et sur-tout d'une matière noire, épaisse et gluante qu'on nomme *meconium*, et dont ses intestins sont remplis.

La nature toujours prévoyante a destiné le premier lait de la mère, qui est séreux et purgatif, à provoquer cette évacuation. C'est donc un puissant motif pour l'engager à donner le sein à son enfant, dès le premier jour qui suit l'accouchement; mais il faut solliciter cette évacuation quand l'enfant doit être nourri par une autre femme, ou bien avec le lait des animaux domestiques. Alors pendant les premières vingt-quatre heures, on ne lui fera boire qu'un peu d'eau miellée qui suffit ordinairement pour débarrasser les intestins.

Quand le lait de la nourrice est ancien, il a plus de consistance; dans ce cas, il paraît convenable de réitérer cette boisson plusieurs jours de suite.

Il n'est pas rare de voir prescrire en pareil cas, quelques sirops purgatifs : des personnes de l'art les ont même recommandés de bonne foi. Je ne puis adopter une méthode qui semblerait annoncer, comme le dit *Buchan*, que nous devons commencer notre carrière avec des remèdes et finir de même. Ce n'est que lorsque le moyen simple que je viens de proposer ne réussit point, et que l'enfant paraît tourmenté par des coliques, qu'il faut avoir recours à la pharmacie; alors le sirop de chicorée, composé avec la rhubarbe, à la dose de quelques cuillerées à café, est le purgatif que l'on emploie avec plus de succès.

Pour peu que les enfans paraissent faibles après ces évacuations, les gardes-malades, ou les officieuses, ne manquent pas de leur faire avaler du vin sucré. J'observe, comme beaucoup de médecins, que cette boisson, quelqu'affaiblie qu'elle soit, ne fut jamais faite pour essayer un estomac dont les fibres jouissent du plus haut degré de sensibilité. On observe, dit *Raulin*, que les enfans auxquels on donne du vin, selon l'usage de certains pays, les premiers jours de leur naissance, sont presque tous, dès le troisième ou le quatrième jour, affectés d'une jaunisse générale, et cette jaunisse est ordinairement l'avant-coureur de maladies plus graves, telles que la diarrhée, et les convulsions souvent mortelles. Une pareille méthode est donc très-blâmable : le lait ! Voilà le meilleur restaurant que la nature destine à l'enfant, et ses forces se développeront dès qu'il aura digéré.

Du Régime des Enfans , et de leur Sevrage.

La nature, lorsqu'un enfant vient au monde, se charge de lui préparer la nourriture qui convient à la faiblesse de ses organes digestifs. Ainsi le lait de sa mère, ou celui d'une nourrice en bonne santé, est certainement le meilleur aliment qu'on puisse lui donner, jusqu'au moment où la première dentition indique qu'il a besoin d'une nourriture plus abondante et plus solide.

Quand la mère ne pourra se faire remplacer comme elle le desire, le lait des animaux, joint à d'autres substances nutritives, comme je l'ai déjà indiqué, pourra le conserver à la vie.

Supposons que l'enfant soit nourri par sa mère ou par une nourrice, il est rare qu'il ait besoin d'un aliment auxiliaire pendant les deux premiers mois qui suivent sa naissance. Le moment le plus favorable pour lui laisser prendre le sein, c'est lorsqu'il se trouve rempli de nouveau lait, et sur-tout quelque temps après le repas de la nourrice. L'estomac de l'enfant faible encore, demande beaucoup de ménagement : ainsi, pour ne pas trop le surcharger à la fois, il est plus avantageux de le satisfaire aussi souvent qu'il paraît avoir digéré.

Quand l'enfant montre beaucoup d'appétit, et que la mère, faute d'une suffisante sécrétion de lait, ne peut le satisfaire, elle y suppléera par celui des animaux, qui lui sera donné plusieurs fois dans le jour. Ce n'est que vers l'âge de trois mois environ, lorsqu'il est bien portant, qu'on peut commencer à l'habituer graduellement à une nourriture plus solide. L'aliment auxiliaire qui paraît alors le plus convenable est une croûte de pain de froment, bien cuit, que l'on fait bouillir dans l'eau pour lui faire perdre sa qualité acescente ; puis la passant à travers un tamis de crin, on la réduit en pulpe qui, mêlée à suffisante quantité de lait frais et légèrement sucré, donne une nourriture saine et de facile digestion.

Nous partageons l'avis de tous les médecins modernes relativement à la bouillie dont les gens de campagne empâtent leurs enfans, même dès les premiers jours de leur naissance. C'est, dit *Buchan*, une espèce de mastic qui engorge les routes du chyle, les glandes du bas ventre, et les dispose aux obstructions. La bouillie faite avec la farine de ris, ou celle de pomme de terre, doit avoir les mêmes inconvéniens. Pour que cette préparation soit moins visqueuse, quelques médecins conseillent de faire rôtir la farine en la mettant au four ; mais il paraît certain que le feu, en la faisant passer à un état de torréfaction, lui ôte une partie de sa vertu nutritive. Ce sentiment, je le sais, peut être contesté par les Chimistes ; mais je pense qu'on doit toujours préférer les diverses préparations faites avec le lait et le pain bien cuit et bien fermenté.

Lorsque l'enfant, parvenu à l'époque de la dentition, porte à sa bouche tout ce qu'il rencontre, sa nourrice doit lui mettre en main ou une croûte de pain, ou une racine de guimauve trempée dans l'eau miellée, et attachée à un ruban ; ces moyens sont infiniment préférables à toute espèce de hochets qui par un contact trop dur, peuvent blesser et enflammer les gencives : d'ailleurs ceux que je viens d'indiquer, facilitent non-seulement la dentition , mais encore procurent à l'enfaut quelque nourriture, et font surtout couler dans son estomac la salive qu'il perdrait inutilement, et dont le mélange avec les alimens devient si précieux pour la digestion.

A mesure que le nourrisson fait des dents, et qu'il approche du sevrage , on doit augmenter la consistance de ses alimens, afin de les rendre plus nourrissans. On peut alors ajouter au lait les jaunes d'œufs, le bouillon gras, puis rendre encore celui-ci plus solide, en y faisant cuire du pain, du ris, du vermicelle, de la semouille, et autres substances farineuses.

C'est donc toujours par degré qu'on doit faire passer les enfans à l'usage des alimens de plus difficile digestion; car à certaines périodes, ils leur deviennent effectivement aussi nécessaires que le lait pour les premiers mois de leur naissance. Ainsi, en leur donnant quelques-uns de ces alimens, deux à trois fois le jour, sans trop surcharger leur estomac, non-seulement la mère s'en trouve soulagée , mais on parvient à les sevrer plus facilement, et sans que cette époque influe sensiblement sur leur santé.

Il est essentiel d'accoutumer l'enfaut dès les premies jours de sa naissance, à ne pas être trop exigeant pendant la nuit : cinq à six heures de repos sont nécessaires à la nourrice, pour que son lait soit salubre; elle doit donc faire en sorte de les obtenir. Ainsi, elle prendra l'habitude de présenter le sein à son nourrisson avant que de se coucher, pour qu'il s'endorme tranquillement, et la laisse reposer l'espace de temps déterminé.

S'il s'éveille vers le milieu de la nuit, et témoigne par ses cris, le besoin de prendre sa nourriture, il faut le satisfaire, puis le laisser jusqu'au matin. Il est, je le sais, des enfans qui, à chaque heure, voudraient avoir le sein de leur nourrice; je conseille en ce cas, de les en séparer pendant le temps qu'elles doivent reposer, et de les satisfaire en leur donnant un peu de lait ou de bouillon gras : bientôt ils deviendront moins exigeans.

Quant au temps propice pour le sevrage , il est impossible de le fixer d'une manière précise. Cela dépend de plusieurs circonstances qui varient suivant les forces de la mère, et la santé de l'enfant; en général, on doit le sevrer de dix à quatorze mois : je suppose qu'il ne soit point arrivé d'accident à la mère, ou qu'elle ne devienne point enceinte, car alors il y aurait peut-être nécessité de le sevrer, et j'observe qu'il serait plus avantageux pour lui de le faire avant la dentition, que d'attendre qu'elle soit commencée. Quand il n'y a point d'urgence, il est toujours à desirer qu'il ait fait ses dents incisives , et sur-tout qu'il ne soit affecté d'aucune maladie.

Dans tous les cas, il sera prudent de le sevrer par degrés; de commencer premièrement par le priver la nuit du sein, puis de diminuer chaque jour le nombre de fois qu'il avait coutume de teter, pour l'en priver ensuite entièrement, dès qu'il aura été réduit à ne le prendre qu'une fois le jour ; mais d'augmenter en conséquence la quantité de ses alimens.

Je ne puis approuver les parens qui enlèvent l'enfant à sa nourrice, sous prétexte de le déshabituer du sein ; à part les nombreux inconvéniens qui résultent de mettre les enfans chez des sevreuses, cet usage devient funeste pour certains d'entr'eux qui conçoivent beaucoup de chagrin d'être séparés de leur nourrice, et finissent par tomber malades.

Lorsqu'on leur donne une suffisante quantité d'alimens, il n'y a rien de si facile que de leur faire oublier le sein de la nourrice, sans qu'ils aient le chagrin de la perdre. Il suffit de frotter les bouts des mamelles avec un peu de rhubarbe et de miel ; l'amertume ne leur permet guère de recommencer cette épreuve plusieurs fois, sans qu'ils ne témoignent bientôt de la répugnance, dès qu'on les leur présente.

L'enfant sevré, la mère ou la nourrice, si toutefois elle n'est point enceinte, doivent toujours prendre quelques précautions pour faire passer leur lait ; elles se conduiront donc comme il a été recommandé à l'article qui indique les soins à donner aux femmes en couche.

Quoique l'enfant soit privé du sein, le laitage joint à la gélatine animale, ne doit pas moins faire la base de sa nourriture ; la nature d'ailleurs a soin d'indiquer les changemens qu'on doit y apporter, par la marche qu'elle observe dans la dentition. Il faut donc ne lui permettre l'usage de la viande que quand il a ses dents molaires ; encore doit-on choisir la plus facile à digérer, telle que celle de volaille ou de veau rôtis.

Le D. *Alphonse Leroy* regarde l'homme comme étant naturellement carnivore, et puisque le lait de femme est une nourriture vivante, il pense qu'il ne peut être plus convenablement remplacé que par la gelatine des animaux : j'étais de cet avis avant que d'avoir connu son opinion. Il croit même que si ce conseil était généralement suivi, on conserverait un bien plus grand nombre d'enfans parmi ceux surtout qui sont privés du sein de leur mère. Tout en adoptant ces principes, il me paraît qu'il accorde un peu trop tôt aux enfans l'usage de la viande. Il n'y aurait point d'inconvéniens sans doute s'ils n'en tiraient que le suc ; mais ils sont naturellement gloutons, et malgré la précaution que l'on doit prendre, de ne leur donner que des morceaux qu'ils ne puissent avaler tout entiers, il est certain qu'avant l'époque que je viens d'indiquer, ils ne prendront pas la peine de mâcher tout ce qu'ils en pourront détacher ; et je pense qu'alors il y aurait de l'imprudence et même du danger à soumettre leur estomac à cette épreuve.

J'observe également que lorsque l'enfant est sevré, il est à desirer qu'on ne lui donne jamais d'alimens ni de boissons pendant la nuit, autrement on aurait deux sevrages à faire ; de plus, son repos en serait troublé, et suivant l'opinion de quelques médecins, il pourrait devenir sujet à la grosseur démesurée du ventre, au relâchement des jointures, et aux autres symptômes de la noueure ou rachitis.

Il n'est guère possible de régler les enfans, tant pour la quantité des alimens que pour le moment de leurs repas ; il faut en cela se conduire d'après leur force, leur appétit, et sur-tout la facilité avec laquelle ils digèrent. Il y en a que rien ne paraît incommoder, tandis que d'autres sont d'une constitution telle qu'on ne les conserve qu'avec beaucoup de soins, et de persévérance dans le régime qui leur convient.

S'il est généralement important de ne point trop surcharger l'estomac des enfans, il faut bien se garder également de l'excès contraire, soit en ne satisfaisant point leur appétit, soit en les tenant trop long-temps à des alimens trop fluides ou au régime maigre : une telle conduite les dispose singulièrement à toutes les maladies qui proviennent du relâchement des solides. Conséquemment il ne faut pas se borner à une espèce de nourriture ; pourvu que leurs mets soient simples et salubres, on peut les varier : cette variété aiguise leur appétit, et les accoutume de bonne heure à se faire aux différens mets, et à pouvoir par la suite, se nourrir suivant le besoin, de tout ce que nous offre la nature.

Toute liqueur spiritueuse devient nuisible aux enfans. Ceux qui en font usage, résistent rarement à la petite vérole, la rougeole, la coqueluche, et autres maladies inflammatoires. On peut seulement leur permettre à chaque repas, un peu de vin mêlé à beaucoup d'eau : cette boisson prévient les dispositions aux vers, soutient le ton de l'estomac, et fortifie leur constitution ; encore faut--il qu'ils ne soient point tourmentés par des acides, autrement l'eau pure est pour eux la boisson la plus salutaire.

Les fruits verts leur sont également très-préjudiciables, tandis qu'il leur sera avantageux de leur en accorder modérément de bien mûrs. On aura seulement soin qu'il ne soient pas fraîchement cueillis, car on a observé qu'il peuvent alors leur donner des coliques. Il faut donc bien se garder d'abandonner un enfant dans un verger, où son appétit lui fera manger tout ce qui tombera sous sa main.

Je regarde en général comme une méthode nuisible, celle de sucrer leurs alimens. Ce n'est pas que le sucre ne soit très-convenable aux enfans; mais il est certain que cette douceur les excite à manger plus que le besoin ne l'exige. Je pense aussi qu'il ne faut pas leur faire connaître trop tôt toutes les friandises de nos desserts; elles les dégoûtent de leurs alimens ordinaires, les rendent exigeans, capricieux, et difficiles à élever : souvent ceux qui ont été ainsi gâtés dans leur enfance, restent efféminés pendant toute leur vie.

De l'Accroissement et de la Dentition.

L'accroissement chez les enfans, est le résultat nécessaire de la nutrition, et devient d'autant plus régulier que les substances dont on les nourrit, s'assimilent mieux à la nature de leurs organes. Mais il ne dépend point entièrement de la nourriture, il faut encore y joindre tous les moyens qui constituent une éducation physique raisonnée. L'accroissement peut être modifié par tous les agens qui entretiennent la vie. Suivant *Bordenave* et d'autres physiologistes, il a lieu par l'action du cœur, et continue tant que ce viscère a assez de force pour étendre les vaisseaux.

L'accroissement de l'enfant dans le sein de sa mère, est très-rapide; il se fait plus lentement après la naissance, et devient ensuite d'autant plus lent que l'individu approche de l'âge de puberté. Cela n'est point étonnant, quand on pense, comme l'observe l'auteur que je viens de citer, que plus le corps s'éloigne du moment de la naissance, plus l'union des molécules qui forment les parties solides est intime; plus il y a de rigidité. Alors les vaisseaux résistent d'avantage à la force de l'extention; ils perdent même les conditions requises pour s'étendre, et de là la cessation de l'accroissement. Mais ce développement n'est point uniforme pour chaque individu, il offre au contraire un terme relatif, et même une marche particulière à la constitution du sujet; ainsi, quoique l'accroissement de chaque espèce d'animaux soit en général à-peu-près régulier, cependant il se présente quelquefois des phénomènes en ce genre, dont l'explication devient étrangère à notre plan.

Ceux qui se sont le plus occupés des différens progrès de l'accroissement, ont fait en sorte d'en déterminer les époques les plus critiques. Il paraît, d'après leurs observations, que quand un enfant a passé les neuf premiers jours, il atteindra six semaines; au-delà de ce temps, il arrive à quatre mois et demi. L'époque de neuf mois amène de nouveaux dangers qui reparaissent de quinze à vingt mois, puis à trois ans et demi, ensuite de cinq à six. Enfin, sa vie semble assurée jusqu'au moment de la puberté, laquelle, passée sans orage, laisse à l'individu bien constitué, qui peut éviter les maladies accidentelles, l'espoir de parcourir une longue carrière.

Nous observerons seulement que les agens principaux de la vie, ont chez les hommes comme dans les végétaux, des époques où leur action est beaucoup plus sensible, ce qui s'observe ordinairement à l'équinoxe du printemps, ainsi qu'au solstice d'été. C'est comme on sait, le temps de la sève pour les végétaux; et suivant les observations du D. *Alphonse Leroy*, la force de la circulation du sang est alors beaucoup plus forte chez les enfans. Il se manifeste donc une turgescence plus sensible à la tête que dans les autres parties, et de là sans doute les phénomènes de l'accroissement les plus visibles, ou ceux de la dentition.

On ne peut donc qualifier de maladie cette opération naturelle, qu'autant qu'elle éprouve des obstacles capables de porter atteinte à la vie.

La dentition paraît se faire à trois époques différentes; mais en général, elle commence environ vers le cinquième mois, et se prolonge jusque vers la septième année.

Ce sont ordinairement les deux premières dents incisives inférieures, suivies des deux supérieures parallèles, qui se montrent d'abord; les autres ne percent pas en suivant un ordre constant. Il est des enfans qui les obtiennent sans difficulté, tandis que chez d'autres, leur sortie est précédée de symptômes plus ou moins alarmans. On a communément observé que la dentition était moins laborieuse chez les filles, mais qu'elle était plus tardive; au reste, tous les enfans qui se portent bien, font leurs dents plus aisément que ceux qui sont d'une mauvaise venue, et chez lesquels, malgré cela, cette éruption peut être précoce.

Puisque différentes causes peuvent faire varier l'époque de la dentition, il sera donc nécessaire vers l'âge de quatre mois, d'examiner attentivement les moindres indispositions de l'enfant, afin de ne point méconnaître leur vrai caractère. On les attribuera surement à la dentition, si l'on remarque qu'il salive plus qu'à l'ordinaire; qu'il porte les doigts à sa bouche, ou tout ce qu'on lui met en main; si la nourrice s'apperçoit qu'il serre le bout du sein plus fort qu'à son ordinaire. Quand elle lui trouve la langue chaude, les gencives gonflées, rouges et douloureuses, on doit s'attendre sous peu de jours à la sortie des premières dents.

Comme il est avantageux de diminuer d'avance

la résistance des gencives, on conseille prudemment à la nourrice, dès que l'enfant est parvenu à l'âge de trois mois, de lui passer souvent le doigt sur les mâchoires. A cette époque, les enfans guidés par un instinct naturel, montrent la plus grande propension à porter à leur bouche tout ce qu'ils rencontrent : c'est sans doute ce qui a donné l'idée des hochets, qui sont beaucoup plus nuisibles qu'utiles ; car, de quelque matière qu'on les fasse, ce sont toujours des corps durs capables de contondre et d'enflammer les gencives. C'est avec plus de raison qu'on avait cherché à les ramollir par des substances pulpeuses ; mais rien, je le répète, ne convient mieux que de leur mettre en main une croûte de pain humectée d'eau miellée, et si l'on veut, une racine de guimauve attachée à un ruban, et trempée dans cette eau pour lui donner un certain degré de souplesse. Ces moyens facilitent réellement la sortie des dents ; et les raisons qu'on peut en donner, sont au moins plus satisfaisantes que celles qui préconisent l'efficacité prétendue de certains colliers faits avec le corail ou les dents de quelqu'animal.

La fréquence de certaines évacuations paraît favoriser la dentition. On se gardera donc bien d'arrêter un léger cours de ventre qui se manifesterait à cette époque. Un suintement derrière les oreilles, une salivation abondante, et même le vomissement quand il est modéré, sont également avantageux.

La nourrice, pendant le travail de la dentition, doit soigner son régime, et faire usage d'une boisson émolliente. Comme les digestions de l'enfant sont alors toujours un peu troublées, elle évitera de lui laisser prendre une trop grande quantité d'alimens.

Quand, malgré les moyens préparatoires indiqués

ci-dessus, la dentition amène quelques symptômes inquiétans, on doit alors la regarder comme une maladie d'autant plus sérieuse, que beaucoup d'enfans succombent à cette époque. Ce serait donc une erreur funeste si l'on croyait que l'art ne peut point ici s'associer au travail de la nature. (Voyez la seconde partie de cet ouvrage, article *Dentition laborieuse.*)

Du Sommeil, de la Veille et de l'Exercice des Enfans.

Les enfans qui naissent sans accidens, bien constitués, qui prennent un bon lait, que l'on tient chaudement, qui ne sont point emmaillottés, dorment paisiblement pendant quelque temps après leur naissance, et ne se réveillent que pour satisfaire à leurs besoins. Lorsqu'ils ont pris un peu de force, il ne faut pas cependant leur laisser prendre l'habitude de trop dormir le jour, si l'on veut qu'ils puissent se livrer au sommeil pendant la nuit : les mères et les nourrices y sont intéressées, puisqu'elles auront elles-mêmes le temps de se reposer et de se remettre de leurs fatigues. Ainsi, dès que l'enfant s'éveillera trop souvent pendant la nuit, il faut lui faire prendre dans le jour, tout l'exercice qui convient à son âge. Si, malgré cet exercice, il paraissait affecté d'insomnie; on doit examiner avec soin quelle en peut être la cause. On la rencontrera, soit dans la douleur occasionnée par des coliques, par la gêne de quelque pièce de sa layette, par une mauvaise position, soit dans le besoin qu'il aura d'être changé de linge; ou bien dans le desir qu'il témoignera par ses cris, d'être auprès de sa mère, pour jouir de la chaleur vivifiante qu'elle lui transmet par le contact.

Une grande faute que les nourrices commettent quelquefois en cas d'insomnie , c'est de donner aux enfans quelques narcotiques , ou du vin sucré dont l'effet n'est pas moins pernicieux. Nous avons également proscrit le bercement, parce que ce roulis produit l'effet des narcotiques. Tous les Médecins instruits se sont prononcés contre ce moyen de procurer un sommeil forcé , déjà banni du temps de *Galien*, puis remis en usage par la paresse et le préjugé. On observe que ce mouvement leur rend le visage bouffi et les yeux enflammés, preuve qu'il engorge les vaisseaux du cerveau, et procure en conséquence une espèce d'état apoplectique. Je ne serais point étonné que les enfans qui sont ainsi bercés, n'eussent jamais les sensations aussi délicates, la mémoire aussi assurée, l'entendement enfin, aussi perfectionné que ceux qui s'endorment sans ce moyen. Il n'en est pas de même de les endormir par des chants qui ébranlent doucement les fibres molles de leur cerveau , les récréent, et finissent par provoquer le sommeil. C'est avec raison que *Platon* a regardé la mélodie et la danse comme les premiers élémens de notre éducation. Si le sommeil de l'enfant paraissait trop prolongé, il serait, je crois, très-avantageux de l'éveiller par des sons mélodieux, et gradués pour éviter la surprise, et de les joindre aux expressions gaies et carressantes de la nourrice. Les sens, comme l'observe très-sensément un auteur moderne, seraient perfectionnés, et recevraient à cette époque le germe d'un heureux caractère de gaieté, qui pourrait contribuer au bonheur de l'individu.

Une mère ou une nourrice prudente peut, de temps à autre, prendre son nourrisson près d'elle; mais elle ne doit jamais lui faire partager son lit pendant

qu'elle dort; car alors il court risque d'être étouffé :
cet accident s'est déjà si fréquemment renouvelé, et
arrive peut-être encore si souvent, qu'il devrait éveiller
l'attention de la police. Quand on fait reposer les
enfans pendant le jour, on aura soin qu'ils ne soient
point chargés de vètemens épais, de couvertures trop
pesantes, environnés de linges humides, ou sur un
lit trop mollet. Au surplus, on ne devrait les coucher
pendant le jour, que quand ils en témoignent le besoin.
Alors le repos qui succède à l'exercice, est un repos
réparateur, sollicité par la nature. Enfin, il est
important de ne jamais oublier que quelque soit l'âge
de l'enfant, il est toujours plus ou moins nuisible
à sa santé de lui faire partager le lit des grandes
personnes. Tous les auteurs ont judicieusement observé que la force absorbante était plus considérable
dans l'enfance que chez les adultes ; c'est ce qui la
rend plus susceptible de contracter les maladies contagieuses. On a vu des enfans tomber dans le marasme,
seulement pour coucher dans la chambre d'une personne âgée ; d'autres, réduits à toute extrémité, parce
qu'ils étaient tenus par des gouvernantes dont l'haleine
était fétide ; quelques-uns dépérir entre les mains
d'une nourrice saine, en contractant la maladie
dont était mort un précédent nourrisson ; ou bien
parce qu'elle avait eu l'imprudence de donner le
soin à un autre enfant malade. Combien de fois le
vulgaire n'a-t-il pas attribué aux prétendus maléfices de
vieilles femmes, de semblables effets dont l'explication
bien naturelle était au-dessus de sa conception ? On voit
donc combien il est prudent de n'admettre pour la tenue
des enfans que des personnes jeunes et très-saines.

Parcourons maintenant les différens degrés d'exercice
convenable à chaque période du premier âge.

L'exercice est aussi nécessaire à l'enfant pour son accroissement, et le développement de ses forces, que l'air qu'il respire. Dès les premiers mois de sa naissance, la nature semble l'agiter par une inquiétude secrète, et de temps immémorial, les nourrices favorisent cet instinct par le ballottement qu'elles lui procurent, et auquel il se plaît visiblement. Envain aurait-il une bonne constitution, serait-il tenu proprement et bien nourri, si l'exercice lui manque, on le voit languir, et devenir sujet à toutes les maladies qui naissent d'une mauvaise nutrition. Qu'on prenne les jeunes animaux pour exemple : on verra que le mouvement et l'exercice sont un des principes constituans de la vie. A peine s'apperçoivent-ils qu'ils ont la faculté de se mouvoir, qu'on les voit en user avec satisfaction. Privez-les de la liberté, ils deviennent tristes et débiles ; ôtez-leur l'exercice, ils tombent malades, et périssent !

La pureté de l'air que les enfans doivent respirer, est également un des principes de leur vitalité ; ainsi ceux qui sont nourris dans des villes très-populeuses, dans des quartiers où l'air est altéré, ne peuvent jamais être aussi sains, aussi robustes que ceux qui sont élevés en liberté, dans les campagnes. Je suis persuadé que si les enfans qu'on y met en nourrice, n'avaient point cet avantage en leur faveur, ils seraient encore bien plus souvent victimes des mauvais alimens qu'on leur donne, et du peu de soin qu'on prend d'eux.

Mais l'exercice des enfans doit varier suivant leur âge. Quelque temps après leur naissance, la nourrice les promènera en plein air quand le temps sera propice. Ils seront couchés dans leur barcelonnette, ou sur les bras, lorsqu'ils sont plus forts, en les appuyant toutefois sur un coussin. Elle changera de temps à autre leur position ; et fera en sorte de les récréer en leur parlant, afin d'éloigner d'eux le sommeil. Quand le temps n'a pas permis cet exercice à l'air extérieur, il faut absolument y suppléer par de légères frictions faites avec une flanelle, sur toutes les parties du corps : on les repètera chaque fois qu'on les changera de linge ; mais jamais quand ils viennent de teter , car elles pourraient troubler leur digestion.

On ne doit porter un enfant sur les bras sans coussin , que quand il a assez de force pour se tenir droit , et la manière de le porter est beaucoup plus importante qu'on ne le croit communément. Il faut impérieusement exiger de la gouvernante qu'elle change souvent et alternativement de bras , pour ne pas l'habituer à se pencher plutôt d'un côté que de l'autre : l'habitude d'une mauvaise position peut lui causer par la suite un vice de conformation dans la colonne épinière. *Buchan* observe avec beaucoup de sagacité, que pour que l'enfant fût commodément sur les bras de sa nourrice, il devrait y être assis comme sur une chaise, afin que ses fesses également appuyées, permissent aux pieds d'être à une égale hauteur, ce qui n'a pas ordinairement lieu ; car la coutume de celles qui portent les enfans, est de n'appuyer qu'une de leurs fesses sur un bras, l'autre reste pendante ; de sorte que la jambe étant alors abandonnée, prend une mauvaise position, qui par la suite fait porter à l'enfant le pied en dedans.

A mesure qu'il acquiert des forces, on doit lui laisser la liberté de les essayer, en lui permettant de se tourner en tout sens, soit sur le giron de sa mère, soit sur un tapis étendu sur le plancher. Là, jouissant à son aise de ses membres, on le verra graduellement se traîner et chercher à se porter vers

les objets qui lui causent quelque surprise agréable.
A cette époque il faut cependant se défier de sa cu-
riosité naturelle : si vous le laissez libre dans son
lit, il peut se jeter à bas ; sur le tapis, il rampera,
et peut aller droit au feu ; trop de sécurité dans
cette circonstance, est devenue la cause de bien des
malheurs.

J'ai observé que les nourrices s'amusaient souvent
à faire marcher l'enfant sur leur giron, en le soutenant par-dessous les aisselles ; puis à le faire grimper
jusque sur leur poitrine, en l'élevant à toute la portée
des bras. On devrait leur faire abandonner cet exercice ; car on a vu des enfans échapper de leurs mains,
par la douleur vive qu'un mouvement précipité leur
fit aux seins, et tomber de cette hauteur.

Vouloir faire tenir un enfant trop tôt sur les pieds,
est certainement un abus qui peut lui être nuisible.
Ce n'est en général que vers le neuvième mois qu'on
doit favoriser cette propension naturelle , encore
faut-il qu'il soit sevré, et qu'il ait les hanches, les
cuisses et les jambes assez fortes pour qu'elles puissent
sans risque soutenir le poids du corps. Laissez ensuite
agir la nature ; l'enfant saura bien marcher de lui-
même, quand il sentira que ses forces peuvent le lui
permettre.

Dès qu'il commence à marcher, la meilleure manière de l'aider est de le tenir par la main. C'est
ici le moment de s'élever contre l'usage des lisières,
des charriots et autres inventions qui ne sont que
le fruit de l'ignorance et de la paresse. Que dis-je,
j'ai vu dans certaines contrées de la France, de
malheureux enfans attachés à un poteau tournant,
suffoqués par la compression des lisières sur la poitrine ; d'autres mis à la torture pendant des demi-

journées entières, dans une espèce de bière qui ne leur permettait que le mouvement des bras et de la tête. Convenons que nos animaux domestiques, librement élevés sur la litière, sont plus heureux. Voilà cependant les traitemens qui sont réservés à la plupart des enfans éloignés de la maison paternelle, et confiés à des nourrices de campagne, qui sont forcées par le besoin de se livrer à des travaux rustiques. Celles qui montrent un peu plus de complaisance ou d'humanité, les confient à d'autres enfans : l'on peut présumer qu'elles les exposent à des dangers non moins réels.

L'enfant qui commence à marcher seul, doit toujours avoir quelqu'un de raisonnable qui veille sur lui. Il est même prudent de lui garantir la tête des contusions, et des plaies qu'il peut se faire en tombant : et sous ce rapport, j'approuve l'usage des bourrelets, qu'on paraît trop négliger depuis quelque temps. Je connais des enfans à qui leur vivacité aurait peut-être coûté la vie, sans l'emploi d'un moyen si simple, et qui peut en beaucoup de circonstances, sauver aux parens bien des regrets.

Dès que les enfans marchent seuls avec assurance, leur exercice doit être moins modéré; mais pour qu'il leur devienne très-salutaire, il faut le leur laisser prendre en plein air. On aura soin que ce ne soit pas dans un lieu humide; on veillera sur-tout à ne pas les laisser asseoir sur l'herbe fraîche. Il sera bien de leur apprendre quelques jeux qui puissent les exciter au mouvement par le plaisir qu'ils y trouveront. Dans la mauvaise saison, ils doivent jouir des mêmes exercices dans une chambre dont la température modérée ne les mette point dans le cas de s'enrhumer, en s'exposant ensuite à l'air extérieur:

l'exercice le plus salutaire, en chambre, est sans contredit la danse ; elle les récrée, les porte à la gaieté et les fortifie. Il est bon de les accoutumer peu à peu à supporter impunément l'impression d'un air froid ; leur santé s'en trouve plus forte, et mille circonstances dans la vie les mettront à même par la suite, de connaître l'avantage d'avoir été habitués au froid dès leur tendre jeunesse. Je ne prétens point dire pour cela qu'il faille le leur faire endurer en les exposant presque nus à l'intempérie des saisons : nous partageons ici l'opinion de tous ceux qui ont blâmé ce système. Il y a, comme l'observe très-bien le D. *Alphonse Leroy*, une très-grande différence entre appliquer le froid aux enfans, et les exposer bien vêtus à un air pur et froid. Dans le premier cas, la transpiration est presque supprimée, et si les enfans, élevés d'après cette méthode, sont gras et paraissent mieux portans que les autres, c'est parce que cette sécrétion reflue vers le tissu graisseux ; mais lorsqu'ils tombent malades, ils courent beaucoup plus de dangers. *Hyppocrate* avait déjà fait cette précieuse observation : « Les enfans qui transpirent beaucoup, » dit-il, sont à la vérité plus faibles, mais mieux por- » tans, et se délivrent plus aisément des maladies ; » tandis que ceux qui transpirent peu, paraissent ef- » fectivement plus robustes, mais font des maladies » plus dangereuses et s'en tirent plus difficilement. » L'expérience a toujours confirmé la vérité de ce prononcé.

Comme une bonne constitution est le premier objet à soigner dans l'Education des enfans, les parens ne doivent donc rien faire qui puisse contrarier les me- sures qu'ils prendraient pour la leur procurer ; et puisque les enfans ont besoin d'un libre exercice pour contribuer aux développemens de leurs organes, ce n'est que lorsqu'ils ont acquis un certain degré de consistance qu'on doit songer à cultiver leur esprit.

Sous ce rapport, il est peu convenable d'envoyer les enfans trop jeunes dans une école publique, pour les faire instruire. Ce ne sera, dira-t-on, que pour s'en débarrasser; mais quand même le maître aurait le bon esprit de ne les contraindre à aucune application, il exigera toujours d'eux, à certaines heures, le repos et le silence; tandis que ce temps devrait être employé à leur faire prendre un exercice salutaire. Croit-on, d'ailleurs, qu'il est bien sain de rassembler dans un lieu étroit et souvent trop chaud, un certain nombre d'enfans qui respirent un air altéré par le mélange des transpirations, et dont quelques-uns d'eux peuvent communiquer aux autres, certaines maladies de la peau.

Pourrions-nous oublier aussi la crainte que les maîtres et les maîtresses sont forcés d'inspirer à leurs petits écoliers, pour parvenir à en faire de vrais automates? Tout homme sensé sentira combien il faut dans cet âge tendre ménager le genre nerveux, si l'on veut par la suite leur éviter des maladies, ou certaine pusillanimité dont l'origine peut remonter jusqu'à cette première éducation. D'ailleurs, si une instruction prématurée parvient quelquefois à faire de certains enfans de petits phénomènes, c'est toujours aux dépens de l'avenir, même pour les talens.

Ne perdons pas de vue cet axiome de *Rousseau:* » qu'une vie appliquée et sédentaire nuit évidem- » ment à l'accroissement des enfans; que sans cesse » enfermés dans une chambre avec des livres, ils » perdent leur vigueur, deviennent faibles et délicats,

» et plutôt hébétés que spirituels, car l'ame se sent
» toujours du dépérissement du corps. »

Enfin, quand un enfant se porte bien, et qu'il paraît robuste, ce n'est guère, suivant mon opinion,
que vers l'âge de sept à huit ans, qu'on doit lui faire
appercevoir qu'il est né pour acquérir des connaissances; alors la première instruction que l'on donne
aux enfans, doit leur être présentée comme un amuse-
ment pour eux. Il est même à desirer que loin d'en
confier le soin à des étrangers, ce soit les parens
qui veuillent bien s'en charger.

La manière dont on élève les filles, n'est pas
moins nuisible à leur santé. Il est certain que les
mamans les tiennent beaucoup plus sédentaires que
les garçons, et que trop jeunes encore, elles exigent
d'elles ces petits ouvrages auxquels elles ne tra-
vaillent qu'assises, et souvent dans des postures qui
nuisent à leur conformation. Au lieu d'élever les filles
à exceller dans ces ouvrages d'agrément qu'elles
apprendraient toujours facilement quand elles en
auraient le goût, j'applaudis à la sagesse des mères qui
pour leur faire prendre de l'exercice, préfèrent de
les employer, suivant leurs forces, aux petits soins
du ménage. Celles qui habitent la campagne auront
le précieux avantage de les faire souvent promener
en plein air, et de pouvoir les livrer quelquefois,
principalement les petits garçons, à des occupations de jardinage. Mais il est, dans les villes
sur-tout, des familles si malheureuses, que dès que
leurs enfans ont acquis la moindre intelligence, elles
sont obligées de la mettre à profit pour trouver dans
le produit d'un travail domestique, une partie de ce
qu'il faut pour payer leur nourriture. C'est dans les
grandes manufactures qu'il faut aller chercher les

funestes résultats de cette vérité : on y verra des êtres atrophiés, pâles et languissans. Tout ceci est applicable aux Maisons de Charité, où l'on reçoit les enfans naturels, et où l'on trouve et les mêmes vices d'éducation, et par conséquent les mêmes résultats.

Il ne me reste plus qu'à faire mention de certaines coutumes dangereuses pour les enfans, qui proviennent de l'ignorance de leurs bonnes, et contre lesquelles les parens doivent s'élever avec vigueur.

Quand l'enfant commence à marcher, elles le promènent par la main ; mais s'il se rencontre un mauvais pas, ou un ruisseau à passer, elles le prennent par le bras, et s'en servent comme d'un levier qui soulève et soutient seul tout le poids de son corps ; la luxation du bras peut être la suite de cette imprudence : il est même arrivé qu'on le leur a quelquefois fracturé. Une bonne prudente le soulève en lui prenant les deux mains, et mieux encore en lui passant les siennes sous les aisselles, alors il n'y a point de risques à courir. Toutes les personnes à qui on a confié des enfans, doivent bien se garder de leur donner pour jouer, des effets qui peuvent leur nuire, et de ce nombre sont les étuis, les couteaux, les ciseaux, les épingles, les plumes, les fragmens de verres, les noyaux de fruits, qu'ils peuvent porter à leur bouche, avaler ou introduire dans le nez ou les oreilles. J'ai vu, de l'introduction de ces corps étrangers, les résultats les plus alarmans ; les auteurs fourmillent de ces exemples : il est donc d'une sage prévoyance de les prévenir.

Les gouvernantes et les étrangers croient donner aux enfans, ou même aux parens, un preuve d'attachement, en prodiguant à ces premiers des baisers qu'il faudrait en général interdire. Les parens doivent sur-tout veiller scrupuleusement sur les mœurs et la santé des domestiques aux soins desquels les enfans sont confiés, et leur défendre rigoureusement de donner, ni de permettre qu'on leur donne des baisers sur les lèvres; il ne faut qu'une parcelle de salive impure pour les infecter d'un virus qu'on leur a souvent communiqué de cette manière.

Combien est également détestable cette plaisanterie de certaines personnes qui, jouant avec des enfans, leur saisissent avec les mains le menton et la nuque, et les soulèvent ainsi de terre, pour leur faire voir, disent-elles, leur grand père. Le chapitre des accidens de l'enfance, prouve que plusieurs ont déjà péri subitement de cette manière par la luxation d'une des vertèbres du cou.

Des Vêtemens des Enfans.

Nous ne reviendrons point sur les différens objets qui composent la layette des enfans au berceau, et que nous avons détaillés en parlant de l'emmaillottement, il s'agit ici de la manière dont on doit les vêtir quand ils commencent à marcher. La principale règle à observer, et la plus importante, quelle-que soit la forme des habits pour la mode, est que l'enfant puisse exercer sans gêne tous ses mouvemens, et qu'aucune partie de son corps ne soit environnée de ligature.

L'été, sa garde-robe doit être simple et légère, et l'hiver, ses habits seront d'un tissu propre à le tenir plus chaudement.

Jusqu'à un certain âge, les habits des deux sexes sont à-peu-près pareils; mais quand les parens se décideront à les changer, ils feront très-bien de suivre pour les petits garçons, la mode adoptée dans presque toutes les villes de France, qui est de les habiller en petits matelots et en hussards. Ces vêtemens sont composés d'une culotte large et haute, qu'on doit soutenir sans bretelles ; elle descend jusque sur leurs souliers, en forme de pantalon large ; un petit gilet qui ne couvre pas la poitrine, et une veste à manche, assez aisée de l'enmanchure pour ne jamais les gêner sous les aisselles. On ne doit leur mettre ni cravate ni jarretières ; leurs bas seront attachés par un cordon à leur gilet, toujours assez large pour ne pas gêner la respiration, et leur chemise froncée, formera une espèce de fraise que l'on rabat sur le gilet, et qui sert en partie d'ornement.

Enfin, on est parvenu à faire entendre aux parens que les corps de baleine dans lesquels on mettait les petites filles à la torture, étaient des instrumens mortels : il faudrait, dit *Buchan*, des volumes pour détailler les maux qu'ils ont produits. Les belles proportions des femmes dépendront toujours de la liberté qu'on aura laissée à leurs organes pour se développer. La manière dont on les habille aujourd'hui me paraît très-convenable : on leur fait de petits corsets de toile doublée ; par-dessus, on leur met une robe froncée sous les aisselles, et toujours d'étoffe légère ; leurs bas seront attachés à leur corset avec un ruban ; point de cravate ni de collier, à moins qu'ils ne soient très-lâches. Pour toute coiffure, leurs cheveux relevés avec un peigne. On bannira de leur toilette les pommades et la poudre, dont la mode est heureusement passée, et que la raison devrait faire disparaître pour jamais.

En général, à mesure que les cheveux des enfans des deux sexes croissent, ils ont moins besoin de bonnet ; on le supprime entièrement pendant le jour, dès que la tête est suffisamment garnie de cheveux. Cette habitude rend les enfans moins sujets aux rhumes de cerveau, et aux fluxions.

Leur tête doit être chaque jour scrupuleusement peignée pour qu'aucune espèce de vermine ne trouble leur repos. C'est une erreur grossière que de s'imaginer qu'elle entretient la santé des enfans, tandis que dans toutes circonstances possibles, elle devient au contraire un moyen de l'altérer, en leur causant beaucoup de démangeaisons, et même des boutons. On doit également veiller à leur couper les ongles des pieds et des mains, dès qu'ils sont trop grands. Il faut seulement avoir l'attention de ne pas les couper si près du bout des doigts, qu'ils ne puissent plus les préserver du contact trop sensible alors, des objets qu'ils pourraient toucher. Quant aux temps propres à couper les cheveux et à faire les ongles, spécifiés dans certains almanachs, je pense que ces observations, nées dans des siècles où les savans d'alors attribuaient tout à l'influence des planettes, ne reposent point sur des bases assez certaines pour que les personnes sensées d'aujourd'hui puissent y ajouter foi.

Dès que les enfans commencent à marcher, on doit préférer des souliers de feutre ou de lisières à ceux de cuir ; on ne leur fera porter ces derniers que quand ils seront plus âgés, qu'ils commenceront à s'exercer à courir. Alors on exigera que ces chaussures soient sans talons, et toujours assez larges pour que les pieds ne souffrent aucune compression.

Enfin, nous terminerons cet article en recommandant

la plus grande propreté dans la tenue des enfans.
Dès qu'ils transpirent plus que les adultes, on sent
la nécessité du renouvellement journalier de leur linge,
du lavage de leur corps, et sur-tout des bains. Nous
allons expliquer les règles qu'il faut suivre pour l'application de ce dernier moyen. .

Des Bains de l'Enfance.

C'est avec raison que les médecins les plus célèbres
ont regardé comme très-important de baigner les enfans; mais leur opinion a varié relativement à la
température du bain. En Angleterre, *Floyer et Locke*
ont tellement vanté les avantages des bains froids
comme fortifians, que leur opinion a presque généralement été adoptée par ces insulaires; mais l'expérience, je crois, n'a point démontré que le froid ait
été capable de changer leur constitution. Les Celtes et
les Germains, dira-t-on, étaient certainement des peuples vigoureusement constitués, et ils avaient l'habitude de plonger dans l'eau froide leurs enfans, aussitôt après leur naissance. On peut répondre à cette
objection que ces enfans nés de parens très-robustes,
étaient plus capables de soutenir cette épreuve qui
n'avait que très - peu d'action sur le tempérament
vivace qu'ils tenaient de leurs parens. C'était d'ailleurs
un moyen de ne conserver que des enfans bien constitués, tous les autres devaient être victimes de
cette pratique. Mais pourrions-nous aujourd'hui raisonnablement nous comparer à la génération de ces
temps où les femmes habituées même aux fatigues
de la guerre, étaient pour le moins aussi fortes que
les fiers-à-bras de notre siècle. D'après les anciennes
armures conservées dans nos arsenaux, les Romains

qui les ont portées n'étaient-ils pas plus robustes que les
hommes du 18e.siècle? Cependant *Horace* se plaignait
de leur dégénérescence, fille du luxe et de la mollesse.
» Il n'est rien, dit-il dans une de ses odes, qui ne s'al-
» tère avec le temps. Nos pères valaient moins que
» nos aïeux; nous valons moins que nos pères, et
» nos enfans vaudront encore moins que nous. » Convenons que nous pouvons nous faire la même application; car les Gaulois nos ancêtres étaient d'une
taille au-dessus de la nôtre: les tombeaux et les os-
semens qu'ils renfermaient, trouvés dans plusieurs
lieux de notre ancienne province, ne nous permettent
point d'ignorer que nous sommes des enfans dégénérés.
En nous conduisant donc d'après nos mœurs, notre
frêle constitution, et la température de notre climat,
nous devons désormais bannir une pratique, qui si
elle réussit quelquefois, est évidemment contraire
aux dix-neuf vingtièmes de nos enfans.

J.-J. Rousseau était malheureusement tombé dans
cette anglomanie; et le bien qu'il a fait en frondant
avec succès, différens abus de l'Education physique,
ne peut faire respecter une erreur qui eût été bien
plus funeste à l'humanité, si l'instinct de la nature
n'eût souvent fait frémir les entrailles maternelles
au seul nom de bains froids. C'est ainsi que l'opinion
d'un homme célèbre peut en égarer d'autres; je ne
doute point que *Tissot*, zélé partisan de cette méthode,
ne l'ait saisie avec avidité que parce qu'elle était préconisée par *Rousseau*. Mais le médecin devait-il perdre
de vue que l'amour de l'humanité ne donne point
la connaissance de l'homme, et que le philosophe
n'était rien moins que physiologiste. Ainsi l'opinion
de ces deux auteurs, et de tous leurs adhérens, ne

doit point l'emporter sur celle du père de la Médecine qui défend positivement les bains froids dans le premier âge. Il observe avec justesse que le défaut des enfans est de ne pas assez transpirer, parce que les pores de leur peau restent plus ou moins obstrués par cette humeur muqueuse qui s'y attache dans le sein de la mère. L'effet incontestable des bains froids, en les resserrant encore, n'est-il pas de diminuer cette sécrétion, loin de la favoriser comme cela paraît convenable? Forcée de refluer vers le centre, alors elle déprave les fluides, et cause des maladies toujours graves. D'ailleurs une des propriétés du froid, est d'absorber un des agens les plus nécessaires à la vie (*le calorique*), et de refouler le sang, de la surface du corps, vers la tête et la poitrine qui, dans le premier âge, sont déjà dans un état de plénitude. Enfin cette prétendue force, quand on pourrait par ce moyen la procurer aux enfans, serait-elle proportionnellement la même dans l'âge adulte? Je crois qu'on peut nier le fait, car il en est de nos corps comme des plantes: accélérer leur développement est toujours en pure perte pour l'avenir. Revenons donc à des moyens qui, loin de contrarier les vœux de la nature, paraissent au contraire les favoriser; ainsi, commençons par laver nos enfans à l'eau tiède, pendant les premiers jours de leur naissance; diminuons par gradation, la chaleur de l'eau, à mesure qu'ils paraissent plus vivaces, de manière que pendant l'été leurs bains soient seulement chauffés par les rayons du soleil, et que pendant l'hiver, cette douce chaleur soit remplacée par une suffisante quantité d'eau tiède. Mais évitons dans toute saison que la température du bain ne soit jamais au-dessus de la chaleur naturelle de l'enfant, car elle l'énerverait : que le bain soit au contraire tellement gradué, qu'il éprouve un léger saisissement en y entrant. Baigner ainsi les enfans toutes les semaines en hiver, et tous les deux ou trois jours en été, leur fera grand bien, mais avec l'attention de ne les laisser qu'un quart d'heure dans l'eau, et d'attendre, pour les y faire entrer, que leur digestion soit entièrement faite. Dès que les enfans sont indisposés, il faut bien se garder d'admettre ce moyen, à moins qu'il ne convienne à la maladie. Une attention très-importante qu'on doit avoir, c'est de les essuyer très-promptement lorsqu'on les retire du bain, si l'on veut ne point nuire à la transpiration qui pourrait être supprimée par le contact de l'air, dont l'action est d'autant plus forte que la peau se trouve alors plus sensible.

Il est fâcheux que cette méthode ne soit point généralement adoptée parmi nous. On ne saurait trop la recommander aux mères de famille, puisque l'accroissement de leurs enfans sera plus facile et plus régulier, et que ce moyen tend à leur éviter la plus plus grande partie des accidens qui dépendent de certaines maladies éruptives, ou d'une dentition laborieuse, ainsi que la disposition aux convulsions si fréquentes, et souvent si funestes dans le premier âge.

Des différentes Affections morales des Enfans.

N'ayant eu d'autres vues que d'exposer succinctement les soins que l'on doit aux enfans du premier âge, pour les conserver en santé, je ne dois m'occuper ici que de certaines affections morales qui leur sont plus ordinaires, et qui doivent influer plus ou moins sur leur accroissement; de ce nombre sont la crainte, la peur, le chagrin et l'obstination.

Il ne faut jamais perdre de vue que l'enfant nouvellement né, a le genre nerveux très-mobile : on doit donc bien se garder de lui causer quelqu'émotion soit en l'éveillant brusquement, soit en parlant trop fort auprès de lui, ou bien en faisant subitement quelque bruit. Il est également dangereux de l'effrayer par la vue de quelqu'objet hideux, sans qu'il ait été peu à peu habitué à la soutenir tranquillement : « L'Edu-» cation des enfans, dit *Rousseau*, commence dans » les bras de leurs nourrices avant qu'ils ne puissent » comprendre et parler; le choix des premier objets » qu'on leur présente, des premières impressions » qu'on leur donne, est propre à les rendre timides » ou courageux. » Evitez sur-tout qu'ils connaissent la peur : communément elle détermine chez eux les convulsions et l'épilepsie. Il n'y a donc pas de moyens plus détestables pour les faire obéir quand ils commencent à devenir intelligens, que de les menacer du loup, ou de leur farcir l'imagination d'histoires de revenans, ou autres contes de grand'mère. Des enfans ainsi élevés, sont toujours pusillanimes, et quelquefois comme hébétés. A part le mal que cela fait à leur santé, ils ont dans l'âge mûr, mille peines à se rassurer dans bien des circonstances de la vie où leur caractère est mis à l'épreuve. Observez également, quand l'enfant tombe ou se blesse, de ne jamais paraître effrayé; au contraire, rassurez-le : l'enfant cherche à connaître l'importance de l'accident; les cris et les démonstrations de la douleur lui feraient partager votre effroi, qui peut-être lui causerait beaucoup plus de mal que le mal même.

On voit quelquefois des enfans qui, dès l'âge le plus tendre, conçoivent pour leurs frères et sœurs, une espèce de jalousie qui, lorsqu'elle est malheureusement fondée, leur cause un chagrin qui les fait insensiblement dépérir. Aux moindres signes de cette affection morale, des parens justes et sages doivent redoubler de soins et de caresses pour ramener l'enfant à d'autres idées ; mais qu'ils se gardent bien sur-tout de les faire naître par le témoignage exclusif de leur tendresse !

Les enfans ne devraient jamais crier que quand ils y sont forcés par la douleur ou le besoin ; mais malheureusement leurs pleurs sont la plupart du temps l'expression de quelque passion.

« En naissant, dit l'auteur d'Emile, un enfant » crie, sa première enfance se passe à pleurer ; tantôt » on l'agite, on le flatte pour l'appaiser ; tantôt on » le menace, on le bat pour le faire taire ; ou nous faisons » ce qu'il lui plaît, ou nous en exigeons ce qui nous con- » vient ; point de milieu, il faut qu'il donne des ordres » ou qu'il en reçoive. Ainsi, ses premières idées sont » celles de la servitude ou de l'empire. » Il est aisé de voir que ces deux extrêmes ne sont pas faits pour le rendre heureux, et les parens sages doivent soigneusement éviter ces écueils.

Les pleurs sont effectivement le langage des enfans ; il faut donc y faire attention pour en reconnaître promptement la véritable cause, et se conduire en conséquence. En général il faut toujours veiller à ce que l'enfant qui crie soit bientôt appaisé. Je ne puis partager le sentiment d'*Aristote*, qui pense que les cris peuvent suppléer à l'exercice qui leur manque. Si jamais ils sont utiles, c'est quand, emmaillottés, ils ont malheureusement besoin de cet effort pour dilater la poitrine. Mais je suppose un enfant élevé en liberté, conformément aux vues sages de la nature, alors les cris prolongés doivent être nécessairement nuisibles. Le sang poussé dans cette circonstance vers les vaisseaux du cerveau, les engorge, et de là cet état violent de suffocation qu'on connaît sous le nom de pamoison. Indépendamment du trouble qu'il apporte, tant dans la circulation que dans le système nerveux, la contraction des muscles du bas ventre, en pressant les intestins, devient la cause des hernies dont les petits garçons sont souvent affectés.

Les pleurs qui annoncent la douleur ou le besoin, doivent donc être sur-le-champ satisfaits; mais si le motif n'en est pas précisément apperçu, une nourrice intelligente tâche d'amuser l'enfant par quelques distractions qui lui font souvent oublier la cause de de son chagrin. Lorsqu'elle ne réussit point à l'appaiser, elle ne doit jamais s'impatienter, et encore moins l'intimider ou par des menaces, ou par de mauvais traitemens, car il pourrait alors contracter des dispositions au dépit, à la colère; de là la naissance d'un caractère violent et entêté. Déjà ce caractère se prononce quand l'excès des pleurs le fait tomber en pamoison; cet état alarme quelquefois justement les parens, et pour en faire sortir leurs enfans, ils leur jettent à la figure de l'eau froide, ou bien ils les fustigent. Le premier moyen m'a réussi plusieurs fois; mais comme l'un et l'autre ne sont pas sans dangers, je ne puis les proposer. Le D. *Alphonse Leroy* qui les blâme avec raison, conseille de préférence, lors de l'accident, des frictions sèches sur la poitrine, le bas ventre et le dos. Pour le prévenir, il emploie les bains, mais sur-tout des moyens moraux qui consistent à beaucoup caresser les enfans, à leur faire adroitement trouver quelque petit mal dans l'objet de leurs ardens desirs, de manière à les mettre en garde contre leur propre volonté.

Les parens qui voudront sauver à leurs enfans l'influence des passions sur leur santé, ne sauraient trop se pénétrer de quelques-unes des maximes répandues dans le traité d'Education de Rousseau. Il conseille avec sagesse de les aider dans leurs besoins physiques, en se bornant à l'utile, sans rien accorder à la fantaisie, ou au desir sans nécessité. Quand ils commencent à faire usage de leur intelligence, on doit leur accorder plus de liberté et moins'd'empire, les laisser plus faire par eux-mêmes, et moins exiger de ceux qui en prennent soin. En les accoutumant de bonne heure à borner leurs desirs à leurs forces, ils sentiront peu la privation de ce qui ne sera pas en leur pouvoir.

Il est certain que les pleurs d'un enfant qui n'est ni emmaillotté ni malade, et qui ne manque de rien, sont des pleurs d'obstination et d'habitude. Ils sont presque toujours l'ouvrage de la mère ou de la nourrice, qui pour n'avoir pas su en surmonter l'importunité, a cédé à son caprice, et n'a fait taire l'enfant la veille, que pour l'exciter à pleurer davantage le lendemain. Quand quelques distractions sont infructueuses, et que ses pleurs continuent, le seul moyen de guérir l'obstination, est de n'y point faire attention : laissez-le pleurer jusqu'à ce que le malaise qu'il en ressentira, le force au repos.

Il n'est pas moins important d'éloigner des enfans tous les domestiques, ou autres personnes, qui les agacent, les irritent ou les impatientent ; une telle conduite à leur égard, est un moyen sûr de les rendre mutins, colères, et par conséquent de nuire à leur santé.

Le premier précepteur d'un enfant est donc sa nourrice ; faut-il alors s'étonner si l'on voit tant d'Educations manquées ? En jetant un coup d'œil rapide sur les conséquences de cette première Education, croit-on qu'elle puisse être donnée par une mercenaire, qui pense avoir rempli parfaitement ses devoirs quand elle a tenu proprement son nourrisson, et qu'elle a pourvu à sa nourriture ! Que de précautions pour lui former les linéamens de quelques bonnes qualités, et lui sauver les mauvaises ! Une mère, à moins que d'être très-instruite, et d'en faire l'objet d'une application constante, pourrait-elle se flatter du succès ?

Des Défauts ordinaires des Nourrices à gages.

Lorsque nous avons conseillé aux personnes aisées de prendre chez elles la nourrice de leur enfant, c'est que nous sommes convaincus que la surveillance d'une mère éclairée, répare en partie le malheur de ne pouvoir nourrir elle-même. Mais si telle est sa position, qu'elle soit forcée d'envoyer son enfant à la campagne, au moins doit-elle encore prendre tous les moyens pour le soustraire aux nombreux abus d'un *nourrissage* étranger. Une jeune épouse doit donc les connaître, afin de les prévenir autant qu'elle le pourra.

Il serait premièrement absurde de croire qu'une femme qui nourrit par intérêt, et qui, pour gagner quelqu'argent , se montre déjà mauvaise mère, en privant son propre enfant, même au péril de ses jours, d'un lait dont il aurait encore besoin, puisse concevoir pour un étranger ces sentimens affectueux si nécessaires pour le conserver à la vie. Si l'on veut qu'elle remplisse au moins les devoirs les plus essentiels de son état, il faut donc qu'elle soit surveillée de près. « On doit s'attendre , dit *Raulin* , que la plus » grande partie des nourrices qui sont éloignées, » excitées par l'avarice, souvent forcées par la misère , » n'ont d'autres vues, d'autres règles de conduite, » que leurs besoins et ceux de leur famille. » Dans ce cas elles partagent leur lait ; ou bien elles en ont quelquefois si peu, qu'elles font manger le nourrisson dès les premiers jours de sa naissance. Lorsque la mère attentive s'efforce de lui procurer des alimens convenables ou quelqu'autre douceur, la plus grande partie lui est soustraite ; on la remplace par une nourriture grossière, mal apprêtée, dont on gorge l'enfant pressé par la faim : cet abus est un des principes les plus certains des maladies du bas ventre.

D'ailleurs, la nourrice qui est obligée de travailler, ne peut jamais donner à son nourrisson le temps qui lui est nécessaire : forcée d'aider son mari dans ses travaux rustiques, son lait s'échauffe ; et l'enfant emmaillotté dans son berceau, malgré les défenses des parens, croupissant dans ses ordures, dévoré par les insectes, tourmenté par la soif, s'exténue à force de crier, et d'attendre la fin de ses angoisses. Elle arrive accablée de fatigue, hors d'haleine ; elle lui présente un sein enflammé, baigné de sueur, que l'enfant prend avec une telle avidité qu'il en suffoque. Elle le change ensuite à la hâte, et le met souvent, sans s'embarrasser des suites, dans des langes encore humides. Comprimé de nouveau comme une momie, dans un maillot, elle s'empresse de le coucher, et à force de le bercer, elle lui procure un moment de sommeil apoplectique, pendant lequel elle vaque aux soins de son ménage. Croit-on que de telles nourrices fassent prendre aux enfans l'exercice si nécessaire à leur accroissement? Leur temps leur paraît sans doute trop précieux! La récréation qu'elles leur procurent, est de les mettre sur une chaise ou dans un charriot; et pour les amuser, on leur donne inconsidérément des objets qu'ils peuvent avaler, ou avec lesquels il est possible qu'ils se blessent, ou bien elles leur mettent dans la bouche de petits nouets garnis de mie de pain, et trempés dans du lait; elles leur en font un baillon qui les empêche effectivement de crier, parce qu'il les étouffe. D'autres les suspendent à une espèce de poteau tournant, par le moyen d'une lisière qui passe dessous les aisselles, comprime la poitrine, leur gêne la respiration, et finit par les rendre contrefaits. L'enfant, par ses cris prolongés, paraît-il lutter contre cette barbarie, le malheureux excite l'impatience de la nourrice, et devient souvent la victime d'un caractère brutal et emporté! D'autres fois pendant son absence, il est confié à d'autres enfans, ou renfermé dans la chaumière. Dans l'un et l'autre cas, à combien d'accidens n'est-il pas exposé, tels que des chutes graves, des brûlures, et ce n'est pas sans frémir qu'on peut se rappeler que des enfans aussi peu soignés, ont été dévorés par des cochons! La plupart des nourrices qui deviennent enceintes, le cachent soigneusement pour conserver le prix de leur lait; quel que soit l'âge de l'enfant, elles le sevrent impitoyablement,

et lui farcissent l'estomac avec une bouillie mal pré-
parée, qui amène bientôt la terminaison de ses souffrances. Un de leurs nombreux défauts encore, et qui
n'est pas le moins dangereux, est de cacher aux parens les maladies qui surviennent à leur nourrisson,
et sur-tout quand elles sont évidemment l'effet de
leurs imprudences. Dans ce cas, les unes l'aban-
donnent aux seuls efforts de la nature, et c'est ce
qui peut lui arriver de plus heureux; mais d'autres,
et c'est le plus grand nombre, se mêlent de lui administrer des remèdes sur la foi de quelques commères. « Il n'y a personne, dit *Buchan*, comme les
» nourrices et les gardes-malades, pour se mêler de
» faire ce qu'elles ignorent. Ces deux espèces de
» femmes savent tout, connaissent tout, excepté leur
» devoir. A les entendre, elles sont médecins, chi-
» rurgiens, apothicaires ; elles n'ont besoin de per-
» sonne. Elles entreprennent la première maladie qui
» se présente ; elles font les affairées, les savantes ;
» elles raisonnent à tort et à travers sur ce qu'elles
» croient voir. Les parens et les commères crient au
» prodige ; mais la maladie qui va toujours son train,
» et qui n'est point secourue par les remèdes conve-
» nables, ou qui, presque toujours, est agravée
» par des médicamens contraires, vient enfin dé-
» tromper les incrédules, lorsqu'il n'est plus temps. »
J'observe que si cet auteur eût vécu en France, il
aurait encore signalé plusieurs sortes de gens dont les
prétentions ne sont pas moins ridicules ; car chez
nous, on ne refuse des connaissance utiles dans l'art
de guérir, qu'à ceux qui l'ont étudié toute leur vie.

Enfin, malgré que les ministres du culte doivent
recommander expressément aux nourrices de ne point

coucher leur nourrisson avec elles, la paresse l'emporte souvent ; et le mépris de cette recommandation, fait tous les ans quelques victimes de plus.

Si nous passons sous silence quelques autres abus moins sensibles , ils n'en sont pas moins suivis de conséquences plus ou moins nuisibles pour la santé des enfans. Mais les réflexions que feront naître ceux que nous venons de parcourir rapidement, ne sauveraient-elles qu'un enfant des dangers qui le menacent, qu'en satisfaisant à notre devoir , nous serions pleinement récompensés des soins que nous nous sommes donnés pour les transmettre aux parens , et réveiller leur sollicitude ? Après la lecture de ces élémens , ils concevront facilement qu'élever un enfant avec toutes les précautions qui peuvent être utiles à sa santé , est une chose plus difficile qu'on ne le croit. Cela suppose des connaissances sur la nature de l'homme , et sur les effets nuisibles et salutaires de toutes les choses qui entretiennent l'existence : serait-il raisonnable de vouloir rencontrer la moindre lueur de ces connaissances dans des nourrices de campagne, élevées dans un tourbillon de préjugés funestes ou ridicules ? Si les nourrices à gages sont et seront toujours un mal nécessaire, le seul moyen de le pallier, est de leur faire adopter des habitudes moins meurtrières ; elles y seront sans doute naturellement conduites par l'exemple, quand les personnes éclairées se rendront aux bons conseils , et s'empresseront de les mettre en usage.

MALADIES DES ENFANS.

SECONDE PARTIE.

Des Maladies des Enfans, en général.

Un Auteur qui n'écrirait que pour être lu des gens de l'art, serait astreint à suivre, pour la classification des maladies, un ordre très-méthodique, et le meilleur est sans doute celui qui sépare les affections qui dépendent de la nutrition d'avec celles qui tiennent à l'accroissement ; mais alors ce code ne pourrait admettre beaucoup d'autres maladies que les enfans partagent avec les adultes, et qui, sans tenir précisément au premier âge, s'observent cependant plus particulièrement à cette époque. Comme mon but est d'offrir, sur-tout aux pères de famille, un recueil qui ne leur laisse rien à desirer dès qu'il s'agira de la santé de leurs enfans, je suis forcé d'admettre une division particulière qui soit à la portée du public.

Je rangerai donc en trois classes, toutes les maladies qui peuvent survenir aux enfans.

La première comprendra les maladies externes, ou celles dont les symptômes qui les caractérisent, sont sensibles à la vue et au toucher.

La seconde offrira les maladies aiguës, celles dont la terminaison en bien ou en mal, ne se fait pas attendre long-temps.

La troisième enfin, renfermera les maladies chroniques, ainsi nommées parce que leur marche est moins rapide, et que leur cure est longue, et souvent très-difficile.

Des Moyens curatifs généraux.

En passant en revue les moyens généraux qu'on doit employer lors du début de chaque maladie, nous commencerons par la diète. Dès qu'un enfant est dérangé, il faut lui retirer la plus grande partie de ses alimens, sur-tout avoir soin que ce qu'on lui préparera soit de facile digestion. Quand sa maladie s'annonce par un accès de fièvre, la diète doit encore être plus rigoureuse. On augmente alors sa boisson que l'on rend nourrissante au besoin. Il ne faut jamais le forcer de garder le lit, mais lui permettre de respirer un air frais ; s'il témoigne le desir de se coucher, on doit cependant le satisfaire, et veiller à ce qu'il ait la tête élevée, et qu'il ne soit gêné par aucuns vêtemens, ni accablé sous le poids de ses couvertures.

Après deux ou trois jours de maladie, si l'enfant demande des alimens, il faut lui en accorder avec réserve cependant ; mais ce serait une erreur de croire que parce que la fièvre ne serait pas totalement tombée, on dût encore le tenir à une diète rigoureuse ; on peut reconnaître pour principe que les enfans malades ont proportionnellement plus besoin d'alimens que les adultes.

Quant aux remèdes à employer, nous avons déjà

dit dans notre Introduction que les causes des maladies des enfans étaient peu variées, et qu'en conséquence, il leur fallait peu de remèdes. Ainsi les personnes qui habitent la campagne, et qui voudront
avoir sous la main les principaux moyens pharmaceutiques nécessaires pour le traitement de leurs enfans, pourront se pourvoir, à peu de frais, d'une
petite pharmacie domestique, composée des remèdes
les plus utiles dont voici la liste, et les quantités
nécessaires qui seront renouvelées au besoin.

Aux anciennes dénominations des médicamens et
aux anciens poids, succèdent la nouvelle nomenclature,
et le nouveau système métrique qui, pour les distinguer, sont imprimés en italique dans tout le cours
de l'ouvrage.

PHARMACIE DOMESTIQUE.

Médicamens tirés du règne végétal.

RACINES.

Réglisse	de chaque 4 onces, ou 12 *déca-*
Guimauve	*grammes.*
Gingembre. . . .	
Jalap	pulvérisés, de chaque 2 gros,
Rhubarbe	ou 8 *grammes.*
Hypécacuhana. .	

ÉCORCES, etc.

Kinkina, 1re. qualité .	de chaque 2 onces, ou 6
Coraline de Corse . .	*décagrammes.*
Canelle, fine.	1 once, ou 3 *décagrammes.*

F E U I L L E S E T F L E U R S.

Séné . . . . 2 onces, ou 6 *décagrammes.*
Jacée, ou pensées des
 jardins, sèches. . . 6 onces, ou 18 *décagrammes.*
Fleurs de sureau. . . 1 once, ou 3 *décagrammes.*

E L E C T U A I R E S.

Confection d'Hyacinthe.⎰ de chaque 1 once, ou 3 *dé-*
Thériaque . . . .⎱ *cagrammes.*

S U C S E T S I R O P S.

De Diacode. . . . . . 2 onces, ou 6 *décagrammes.*
De Chicorée, composé. 4 onces, ou 12 *décagrammes.*
Manne choisie. . . . . 4 onces, ou 12 *décagrammes.*
Oxymel scillitique. . . 2 onces, ou 6 *décagrammes.*
Miel vierge. . . . . . . 1 livre, ou 5 *hectogrammes.*

S E L S.

D'Epsom , ou *Sulfate*⎱
de magnésie.. . . . .⎰ 2 onces, ou 6 *décagrammes.*

De nitre , ou *Nitrate*⎱
de potasse . . . . .⎰ 2 gros, ou 8 *grammes.*

Magnésie , ou *Carbo-*⎱
nate de magnésie. .⎰ 2 gros , ou 8 *grammes.*

E A U X D I S T I L L É E S, etc.

Eau de fleurs d'orange. 4 onces, ou 12 *Décagrammes.*
Eau de Fenouil. . . . *idem.*

Médicamens tirés du règne animal.

Corne de Cerf, râpée. 2 onces, ou 6 *décagrammes.*

Médicamens tirés du règne minéral.

Emétique , ou *Tartrite de potasse antimo- nié* . . . . } 8 grains, en 4 paquets , ou 4 *décigrammes* , idem.

Mercure doux , ou *Mu- riate de mercure su- blimé.* . . . . } 1 gros , ou 4 *grammes.*

Fleurs de souffre , la- vées , ou *Souffre su- blimé.* . . . . } 1 once , ou *3 décagrammes.*

Liqueur minérale anodine d'Hoffmann. . . . . . 2 gros , ou 8 *grammes.*

Médicamens topiques , ou pour les panse- mens.

Onguent de la Mère. . 2 onces , ou 6 *décagrammes.*

Emplâtre vésicatoire. . 2 onces , ou 6 *décagrammes.*

Cérat de *Goulard ;* il doit être récent, et se compose avec l'huile d'olive, la cire vierge , et très-peu d'eau de *Goulard.*

Extrait de Saturne , ou *Acétite de plomb.* . . } 2 onces, ou 6 *décagrammes.*

Nota. L'eau de *Goulard* se compose avec l'extrait de Saturne , 12 à 15 goutes dans un verre d'eau de pluie ou de rivière, une cuillerée à café d'eau vul- néraire spiritueuse ; ce mélange forme une eau blanche.

Eau vulnéraire spiritueuse. 2 onces, ou 6 *décagrammes.*

Agaric de chêne , préparé pour arrêter l'hémorragie d'une plaie . . . . 2 gros, ou 8 *grammes.*

Taffetas gommé , ou d'Angleterre , une pièce.

OBSERVATION.

Chacun de ces médicamens doit être soigneusement

conservé, étiqueté ; les poudres et les liquides ren-
fermés dans des bocaux bien bouchés. La pharmacie
doit être aussi pourvue d'un petit pilon de verre ou
de marbre, d'une balance avec une division de poids
pharmaceutiques , pour peser depuis un grain ou
5 centigrammes, jusqu'à 8 onces ou 2 *hectogrammes*
et demi.

Des Sangsues.

Les parens dont les enfans se trouvent à l'époque
de la dentition, feront très-bien de se pourvoir de quelques sangsues qu'ils conserveront dans un bocal rempli
d'eau de rivière ou de fontaine.

Les sangsues sont des espèces de vers aquatiques ,
de la longueur environ du petit doigt, de couleur
noire, marquetés de lignes colorées ; elles se trouvent
communément dans les marais et les ruisseaux. Comme
elles aiment le sang des autres animaux, elles ont
la propriété de s'attacher à leur peau, d'y faire une
piqûre avec trois dents placées en triangle, puis de
le sucer. Cette faculté rend cet animal utile pour
faire de petites saignées locales, là où la lancette
ne pourrait être employée. Indépendamment de l'évacuation du sang que procurent les sangsues , peut-
être agissent-elles aussi d'une manière non moins efficace , en produisant une irritation sympathique.
Rosen et d'autres auteurs avaient déjà conseillé leur
application dans les maladies inflammatoires des enfans; les médecins instruits en ont souvent fait un
heureux emploi dans cette circonstance, mais ne les
ont point aussi généralement conseillées que le D.
Alphonse Leroy qui les met en usage dans presque
toutes les affections du premier âge. Et comme il les

fait en grande partie dépendre de l'engorgement des vaisseaux du cerveau, il en opère le dégorgement en les appliquant au nombre de deux au plus : une derrière chaque oreille, dans l'enfoncement qui se remarque près du petit appendice où l'on attache les anneaux qui servent d'ornement.

Avant que d'appliquer les sangsues, on les fait dégorger dans l'eau pure pour les affamer ; on les essuie dans un linge sec et chaud, puis on met chacune d'elles dans une petite fiole dont l'ouverture lui permette de passer librement ; on frotte la partie sur laquelle on doit l'appliquer, avec un peu de lait tiède ; on y présente l'ouverture de la fiole, et par ce moyen on est maître de la faire prendre au lieu qu'on a choisi. Cette manière m'a paru préférable à toutes celles que j'avais précédemment mises en usage. Quand elles sont gorgées de sang, elles se détachent d'elles-mêmes ; mais lorsqu'elles tardent trop à tomber, on les y force en leur saupoudrant la tête d'un peu de sel pulvérisé.

Si l'on veut, le sang continue de couler encore par les piqûres, en les fomentant avec de l'eau tiède ; mais pour l'arrêter promptement, on est obligé de mettre sur les petites ouvertures, de l'amadou, ou de l'agaric de chêne préparé, puis une compresse qu'on assujettit avec une bande ; on peut ensuite faire dégorger les sangsues dans l'eau salée, puis les remettre dans l'eau pure pour s'en servir encore au besoin ; comme il est difficile de s'en procurer en hiver, il est nécessaire de s'en pourvoir avant cette saison.

MALADIES EXTERNES.

De la rupture du Cordon ombilical.

Le cordon forme quelquefois différentes circonvolutions autour de quelques parties de l'enfant ; devenant alors fort court, il peut se rompre près de l'ombilic dans les efforts d'un accouchement laborieux. Cette rupture est aussi quelquefois causée par la mauvaise manœuvre d'une sage-femme ignorante. On ne peut alors y faire aucune ligature ; qu'il y ait hémoragie ou non, il faut employer sur-le-champ des moyens pour la prévenir ou l'arrêter. On s'empressera donc de couvrir la plaie avec de l'agaric, ou de la charpie fine, dont on fait un tampon qui remplisse la cavité de l'ombilic ; on l'assujettit par un emplâtre de poix, ou autre préparation glutinative ; à défaut, par une compresse carrée, trempée dans un blanc d'œuf, le tout soutenu d'un petit bandage de corps, et d'une compresse fendue pour y passer la tête, et dont les deux extrémités fixées au bandage par quelque point d'aiguille, le tient en place. Quand le resserrement des vaisseaux s'est effectué, on en obtient la cicatrice en continuant tous les jours de couvrir leur orifice d'un plumaceau de charpie trempée dans du vin tiède. Il est même prudent, sur-tout si l'enfant crie beaucoup, de continuer un point de compression sur l'ombilic quelque temps après l'entière guérison de la plaie, afin d'éviter la hernie qui pourrait en être la suite.

De la section du Filet.

Dès que l'enfant montre quelques difficultés à

prendre le sein , les mères ou les nourrices en concluent souvent à tort qu'il a le filet. Pour s'en assurer, il faut lui présenter le bout du doigt : s'il le saisit bien avec les lèvres ou la langue, comme pour teter , on doit se rassurer sur la nécessité de l'opération, et chercher une autre cause, qu'on trouvera fréquemment dans la trop grande plénitude des seins , ou dans un défaut de conformation de leurs mamelons , et rarement dans la faiblesse de l'enfant. Nous avons indiqué les moyens convenables en pareil cas, à l'article qui décrit les soins à donner aux femmes en couche.

Mais quand l'enfant saisit mal le bout du doigt , et lorsqu'en le passant sous la langue , on rencontre une petite bride membraneuse , il est probable qu'il a le frein trop court. Il faut alors qu'il soit visité par un chirurgien : lui seul peut faire une section qui demande une certaine dextérité , et assez de connaissances anatomiques pour ne pas ouvrir les veines qui le touchent ; car il pourrait en résulter une hémorragie dangereuse, et qui même a été mortelle. Il faut donc prudemment se refuser aux bons offices de ceux qui seraient assez téméraires pour entreprendre cette opération , sans avoir les qualités requises pour la bien faire.

Du Bec de Lièvre.

Cette dénomination vulgaire indique un vice de conformation dans lequel une des lèvres de l'enfant, mais plus communément la lèvre supérieure , se trouve fendue comme celles des lièvres. Comme cette comparaison est vicieuse, sous tous les rapports , on nommera ce défaut , avec plus de raison, *division labiale* de naissance, pour la distinguer de celle qui pourrait être la suite d'un accident. Cette division est simple, composée ou compliquée; simple quand elle est unique; composée quand elle est double, et compliquée quand la défectuosité s'étend au voile du palais, et même aux os de la mâchoire supérieure. Dans tous les cas, elle offre ou des inconvéniens, ou même un aspect trop désagréable pour que les parens ne recherchent point avec empressement les moyens de la faire disparaître. Ils ne peuvent trouver d'autres secours que ceux que leur offre la Chirurgie; mais les praticiens diffèrent encore d'opinion sur le moment le plus favorable pour pratiquer l'opération convenable. Les uns l'ont proposée dans les premières vingt-quatre heures qui suivent la naissance; d'autres ont attendu l'âge de six à sept ans, pour que l'enfant plus raisonnable fût susceptible de seconder les intentions du chirurgien; le plus grand nombre l'a pratiquée à différentes époques du premier âge. Les hommes les plus célèbres ont, à ce qu'il me paraît, renoncé à faire cette opération aussi-tôt après la naissance de l'enfant; *Armstrong* observe qu'à cette époque elle a coûté la vie à plusieurs, ou qu'elle n'a point eu le même succès qu'on aurait dû espérer, si on l'eût remise à un temps plus favorable; mais quel est-il? Cela paraît dépendre de la nature de la division. Lorsqu'elle est simple, on pourra la réunir avec assez de sureté quand l'enfant est sevré, et qu'il a passé l'époque de la première dentition; mais quand elle est composée ou compliquée, l'attente paraît convenir pour le succès, et suivant l'opinion du professeur *Boyer*, de l'école de Médecine de Paris, on doit la prolonger jusqu'à l'âge de trois ou quatre ans.

On observe que dans la division labiale simple,

l'enfant tete et avale avec assez de facilité ; mais dans celle qui est compliquée, la succion devient souvent impossible. Alors on doit sur-le-champ se servir de la cuiller, et nourrir l'enfant comme il est indiqué page 21.

Nous ne prétendons point faire ici la description de l'opération convenable, nous nous bornons seulement à observer aux lecteurs, qu'elle consiste à couper les bords de la division ; à les mettre dans un contact parfait, à les y maintenir au moyen d'une suture particulière et d'un bandage, jusqu'à ce que la réunion soit faite. Il est facile de sentir que quoique ce ne soit pas une opération très-difficile, elle demande quelques soins ; et qu'elle doit être confiée à un homme versé dans la Médecine opératoire.

De la Grosseur démesurée de la Tête, ou de l'Hydrocéphale, et des différentes Tumeurs circonscrites qu'on y remarque quelquefois après la naissance.

L'hydrocéphale ou hydropisie de la tête, est très-facile à distinguer, puisque la tête de l'enfant excède la grosseur ordinaire relative à son âge, et qu'elle augmente même de volume après la naissance, tandis que les autres parties du corps tombent au contraire dans l'amaigrissement. Cette maladie est ainsi nommée, parce qu'elle dépend de la présence d'une certaine quantité d'eau renfermée dans le crâne, ou entre celui-ci et les tégumens qui le recouvrent, ce qui fait qu'on doit la diviser en interne et en externe, en primitive ou de naissance, en secondaire ou acquise.

L'hydrocéphale interne ou externe de naissance,

peut dépendre d'une constitution héréditaire , comme il est possible qu'elle provienne des coups , des chutes , des compressions , de la frayeur que la mère aurait éprouvée pendant sa grossesse. L'hydrocéphale acquise ou consécutive, pourra succéder à un accouchement laborieux , aux diverses compressions que la tête aurait souffertes par l'application des instrumens de Chirurgie, à un rhume de cerveau déterminé par le contact de l'air froid au moment de la naissance, à une chute, à la rentrée subite d'une éruption, et même à la frayeur.

Lorsque l'épanchement est interne ou dans l'intérieur du crâne, indépendamment de l'augmentation du volume de la tête, qui est un symptôme caractéristique évident, les os s'éloignent vers les sutures, de-sorte qu'on sent aisément avec le doigt, au-dessous des tégumens, cette disjonction. On observe ensuite que l'enfant ne peut souffrir qu'on le lève; bientôt il tousse, s'agite, et vomit dès qu'on tarde à le coucher. On voit au contraire cesser les symptômes aussitôt que sa tête est appuyée, et qu'il est mis dans une position horisontale. Lorsque les os du crâne ne cèdent point assez facilement à l'amas d'eau, alors elle réagit sur le cerveau et le comprime plus ou moins; de là l'assoupissement, la difficulté de soutenir la lumière, et même les symptômes de la goute seraine, tels que la dilatation de la prunelle de l'œil, et son immobilité. L'existence de l'enfant réduit à cet état, est d'autant plus malheureux, qu'il reste dans un certain degré de stupidité; qu'on le voit tourmenté par de fréquens vomissemens, et même par des convulsions. Si cette maladie survient lorsque le crâne est entièrement ossifié, les signes alors plus obscurs , peuvent aisément se confondre avec ceux de la fièvre vermineuse. En général , l'hydrocéphale interne est une maladie d'autant plus fâcheuse , qu'elle offre peu d'espoir de guérison : heureusement qu'elle est très-rare ; mais quand elle se déclare , les enfans y succombent en peu de temps , si les remèdes indiqués sont infructueux. Il n'y a que quelques exemples de personnes hydrocéphales de naissance , qui ayent parcouru la moitié environ du cours ordinaire de la vie.

Les secours de la Médecine ne peuvent être ici de quelqu'utilité que quand ils sont invoqués dès le principe. Il se présente , dans la cure de cette maladie , deux indications à remplir , l'évacuation de l'amas d'eau , et la destruction de la cause qui entretient cet épanchement. Pour que les parens se familiarisent avec les vues du médecin , je me borne à leur faire observer que les praticiens les plus célèbres recommandent les purgatifs , les diurétiques, les vésicatoires, et sur-tout l'usage du mercure qui , sagement administré , est un des remèdes qui paraît le plus efficace.

Dans l'Hydrocéphale externe , l'eau est amassée entre le crâne et les tégumens , ou dans la texture de cette enveloppe ; je crois ce cas assez rare , mais d'autant plus facile à distinguer , que la fluctuation de l'eau sera très-sensible , et qu'en opposant la tête devant une lumière , on y distingue un certain degré de transparence. A part les mêmes remèdes qu'on doit employer dans cette circonstance , elle exige sur-tout l'ouverture des tégumens pour faciliter l'écoulement des eaux. Après cette évacuation , on emploie les fomentations toniques et astringentes , pour redonner aux parties le ressort qu'elles ont perdu.

Au moment de la naissance, ou quelque temps après, les enfans peuvent être affectés de tumeurs circonscrites, de la grosseur d'un œuf de poule environ, situées sur différentes parties de la tête. J'en ai plusieurs fois rencontré de semblables dans ma pratique ; j'ai presque toujours observé qu'elles étaient dues à un certain degré de compression que la tête avait soufferte pendant l'accouchemeut, ou à quelque mauvaise manœuvre de la personne qui aide la femme en couche. Il faut bien se garder d'ouvrir ces sortes de tumeurs qui, à part l'eau ou le sang extravasé, dont elles sont formées, comprennent quelquefois, suivant la partie de la tête qu'elles occupent, une portion du cerveau. Je crois, en pareille circonstance, avoir sauvé la vie à deux enfans que de jeunes praticiens voulaient opérer.

Ces tumeurs n'ont par elles-mêmes rien d'affligeant. Je les ai toujours fait disparaître en les couvrant d'une compresse carrée, trempée dans du vin aromatique, ou dans le mélange d'un blanc d'œuf battu avec quatre onces (12 *décagrammes*) d'eau de chaux, et deux à trois cuillerées d'eau-de-vie camphrée. Elles diminuent et s'affaissent dans l'espace de quinze jours environ. Mais quand elles subsistent après ce temps, et qu'elles sont en partie formées par une hernie du cerveau, on conseille avec raison de prendre une lame de plomb bien mince, de la rendre suffisamment concave pour embrasser la tumeur, de garnir cette concavité d'une peau de chamois, puis d'en couvrir la hernie, et de la comprimer légèrement au moyen d'une bande convenablement appliquée. A mesure que la tumeur s'affaisse, on diminue la concavité de cette pièce d'appareil, et on persévère dans son application jusqu'à parfaite guérison. Les parens qui peuvent eux-mêmes employer ce moyen, en obtiendront toujours, avcc le temps, le succès desiré.

Des Fractures, et des Luxations des extrémités.

Il est important de bien reconnaître ces accidens, dès qu'ils arrivent, afin d'empêcher par de prompts secours que l'enfant n'en soit estropié. J'observe qu'ils peuvent avoir lieu au moment de l'accouchement, par une mauvaise manœuvre, ou bien être le résultat de la négligence ou de l'impéritie des personnes auxquelles l'enfant est confié.

Dans tout accouchement laborieux, il faut donc examiner avec le plus grand soin, si tous les membres du nouveau né jouissent de leurs mouvemens, et si leur conformation est naturelle : pour peu qu'il crie lorsqu'on lui fait mouvoir une extrémité, et si on y apperçoit une contusion, une excoriation, un gonflement ou bien une défectuosité quelconque, l'enfant doit être sur-le-champ soumis à l'examen d'un chirurgien expérimenté, plutôt que d'accepter les offres que les officieuses ne manquent jamais de faire en pareil cas.

Que les parens se gardent bien sur-tout de laisser ces sortes de gers faire quelques tentatives pour remettre, soi-disant, des *nerfs croisés*, ou de prétendues luxations dont elles croient les enfans affectés, parce qu'à certains périodes de leur accroissement, leurs articulations deviennent douloureuses et gonflées. J'ai connu dans une ville du Jura, une malheureuse femme qui faisait impunément ce métier, non-seulement parmi le peuple, mais encore au sein de familles qui , par leur éducation, n'auraient jamais dû perdre de vue que , sans connaissances anatomiques, il est impossible de distinguer les dérangemens qui peuvent survenir aux différentes parties du corps humain. Ses manœuvres violentes et absurdes , ont non-seulement estropié sous mes yeux plusieurs enfans, mais encore quelques-uns sont morts à la suite de dépôts dans les articulations, causés par des bandages trop serrés. Les nouvelles lois sur l'exercice de l'art de guérir , feront-elles disparaître ces *rhabilleurs* ignares que l'on rencontrait par toute la France? L'ami de l'humanité fait au moins des vœux pour que cela soit ; mais c'est aux magistrats à garantir leurs administrés de ce fléau.

De l'Inflammation des Yeux du nouveau né.

Quelques jours après leur naissance , les enfans, pendant l'hiver sur-tout , peuvent être affectés d'une fluxion sur les yeux, accompagnée d'un gonflement plus ou moins considérable des paupières, avec écoulement d'une matière purulente. Cette affection dépend quelquefois d'un virus vénérien ; mais quand les parens n'ont rien à se reprocher, elle provient vraisemblablement d'un air trop froid dont l'enfant a été saisi , soit au moment de sa naissance, soit en l'envoyant en nourrice à la campagne ; *Mauriceau* a déjà observé que l'eau trop froide dont on se sert pour les baptiser , peut leur causer le même accident.

Les mères et les nourrices font souvent trop peu d'attention à cette ophtalmie qui a presque toujours des suites plus ou moins funestes. Elles se contentent assez généralement d'humecter les yeux de l'enfant avec leur lait ; mais malgré ce moyen, l'excès de l'inflammation détermine la suppuration, et détruit l'organe de la vue. Si cet accident, beaucoup plus commun qu'on ne le croit, n'arrive pas, il se forme presque toujours sur la cornée, de petites taies blanches qui nuisent plus ou moins à la vision.

La vue est un sens trop précieux pour que les parens puissent, sans être très-blamables, négliger de prendre tous les moyens qui peuvent prévenir cette fluxion ; mais quand elle se manifeste, les premiers moyens curatifs à employer, sont de tenir chaudement la tête de l'enfant, en la couvrant d'un bonnet de flanelle ; de le préserver d'une lumière vive ; de lui appliquer une sangsue derrière chaque oreille ; de lui lâcher le ventre en lui administrant quelques cuillerées de sirop de chicorée composé ; de lui laver souvent les yeux avec la décoction de quelques pincées de feuilles de verveine, et de fleurs de mauves et de sureau. Si l'inflammation paraît céder à ces premiers moyens, ils suffiront en continuant le collyre, pour la dissiper entièrement ; mais lorsqu'elle résiste, et qu'il suinte des paupières une humeur visqueuse et purulente, il faut se hâter d'exciter un écoulement derrière les oreilles, au moyen de petits vésicatoires, et ne point balancer de faire voir l'enfant par un médecin qui jugera des progrès de la maladie, et prescrira les remèdes convenables.

Ce serait peut-être ici le moment de prémunir le peuple contre la prétention ridicule de bien des gens, qui sans avoir étudié la Médecine-Oculaire, débitent des eaux et des pommades qu'elles emploient sans discernement, et qui, par conséquent, sont presque toujours plus nuisibles qu'utiles ; mais nous laissons au temps à multiplier leurs insuccès, qui finiront peut être par dessiller les yeux des personnes sensées.

Des Yeux louches, ou du Strabisme.

L'action de loucher chez les enfans, dépend presque toujours d'une mauvaise habitude contractée de fixer les objets d'un seul œil, et du peu d'attention qu'on aura eu quelque temps après leur naissance de placer leur berceau, ou leur barcelonette près d'une fenêtre au lieu de les mettre vis-à-vis. On sait que l'enfant au berceau cherche ordinairement la lumière en s'éveillant. S'il ne la voit que de côté, il ne fixera que d'un œil les objets qu'il appercevera ; l'autre ne pourra partager cette perception, puisque la manière dont il sera couché, et l'éminence formée par le nez, l'en empêchent. Alors il suit machinalement les mouvemens de l'œil qui distingue les objets, et s'éloigne bientôt plus ou moins de l'axe de la vision.

Les meilleurs moyens que je connaisse pour remédier à cette difformité de vue, est d'avoir le plus grand soin de présenter à l'enfant, face-à-face, tous les objets qu'on veut lui faire regarder ; de toujours placer sa couche vis-à-vis le jour, et le soir de le tenir avec soin vis-à-vis la lumière, puis de lui couvrir d'un bandeau de taffetas noir l'œil sain, afin de rendre au faible la direction naturelle qu'il a perdue ou qu'il n'a pu acquérir. Quand il louche des deux yeux, on les couvre alternativement pendant huit jours jusqu'à parfaite guérison ; la cure est longue ; mais les parens ne doivent jamais se rebuter. J'ai renoncé à l'usage des besicles recommandées par quelques auteurs. Ce moyen devient inutile aux enfans qui ne veulent point les souffrir, ou qui les dérangent continuellement. D'autres écrivains conseillent l'application de petites mouches de taffetas de couleur, près des tempes : ils prétendent par là forcer l'enfant à tourner l'œil de côté pour les voir; j'ignore si cette méthode a eu quelque succès, celle que je viens d'indiquer me paraît préférable.

Le Strabisme qui survient tout-à-coup à un enfant de quelques années, et qui ne louchait point avant, reconnaît d'autres causes que celles qui viennent d'être exposées. On les rencontrera le plus communément dans la suppression d'un écoulement, ou dans la présence de vers dans les intestins. Dans le premier cas, on rappelle l'écoulement supprimé, ou on y supplée par un vésicatoire à la nuque, ou derrière les oreilles ; dans le second, on fait usage des contrevers qui sont indiqués à l'article qui expose les affections causées par ces insectes.

Des Efflorescences ou Rougeurs de la Peau.

On nomme ainsi des taches rouges, plus ou moins larges, souvent plates, mais dont la surface s'élève quelquefois, et se termine par un petit bouton rempli d'une humeur limpide ou purulente. Il ne faut point confondre cette éruption soit avec la petite vérole, soit avec la rougeole dont nous parlerons dans la suite; on évitera facilement cette erreur, quand on observera que l'éruption des deux précédentes maladies ne se manifeste qu'après un accès de fièvre, plus ou moins violent, tandis que celle-ci, d'un caractère benin, paraît sans être accompagnée d'un aussi grand trouble dans la circulation.

7

Elle s'observe assez souvent dès les premiers jours de la naissance, et se montre même plusieurs fois sans inconvéniens, pendant l'allaitement de l'enfant. Lorsqu'elle a lieu peu de temps après qu'il est né, elle semble due au peu de soin qu'on aurait eu de bien décrasser son corps. Elle devient alors une crise salutaire par laquelle la nature désosbstrue les pores de la peau, et rétablit la transpiration. Ces rougeurs pourraient encore être l'effet de liqueurs stimulantes ou spiritueuses dont on se serait servi pour le laver, ou qu'on lui aurait imprudemment fait boire, sous prétexte de le fortifier.

En général, on ne peut considérer ces efflorescences comme une maladie, qu'autant qu'elles seraient mal à propos répercutées, car alors l'enfant doit en être sensiblement affecté.

On doit donc soigneusement éviter cette répercussion, soit en le préservant du contact d'un air froid, soit en proscrivant toutes boissons échauffantes, dans le dessin de pousser l'humeur au dehors. On a vu le transport de cette humeur sur les intestins, causer de violentes coliques, et même un cours de ventre alarmant. Dans ce cas, un bain tiède dans lequel on plongera l'enfant jusqu'à la poitrine, et des frictions faites avec la main sur le ventre et les membres, pendant qu'il est dans l'eau, suffisent souvent pour calmer ces accidens, en rappelant l'humeur à la peau. Quand ces moyens simples ne sont pas suivis d'un prompt succès, c'est alors le moment de donner au petit malade une légère infusion sucrée, de fleurs de coquelicot, de sureau ou de tilleul, pour activer la transpiration.

Ces efflorescences reparaissent assez communément

pendant la dentition, ou se montrent sur le déclin de quelque maladie ; dans l'un et l'autre cas, on doit les considérer comme étant critiques, et se conduire de manière à les ménager. Elles accompagnent quelquefois l'inoculation du *Virus vaccin*. Nous verrons, lorsqu'il en sera question, les moyens à opposer à cette complication que j'ai observée plusieurs fois, mais sans qu'il en soit résulté rien de fâcheux.

Enfin, lorsqu'elles ont lieu sans indisposition antérieure, sans causes évidentes, on peut les attribuer au défaut de régime de la mère pendant sa grossesse, sur-tout lorsqu'ayant eu chaud, elle a pris des boissons froides ; ou à celui d'une nourrice qui ferait usage d'alimens salés, épicés, de liqueurs spiritueuses, ou qui se livrerait à des travaux fatigans, etc. Pour guérir l'enfant, il faut donc rectifier toutes ces erreurs, et exiger que pendant tout le temps de son indisposition, la nourrice ne vive que d'alimens doux ; qu'elle renonce au vin, et fasse usage d'une tisane émolliente faite avec la racine de guimauve ou l'orge, le chiendent et la réglisse. La même boisson se donne avantageusement à l'enfant quand il paraît altéré.

De la Gourme, et de la Suppuration des Oreilles.

On connaît sous le nom vulgaire de *Gourme*, une certaine crise dépuratoire du cerveau, qui se fait au moyen de l'éruption d'une matière particulière sur la peau de la tête, du cou ou de la face de la plupart des enfans. Quand ils sont nourris dans les villes, elle est ordinairement plus abondante que lorsqu'ils sont élevés dans les campagnes. On observe qu'elle a constamment lieu chez ceux qui sont restés trop de temps à la mamelle, auxquels on a donné des alimens trop visqueux ; qui n'ont point été promenés assez souvent à l'air libre ; qui ont été élevés dans des habitations humides, et mal aérées, et qui sont nés de parens cacochymes, ou d'une mère affectée de fleurs blanches. Elle s'annonce par l'engorgement des glandes du cou : bientôt la transpiration de la tête devient plus abondante ; elle exale une odeur fétide ; il se forme des croûtes plus ou moins épaisses qu'il ne faut point confondre avec la teigne ni, avec la croûte laiteuse. Quand l'éruption n'est point considérable, l'humeur se porte ordinairement derrière les oreilles ; il s'y établit un écoulement plus ou moins abondant. Cet écoulement est un moyen précieux dont se sert la nature pour se débarrasser de cette humeur excrémentielle dont la répercussion cause dans l'économie des enfans les plus grands désordres.

En général, il est toujours dangereux de supprimer trop tôt pendant le premier âge, des écoulemens de quelque nature qu'ils soient, à plus forte raison celui qui est destiné à dépurer des parties aussi essentielles. Il est donc aisé de juger combien est blâmable l'usage des répercussifs et des dessicatifs en pareille circonstance, tandis qu'il faut au contraire favoriser cette excrétion salutaire par tous les moyens possibles.

Pour remplir cette indication, il est important de tenir la tête de l'enfant dans la plus grande propreté ; de la laver tous les jours plusieurs fois avec une décoction de feuilles de mauves, et de couvrir les endroits qui suppurent, d'une feuille de blette enduite

de crême fraîche. Si l'écoulement paraît prendre un
un caractère trop opiniâtre, on peut le diminuer par
gradation, en purgeant l'enfant de temps à autre, avec
une suffisante quantité de sirop de chicorée composé ;
puis en couvrant l'ulcération d'un mélange d'huile
d'olive et de cire jaune, étendu sur un linge fin.
Lorsque les glandes du cou sont engorgées, et que
l'écoulement continue malgré l'emploi de légers
purgatifs, cet état paraît alors entretenu par un vice
humoral qu'il faut directement combattre. Quand
l'enfant est à la mamelle, on examinera très-scrupuleusement le régime de la nourrice, pour le réformer dans tout ce qu'il pourrait avoir d'opposé à
celui qu'elle doit tenir : l'enfant est-il sevré, c'est
alors le sien qu'il faut surveiller. En général, on ne
lui permettra que des alimens doux, des boissons
émollientes ; on lui fera respirer un bon air, prendre
un exercice modéré ; on le mettra à l'usage des bains
tièdes, et pendant quelques jours on lui fera prendre,
le matin à jeûn, un grain ou deux de panacée
mercurielle (*cinq ou dix centigrammes de muriate
mercuriel doux*) ; puis on lui administrera quelques
purgatifs convenables à son âge. Avec ces moyens
simples, on verra changer la nature de l'ulcération,
l'écoulement diminuer par degrés, et cesser enfin sans
causer d'accidens.

Si le contact de l'air froid, si des médicamens
astringens imprudemment appliqués, avaient déterminé la suppression trop précoce de cet écoulement,
et que la santé de l'enfant en fût sensiblement affectée, il ne faut jamais hésiter de le remplacer
par un exutoire, et le meilleur est un petit séton
à la nuque. Une tendresse mal entendue des parens,

ou de mauvais conseils, s'y opposent souvent; mais qu'on se persuade bien qu'aucun autre moyen ne peut remplacer celui-ci; les personnes qui se trouveraient dans le cas d'opter, n'auront qu'à se féliciter dans la suite d'avoir fermé l'oreille aux insinuations des détracteurs de cette méthode.

De la Croûte Laiteuse.

On nomme croûte laiteuse, et vulgairement *Curée* dans plusieurs départemens, cette éruption croûteuse et jaunâtre, qui recouvre ordinairement la tête et le visage des enfans à la mamelle. C'est communément vers l'âge de six mois, qu'elle a coutume de paraître; elle se dissipe assez souvent vers le temps du sevrage, ou peu après cette époque.

La nature de ce vice est encore inconnue; il paraît d'après l'observation des meilleurs auteurs, qu'il peut se communiquer à l'enfant par la mère, et mieux encore par la nourrice, quand l'une ou l'autre en a été affectée pendant son enfance.

Cette éruption se manifeste le plus souvent aux joues de l'enfant; il s'en élève des pustules, tantôt plates, tantôt proéminentes, remplies d'une humeur limpide et glutineuse. Ces boutons se crèvent successivement; l'humeur en affectant la peau, en fait naître de proche en proche, et bientôt elle se couvre d'une croûte jaunâtre qui acquiert plus ou moins d'épaisseur, à mesure qu'un nouvel écoulement se dessèche sous la partie extérieure de cette croûte. Elle s'étend plus ou moins chez les différens sujets : il y a des enfans dont le visage et toute la tête en sont absolument couverts; quelquefois elle ne se borne pas au visage, et différentes parties du corps en sont affectées, ce qui peut arriver par le contact du pus que les enfans y portent avec leurs mains, ou par l'usage des linges qui en sont imprégnés, et que la mal-propreté fait employer. Il n'y a d'épargné que les paupières; mais comme la figure se gonfle plus ou moins, les enfans paraissent hideux, ce qui donne souvent beaucoup de chagrin à leur maman, et leur fait rechercher les moyens de faire passer cette éruption.

Le meilleur conseil cependant qu'on puisse leur donner, c'est de la respecter comme étant une crise favorable.

La croûte laiteuse n'est à craindre pour l'enfant, que quand elle dure trop long-temps, lorsque l'éruption ne s'est faite qu'imparfaitement, ou qu'on s'y est opposé par l'imprudent usage de quelques médicamens répercussifs. Dans tous ces cas, il est avantageux d'employer les secours de la médecine. On a observé que l'enfant guérit d'autant plus promptement que son urine aura contracté une odeur fétide, à-peu-près semblable à celle du chat; il ne guérit même que quand cette odeur s'est manifestée. Ainsi, dès qu'on la reconnaît, nous pensons qu'il faut confier le soin de la guérison à la nature. Mais lorsqu'on voit la maladie faire des progrès, et que l'enfant en paraît tourmenté, on doit essayer le remède de M. *Strack*, qui, d'après son assertion, détermine une cure prompte, sûre et parfaite.

Prenez une demi-poignée de feuilles de jacée, plante vulgairement connue sous le nom de pensées ou violette tricolore; faites bouillir dans deux tasses de lait, que vous donnerez en deux doses à l'enfant, l'une le matin, l'autre le soir.

Lorsque la saison ne permet pas de se procurer de la jacée fraîche, on se sert de celle qui a été séchée à l'ombre : on la pulvérise pour en peser un gros, ou *quatre grammes*, divisé en deux doses, que l'on donne également matin et soir, dans une tasse de lait.

Il paraît que l'effet de cette plante est de pousser au dehors l'humeur avec force ; car pendant les huit premiers jours de son usage, l'éruption peut singulièrement augmenter, ce dont il est bon de prévenir les parens : ainsi, loin de s'en affliger, on doit regarder cette augmentation comme un symptôme favorable. Bientôt l'urine prend une mauvaise odeur, les croûtes se dessèchent, et tombent ordinairement en larges plaques sans endommager la peau. L'usage de ce remède doit être continué, non-seulement tant qu'il reste des croûtes à se détacher, mais encore une quinzaine de jours après, afin d'opérer une dépuration complète, et de parer soit à une seconde éruption, soit à l'inflammation des yeux qui succède quelquefois à cette maladie.

On est assuré de la guérison quand la peau est sans bouffissure, qu'elle est lisse, sans duretés ni écailles, et sur-tout quand les urines sont revenues à leur état naturel.

La jacée est un remède doux, qu'un enfant même bien portant, peut prendre sans qu'il en résulte d'inconvéniens. C'est cette sureté qui la fait conseiller pour ceux chez lesquels on suppose ce vice caché.

Il est possible de reconnaître son existence, quand l'enfant à la mamelle a les joues d'un rouge foncé, rondes et bouffies ; quand l'épiderme paraît rude au toucher, et comme écailleuse, sur-tout aux endroits les plus foncés en couleur ; lorsqu'il témoigne éprouver une certaine démangeaison, en se frottant le visage contre son oreiller, ou les vêtemens de sa nourrice. La certitude sera plus complète, si son urine prend cette odeur fétide dont j'ai déjà parlé.

En donnant la jacée dans ce cas, l'éruption ne tardera pas à se faire, et il est à présumer que ce sera toujours pour l'avantage de l'enfant.

Quand la crise n'a pas été parfaite, j'ai souvent observé qu'une acrimonie particulière affectait l'organe de la vue, causait des ophtalmies, et des ulcères sur la cornée qui ont déterminé la cécité. Cet accident toujours très-grave d'après l'importance de l'organe, demande des moyens curatifs qui doivent être employés promptement. Une nouvelle éruption serait avantageuse : on doit la solliciter par l'usage de la jacée, à laquelle on peut ajouter pour la déterminer plus promptement, et diminuer l'action du virus, dix grains de fleurs de soufre lavées (*cinq décigrammes de soufre sublimé*). Mais en attendant, il ne faut point hésiter dès que l'ophtalmie se déclare, à établir un écoulement derrière les oreilles avec la pommade exutoire. Si la violence de l'inflammation est telle que l'enfant ne puisse supporter la lumière, il faut l'en préserver, en lui couvrant la tête d'une calèche noire ou verte. De temps à autre, on lui laissera tomber dans les yeux quelques goutes tièdes d'infusion de fleurs de mauves et d'une pincée de safran. Si ces premiers moyens ne déterminent point un mieux sensible, les secours d'un homme de l'art deviennent pressans, et l'état de l'enfant exige qu'il soit examiné.

Pour préserver les enfans de la croûte laiteuse, il faut éviter de les laisser communiquer avec ceux qui en sont affectés , et sur-tout de ne point leur donner une nourrice qui ait eu cette maladie dans son enfance. Comme il est souvent difficile de s'en assurer, on s'informera avec soin si les enfans qu'elle aurait déjà nourris, n'ont point été affectés de cette maladie. Autrement , un accoucheur instruit pourra reconnaître à certains signes, qu'elle est dans le cas de communiquer la croûte laiteuse à son nourrisson. On regarde comme le plus certain , lorsque la peau de son visage est plus blanche que celle du reste du corps.

C'est d'après cet état de la peau, que le peuple prétend que cette maladie rend les enfans plus beaux. Il pense également qu'elle les préserve des dangers de la petite vérole ; mais c'est une erreur constatée par l'expérience.

Enfin, quand on croit que la croûte laiteuse vient du lait de la nourrice , on doit sevrer l'enfant le plutôt que l'on pourra , parce que malgré l'emploi de la jacée , la maladie durera tant qu'il prendra le même lait; ou bien il faut lui donner une meilleure nourrice , s'il était encore trop jeune pour être sevré.

De l'Hydrocèle.

Soit en naissant, soit après la naissance, les petits garçons peuvent être sujets au gonflement des bourses, occasionné par la présence d'une certaine quantité d'eau dans la texture de ces parties. Dans ce cas, la peau est pâle, tendue, luisante, et paraît infiltrée. Cette affection n'est nullement dangereuse quand elle n'est point compliquée de hernie. Il y a même des praticiens qui veulent qu'elle soit abandonnée à la nature. Ils s'en tiennent seulement à l'usage d'un petit suspensoir, qu'on fait porter à l'enfant jusqu'à parfaite guérison, avec l'attention de le changer chaque fois qu'il est mouillé par les urines. On peut donc, si l'on veut, s'en tenir d'abord à ce moyen; mais dans l'espace de quinze jours environ, s'il n'est pas suivi d'un mieux sensible, quelques légers toniques me paraissent alors indispensables. Dans le nombre des médicamens que l'on propose, on peut donner la préférence à l'eau de chaux dont on imbibe des compresses que l'on met sur la partie, ayant soin de les soutenir par un suspensoir. On doit bannir le vin aromatique et autres substances spiritueuses, parce qu'elles enflamment la peau, et tourmentent l'enfant par le picotement qu'elles causent. En s'en tenant à l'eau de chaux, si l'on habite la campagne, on peut facilement s'en procurer en la faisant de la manière suivante :

> *Prenez* chaux vive, deux onces ou *six décagrammes*, versez dessus, peu à peu, eau commune une pinte ou *un litre*. Quand l'effervescence sera passée, remuez bien le tout, et laissez reposer jusqu'à ce que la chaux soit précipitée; filtrez ensuite à travers le papier gris, et conservez dans un vase bien bouché. Comme cette préparation s'altère avec le temps, celle qui est récente est toujours préférable.

De la Hernie de l'Ombilic, ou Exomphale ; *de l'Inflammation et de l'Ulcération de cette partie.*

Cette hernie se rencontre assez fréquemment dans

les enfans du premier âge, et paraît communément après la chute de la portion du cordon ombilical comprise dans la ligature qui en a été faite. J'ai toujours observé que cet accident était dû au peu d'attention de la mère ou de la nourrice, à tenir sur l'ombilic une compresse carrée soutenue d'un petit bandage de corps, tel qu'on doit le mettre après la naissance, et qu'il faut continuer pendant un mois ou six semaines, sur-tout si l'enfant crie souvent. Quoi qu'il en soit, cette affection ne doit pas être négligée, car elle ne peut que s'aggraver avec le temps. Elle se manifeste sous la forme d'une tumeur de la grosseur d'une noix. Elle disparaît en la comprimant légèrement ; on entend un petit bruit occasionné quelquefois par des vents qui s'y logent, mais presque toujours par la rentrée d'une portion d'épiploon, ou membrane graisseuse qui recouvre les intestins, et qu'on connaît dans les animaux sous le nom de toilette. Dès qu'elle est réduite, l'enfoncement naturel reparaît, et en y posant le bout du doigt, on sent l'ouverture de l'anneau ombilical. Plus cette ouverture sera considérable, plus il faudra de temps pour obtenir une cure radicale : en général cependant, elle doit avoir lieu dans l'espace de six mois. Je laisse de côté toute espèce de méthode plus ou moins préconisée, pour m'en tenir à un moyen simple et peu dispendieux, que les parens peuvent eux-mêmes mettre en usage.

Prenez une petite pelotte de charpie de la grosseur d'une noisette ; trempez-la dans un blanc d'œuf battu avec un peu d'alun pulvérisé ; réduisez la hernie, et mettez cette petite pelotte dans l'enfoncement que forme naturellement le nombril. Il faut la soutenir en place par l'application d'un morceau de parchemin un peu plus large qu'un écu de six fr.,

et sur lequel on étendra une couche d'emplâtre de dia-
chilon gommé, ou de poix dite de Bourgogne : ce seul
appareil suffit ordinairement, et on ne le renouvelle
que tous les cinq à six jours. Mais si les cris violens
ou trop répétés de l'enfant, faisaient déplacer l'emplâtre, alors il faudrait s'y opposer, en le soutenant
lui-même avec une compresse carrée, et un petit
bandage de corps médiocrement serré, assujetti par
un scapulaire, ou espèce de bande fendue pour y
passer la tête, dont l'un et l'autre chef s'appuient sur
les épaules comme des bretelles, et dont les deux
extrémités sont fixées au bandage, l'une vis-à-vis
l'ombilic et l'autre à la partie opposée, avec un ou
plusieurs points d'aiguille. Les parens, au surplus,
qui éprouveraient quelque difficulté à mettre en usage
ces moyens, ou qui s'apercevraient de leur insuffisance, doivent avoir recours à un homme de l'art.

Quelquefois, après la séparation de la portion liée
du cordon, il reste à l'ombilic un certain degré d'inflammation, accompagnée de tuméfaction, ou d'ulcération. Dans le premier cas, il faut se contenter de
couvrir la tumeur d'une compresse trempée dans une
décoction de racine de guimauve, et de fleurs de
sureau, et d'y joindre, pour éviter la hernie, le
petit bandage de corps. Mais lorsque l'extrémité des
vaisseaux du cordon, au lieu de se réunir viennent
à s'ulcérer, on doit s'empresser d'en déterminer la
cicatrice, en couvrant cette ulcération d'un plumasseau
de charpie, enduit de cérat de *Goulard*, dans les
premiers momens, puis trempé dans l'eau de chaux,
ou le vin tiède lorsque les bords de l'ulcère ne sont
plus enflammés. Cet appareil doit être également
soutenu par le bandage de corps, dont l'usage,

malgré la guérison de l'ulcère, sera continué jusqu'à ce que la cicatrice soit assez solide pour ne plus laisser craindre que la toux ou les cris de l'enfant ne viennent à déterminer la hernie de l'ombilic. Si l'inflammation de cette partie était telle, qu'elle se terminât par un dépôt, il faudrait, dès le principe, le soumettre à l'examen d'un chirurgien qui traitera l'enfant avec toute la prudence que demande un cas jugé mortel par les anciens, mais qui cependant n'est point au-dessus des secours de la chirurgie moderne.

De la Hernie de l'Aine, ou Bubonocèle.

La hernie de l'aine, chez les petits garçons, est presque toujours l'effet de leurs cris ; ainsi, pour la prévenir il faut leur sauver, tant que l'on pourra, tout ce qui peut déterminer les pleurs. Cet accident, quand il arrive, est facile à distinguer. Lorsque l'enfant crie, on voit les bourses se gonfler, et dès qu'il est tranquille, et couché sur le dos, ce gonflement disparaît peu à peu, sur-tout si l'on comprime légèrement la hernie avec la paume de la main. Quand elle se manifeste, les mères s'en alarment, et sont presque toujours disposées à faire tous les remèdes qu'on leur indique. Elles ont certainement tort de céder à leurs inquiétudes, car un traitement méthodique garantira presque toujours l'enfant de cette infirmité.

Jusqu'à l'âge de dix-huit mois environ, on doit s'en tenir à l'usage d'un suspensoir bien fait, et à celui de demi-bains un peu froids. Ces deux moyens suffisent ordinairement pour déterminer la guérison dans l'espace des deux premières années. Mais si à cette époque, la hernie subsistait encore, on aurait recours à un bandage herniaire qui ne peut être fait que par un homme de l'art.

En pareil cas on ne manque pas de conseils. Les astringens de toute espèce, et les emplâtres, sont tour-à-tour proposés. Des parens prudens doivent rejeter tous ces moyens qui peuvent enflammer la peau sans guérir la hernie. Il faut pour diminuer le diamètre de l'anneau qui livre passage aux parties qui forment la tumeur, une compression graduée et continuelle : rien ne peut donc prévaloir sur un bandage artistement fait.

Un enfant affecté de hernie, peut être sujet à des coliques plus ou moins vives. Elles proviennent alors de la difficulté qu'ont les matières stercorales à parcourir le trajet du canal alimentaire, et de leur engouement dans la portion d'intestin comprise dans le sac herniaire.

Pour calmer ces coliques, il faut solliciter la rentrée des intestins, ce qui s'opère en faisant coucher l'enfant sur le dos, la tête un peu élevée, les cuisses fléchies sur le bas ventre, et avec la paume de la main on comprimera soigneusement la hernie, en la repoussant vers l'anneau ; si on éprouve quelque difficulté, on parvient souvent à la lever par l'application d'une compresse trempée dans l'eau froide. La hernie rentrée, on doit solliciter la liberté du ventre par des boissons émollientes miellées, les lavemens laxatifs faits avec une légère dissolution de savon dans l'eau tiède.

Dès qu'on s'apperçoit que la hernie ne peut rentrer par ces premiers moyens, il ne faut pas insister, mais faire en sorte de relâcher l'anneau du bas ventre, en mettant l'enfant dans un demi-bain tiède, et en faisant à l'aine des embrocations avec l'huile d'olive ou de lin. Au surplus, on ne doit point hésiter à faire appeler un chirurgien dont les lumières pré‑viendront sans doute de plus grands accidens.

De la Chute du Rectum , vulgairement appelé Fondement.

La chute de cet intestin par l'anus, se rencontre fréquemment chez les enfans , et n'est souvent pas aussi facile à guérir que bien des personnes se l'ima‑ginent.

Elle est ordinairement l'effet de la diarrhée ac‑compagnée de tenesme, ou envie fréquente d'aller à la selle , et des efforts plus ou moins violens que fait l'enfant pour satisfaire ce besoin ; d'une pierre dans la vessie, ou de toute autre cause irritante , comme des vers , un purgatif très-violent, etc.

Ainsi, quelle que soit la cause qui agisse, il est ins‑tant de la faire cesser pour obtenir la guérison ; mais dès que cet accident subsiste , après qu'on s'est occupé des maladies dont il paraît être la suite , il dépend alors du relâchement de cette partie.

Chaque fois que l'intestin se présente au dehors , il faut le fomenter avec une décoction de sauge dans du gros vin rouge, ou le saupoudrer avec la farine d'orge séchée au four ; mieux encore, avec une poudre très-fine d'écorce de chêne, ou fleurs de tan ; puis le faire rentrer, et le soutenir avec une pelotte de linge fin , et un bandage en T , si toute fois il ne reste point facilement en place quand il est remonté.

Lorsqu'il sort après chaque selle , il faut placer l'enfant, pour aller à la garde-robe, sur un escabeau percé d'une lunette sous laquelle on met un vase. Ce siège doit être suffisamment élevé pour que les pieds de l'enfant ne touchent point à terre, ou bien on le soutient de manière à ce qu'il rende ses excrémens presque droit ; car cette position s'oppose efficacement à la chute de l'intestin. On continue ces moyens jusqu'à ce que les parties ayent repris assez de force pour rester dans leur situation naturelle.

Des Gerçures.

Les gerçures qui surviennent aux parties naturelles des enfans, aux cuisses ou aux fesses, leur causent des démangeaisons ou des cuissons qui, par le tourment qu'elles leur font éprouver, peuvent interrompre leur sommeil et déranger leur santé. Elles sont ordinairement dues au trop long séjour qu'on leur laisse faire dans leurs langes mouillés de leur urine, au peu de soin qu'on prend de les laver chaque fois qu'ils se sont salis, ou à la négligence qu'on apporte à ne point les changer assez souvent de linge blanc de lessive. Dès qu'on ne remarque à la peau que de la rougeur et point d'excoriation, on se contente pour la guérir, d'une grande propreté, et toutes les fois qu'on les a changés, et lavés préférablement à l'eau froide, on peut saupoudrer les parties enflammées avec l'amidon bien pur, ou la poudre très-fine de bois vermoulu. Quand il existe des gerçures et des excoriations, les mêmes lavages sont indispensables; mais on se sert de la pommade suivante, étendue sur un linge fin, et dont on recouvre les parties affectées :

Prenez cérat, une demi-once, ou *16 grammes*,

       fleurs de zinc, ou *oxide de zinc sublimé*,

   1 gros, ou 4 *grammes*,

mousse terrestre, ou *lycopodium*, 1 gros, ou
4 *grammes* ;

mêlez le tout exactement.

On ne saurait trop recommander aux personnes qui prennent soin des enfans, de ne jamais employer comme on le fait souvent, le blanc de ceruse (*oxide de plomb blanc par l'acide acéteux*), ou autre préparation de plomb, dont l'application imprudente a souvent causé des convulsions.

Des Engelures.

Les enfans sont très-exposés aux engelures. On sait qu'elles se manifestent aux pieds et aux mains, par une démangeaison fort incommode, accompagnée de rougeur, de chaleur, et d'un certain degré de gonflement. Le nez, les lèvres et les oreilles peuvent en être affectés, mais plus rarement. Elles sont dues au relâchement des vaisseaux, à la stagnation des fluides qu'ils contiennent, ce qui est causé par le froid et l'humidité, et sur-tout par le peu de précaution que l'on prend à réchauffer peu à peu les membres engourdis par le froid. Certain tempérament, les scrofuleux sur-tout, y sont particulièrement sujets ; j'ai connu des familles qui tous les hivers en étaient régulièrement affectées.

Il est plus aisé de les prévenir, que de les guérir quand elles existent ; l'essentiel est de préserver les enfans d'un froid violent et d'une chaleur subite. Ainsi, quand ils se plaignent d'avoir froid aux pieds ou aux mains, il faut leur faire sur ces parties des frictions avec de la flanelle ; les forcer à prendre de l'exercice pour se réchauffer insensiblement : on doit également ne pas leur laisser pendant l'hiver laver les mains dans l'eau chaude, ni leur mettre des bas trop chauds, et des gants fourrés.

Il en est des engelures comme de la brûlure : chacun a son remède favori, et souvent on les rend ulcérées par des moyens peu convenables, lorsqu'on aurait pu les borner aux premiers symptômes de leur apparition. Je dois donc ici me restreindre à un petit nombre de remèdes, basés sur la nature de la maladie, et avoués par l'expérience.

Dès qu'elles se manifestent, un des moyens les plus simples est de laver les pieds et les mains des enfans avec de l'eau froide, ou de les frotter avec de la neige s'il en existe; puis de couvrir, après les avoir bien essuyés, les pieds de chaussons, et les mains de gants de peau de chamois, qu'on laissera jour et nuit, jusqu'à ce que les engelures soient dissipées. Les lavages doivent néanmoins se répéter chaque jour.

Les engelures, parvenues au second degré, sont prêtes à s'ulcérer; c'est alors qu'on emploie avec assez de succès la décoction de pelures de raves, à laquelle on ajoute une seizième partie de vinaigre. Voici au surplus une composition qui mérite de n'être pas négligée :

Prenez un gros navet cuit sous la cendre; ôtez la pelure; écrasez-le avec une demi-cuillerée de graine de moutarde bien pulvérisée, et environ douze grains (*6 décigrammes*) de camphre dissout dans une cuillerée d'esprit de vin (*alkool*); jetez le tout dans une livre (*5 hectogrammes*) d'eau bouillante; laissez refroidir jusqu'à ce que l'eau ne soit plus que tiède; passez, et gardez pour en laver les parties affectées plusieurs fois le jour. Cette préparation peut être regardée comme préservative, en s'en servant deux à trois fois par semaine.

A la campagne, où il est quelquefois difficile de se procurer des remèdes pharmaceutiques, on se sert souvent avec succès d'un cataplasme de son, et d'urine d'un homme sain. Les cendres chaudes, mises entre deux linges, deviennent aussi quelquefois fort utiles.

Quand les engelures sont ulcérées, elles offrent alors, suivant le degré de l'ulcération, et la nature de la sanie qui en découle, différentes indications à remplir.

N'y a-t-il que l'épiderme d'intéressée, on réussit à les guérir en les couvrant d'un peu de cérat de *Goulard*, étendu sur de la toile douce et fine, et en frottant les parties voisines d'esprit de vin camphré. Mais les ulcères deviennent quelquefois profonds, opiniâtres, et prennent un mauvais caractère : ce cas demande certainement les conseils d'un homme de l'art ; et si quelques obstacles s'y opposent, on pourra s'en tenir à la méthode suivante :

On lavera les ulcères avec une décoction de quinquina, animée d'eau-de-vie camphrée ; on les couvrira ensuite de plumasseaux de charpie, sur lesquels on étendra le digestif suivant :

Prenez huile d'hypericum, 1 once, ou *3 décagrammes,*
    jaunes d'œufs, 2,
    styrax, 1 demi-once, ou 16 *grammes ,*
    esprit-de-vin ou *alkool ,* une demi-cuillerée ;
triturez dans un mortier, et mêlez exactement.

Lorsque la partie est douloureuse et gonflée, elle a besoin d'être recouverte d'un cataplasme composé avec la farine de seigle et l'eau de *Goulard.* Pendant tout le cours du traitement, on fait suivre à l'enfant un régime doux ; et de temps à autre, on lui administre un léger purgatif. La partie dégorgée, la douleur passée, et les ulcères détergés, ce que l'on reconnaît à la couleur vermeille de la chair, on revient aux pansemens dessicatifs, au cérat de *Goulard*, à l'eau de chaux, ou simplement à la charpie fine et sèche que de temps à autre on saupoudre d'alun calciné et pulvérisé, pour réprimer les chairs quand elles s'élèvent au-dessus du niveau de la cicatrice.

Malgré le traitement le plus régulier, souvent la guérison ne s'obtient que vers l'été ; ce dont il ne faut point s'étonner pourvu que le mal paraisse céder au lieu de s'agraver.

J'ai connu des personnes qui ne donnent jamais que dans les extrêmes, et qui, pour sauver à leurs enfans des engelures, les laissaient tout l'hiver les jambes nues. Cette méthode doit positivement leur en donner ; car il n'est pas possible que la circulation du sang ait assez d'activité aux extrémités, pour s'opposer à l'action du froid plus ou moins rigoureux qui stupéfie l'action organique des vaisseaux, et coagule pour ainsi dire les fluides qu'ils contiennent. Les jambes des enfans doivent être couvertes pendant les temps froids ou humides, mais sans leur procurer une chaleur plus que naturelle.

De la Teigne.

La teigne est une affection de la peau qui recouvre la tête. Cette maladie paraît être le résultat d'une mauvaise nutrition, et se rencontre par conséquent plus communément parmi les enfans de familles pauvres, ou ceux qui sont élevés dans les maisons de Charité. On prétend que ceux qui ont teté trop longtemps, qui n'ont vécu que de lait de vache, de bouillie de farine non fermentée, et qui ont été privés de substances animales, y sont plus exposés. La teigne affecte encore plus particulièrement ceux qui sont nés de parens cacochymes , et forcés de résider dans des habitations mal-saines ; et ceux dont la tête sur-tout n'a jetté aucune gourme. Elle commence par de petits boutons rouges dont l'accroissement est lent. Les uns grossissent plus que les autres; ils se propagent de proche en proche , en répandant une humeur âcre qui corrode les parties voisines. Cette humeur se dessèche et forme des croûtes inégales et grisâtres. Lorsqu'elles tombent, elles laissent à découvert un ulcère de mauvais caractère , qui se couvre bientôt d'une nouvelle croûte. On a vu l'espèce de sanie qui en découle , assez corrosive pour ronger la peau et carrier les os du crâne.

Cette maladie paraît contagieuse ; il est donc prudent de ne point laisser communiquer les enfans sains avec ceux qui en sont affectés.

Les enfans à la mamelle y sont rarement sujets ; elle attaque plus communément ceux qui ont déjà quelques années. Plus elle est ancienne, et plus on éprouve de difficultés à en obtenir la guérison.

On met encore en usage dans plusieurs départemens, et même dans le nôtre, un moyen de traitement qui m'a toujours paru cruel. Il consiste à raser la tête, à la couvrir d'un emplâtre de poix de Bourgogne , et à l'enlever quelques jours après cette calotte , pour déraciner les cheveux qui y sont attachés; on réitère malgré la douleur et les cris qu'elle arrache à l'enfant , cette application trois ou quatre fois, jusqu'à ce que la tête paraisse nette. Ce traitement barbare est abandonné par la Chirurgie moderne. La police devrait le faire oublier , en l'interdisant aux personnes qui l'administrent comme un acte de bienfaisance ; la loi sage et prévoyante voulant que les faits de Chirurgie n'émanent dorénavant que des personnes instruites par état dans l'art de guérir. J'approuve donc la tendresse d'une mère dont la sollicitude cherche des moyens plus doux, et on réussira toujours avec ceux que je vais indiquer.

Plusieurs médecins, ayant considéré cette affection comme une maladie locale, qui prend naissance dans la bulbe des cheveux, n'ont alors conseillé que des remèdes extérieurs ou topiques; mais comme l'expérience et l'observation ont prouvé qu'il fallait craindre la répercussion d'une partie de cette éruption; il sera toujours prudent, quand la maladie est invétérée et considérable, de prescrire à l'enfant un régime doux, de lui administrer une boisson faite avec une once (*3 décagrammes*) de gayac, deux gros (*8 grammes*) de réglisse pour une pinte (1 *litre*) d'eau. Tous les matins on lui donnera pendant le traitement, une ou deux pillules, composées d'un grain (*5 centigrammes*) de soufre doré d'antimoine (*oxide d'antimoine sulfuré orangé*), et d'extrait de pissenlit; il sera purgé dans les huit jours avec un bol de rhubarbe et de jalap.

Le traitement local que je substitue à l'emplâtre, consiste à couper les cheveux très-près de la tête; à la couvrir de feuilles de blettes ointes de beurre frais, et à les assujettir avec un bonnet. Le lendemain les croûtes se détacheront, ou bien on enlevera toutes celles qui paraîtront disposées à tomber. Il faut alors soigneusement laver la tête avec une forte décoction de bardane, dans laquelle on aura dissout un peu de savon, puis la bien essuyer avec un linge doux, ainsi que les ulcères qui resteront à découvert. L'indication postérieure consiste à déterger ces ulcères, et à les cicatriser; ce qu'on obtient en employant avec certaines précautions l'onguent suivant :

Prenez onguent de soufre, une once, ou *3 déca-*
        grammes,
        précipité blanc, ou *muriate mercuriel par pré-*
        cipitation, 1 demi-gros, ou 2 *grammes;*
mêlez exactement.

On étend cet onguent sur de la toile douce ou de petits plumasseaux de charpie fine, et on l'applique sur chaque ulcère; à tous les pansemens, la lotion ci-dessus doit être renouvelée, et l'usage de l'onguent continué jusqu'à parfaite guérison. On observe qu'il est indispensable pendant ce traitement de préserver l'enfant d'un air froid ou humide, l'hiver; par conséquent il ne doit point quitter la chambre.

Comme il entre dans la composition de l'onguent une petite portion de mercure, bien des parens pourraient peut-être répugner à en faire usage; ils peuvent se rassurer sur leurs craintes. Je l'ai souvent employé avec succès, et jamais je n'en ai vu résulter d'accidens quand il a été administré avec les précautions et les accessoires que je viens d'indiquer. Mais je ne puis en dire autant de l'eau vitriolique, alumineuse, ou l'eau de chaux, et même de celle de *Goulard,* recommandées par plusieurs auteurs, et dont l'effet trop astringent n'est pas sans danger.

Il n'en est pas ainsi de la pommade que le D. *Alph. Leroy* conseille en pareil cas. Elle est faite avec deux parties de fleurs de soufre (*soufre sublimé*), deux parties de charbon, une partie de suie, et une de bon quinquina; le tout bien pilé et amalgamé avec suffisante quantité de sain-doux. Elle s'emploie comme la précédente.

Lorsque la tête paraît guérie, si l'enfant éprouvait quelques maux d'yeux, migraine, difficulté de respirer, ou autres indispositions, on ne doit point ba-

lancer à rétablir un écoulement au moyen d'un vésicatoire qu'on applique sur le devant de la tête, et
dont on entretient la suppuration pendant quelque
temps. Si la maladie ne cède que difficilement à ces
remèdes, on administre avec succès la décoction de
trefle d'eau, fraîchement cueilli, cette plante n'ayant
aucune vertu quand elle est sèche.

De la Gale.

La gale est une maladie de la peau qui consiste
dans l'éruption de petits boutons avec une démangeaison plus ou moins considérable. Il n'y a rien de
plus commun que de voir dans les maisons de Charité, à
la campagne, et dans certains départemens, les enfans
affectés de cette maladie. Elle naît de la mal-propreté,
et se propage ensuite par contagion. Il est donc important de ne point laisser les enfans sains fré-
quenter ceux qui en sont affectés. Il ne faut qu'un
galeux pour communiquer cette maladie à toute une
commune; aussi ai-je souvent pensé que pour parer,
dans les villages sur-tout, à cet inconvénient, il serait
prudent que tous les mois, le Maire de la commune
se fît accompagner d'un officier de santé qui visiterait
les enfans dans les écoles publiques, surveillerait la
salubrité du local, et ferait exclure, jusqu'à parfaite
guérison, tous ceux qui seraient affectés de quelques
maladies contagieuses; car ce sont le plus souvent ces
enfans qui les portent dans les familles. Les nourrices les communiquent à leur nourrisson, sur-tout
la gale; tourmenté par la démangeaison, on le
voit dépérir, puis il la donne à tous ceux qui le
touchent pour en prendre soin.

La nature de ce virus n'est pas encore parfaitement

connue. D'après les recherches de plusieurs observateurs instruits, ne pourrait-on pas croire que cette
maladie est causée par la présence de petits insectes
qui se logent dans les pores de la peau, et y pullulent
avec la plus grande facilité? Alors un traitement
local suffirait pour faire cesser par leur destruction les symptômes qu'ils produisent. Beaucoup de
gens de campagne s'en tiennent également à celui-là
qui généralement ne paraît pas entraîner de mauvaises conséquences. Mais comme les topiques peuvent
en même-temps faire rentrer dans la circulation une
lymphe plus ou moins viciée qui se trouve dans les
boutons, et qu'il est possible que les accidens qui
ont quelquefois suivi cette méthode, ayent été vraiment dus à une métastase ou rentrée d'une partie de
cette humeur, il me paraît important, pour les enfans
sur-tout, de suivre un traitement basé sur la prudence.

Ainsi, quand on veut le faire avec soin, on né-
toiera la peau de l'enfant par quelques bains tièdes;
on tiendra sa chambre, ses habits, son linge dans
la plus grande propreté. On évitera l'air froid; son
régime sera doux; deux fois le jour on lui fera prendre
dans une tasse de lait, ou avec un peu de miel,
5 à 6 grains (*3 décigrammes*) de fleurs de soufre lavées
(*soufre sublimé*). Après sept à huit jours, si l'usage
de ce remède ne fait point disparaître les boutons, on
composera un liniment avec le même médicament et la
crème, pour lui en frotter tous les soirs les articulations,
les mains et les pieds, et ce jusqu'à ce que l'éruption
soit anéantie; indépendamment des frictions, l'u-
sage de ce remède pour l'intérieur, sera continué.
Pendant le traitement, il est nécessaire de laver
souvent l'enfant pour lui nétoyer la peau, et de

le changer de linge, contre le préjugé du peuple, qui croit nécessaire de le lui laisser pendant tout le temps qu'il prend des remèdes. Si les mains ou les pieds sont gonflés par la présence d'un grand nombre de boutons, on les lavera pendant deux ou trois jours seulement, avec une décoction de graine de genièvre.

Lorsque l'enfant est à la mamelle, et qu'il est trop jeune pour lui administrer ces remèdes, il sera suffisant de traiter la nourrice. On lui prescrira les fleurs de soufre intérieurement, à la dose d'un demi - gros (2 *grammes*), deux fois le jour. Elle boira quelques verres seulement de tisane faite avec la racine de patience, suivra un régime doux; et si elle a contracté la maladie, elle se fera des frictions avec l'onguent soufré contre la gale. On doit être très-attentif à l'empêcher de faire usage des différentes pommades dans lesquelles entrent le laurier rose, le tabac, ou le mercure; car il pourrait en résulter pour l'enfant des accidens graves. Ces remèdes peuvent être, à la vérité, employés avec succès pour les adultes, mais jamais pour les nourrices, et encore moins pour les enfans. Généralement, les fleurs de soufre (*soufre sublimé*) leur sont préférables, puisqu'elles offrent un remède sûr et innocent. Je sais que leur odeur le rend désagréable, mais on peut corriger celle de la pommade, en y joignant quelques gouttes d'huile aromatique.

De la Brûlure.

La brûlure n'est point un des accidens particuliers aux enfans; mais il faut convenir que la négligence de ceux qui sont chargés de leur éducation, fait qu'ils y sont beaucoup plus exposés que les adultes.

Ainsi, cet article doit singulièrement devenir utile, si toutefois les parens ont un jour le bon esprit de préférer les avis des gens de l'art, à ceux de l'empyrisme.

Il n'y a point d'accident pour lequel on emploie plus de remèdes ; chacun a le sien, et tous en vantent les merveilleux effets. L'homme de l'art sans prévention ne rejette rien de ce qui tient à l'expérience et à l'observation ; mais il pèse dans sa sagesse ceux qui paraissent, par leur composition, plus analogues au genre d'affection. Il a raison de rejeter tous ceux dont l'amalgame est ridicule, ou dont l'efficacité ne lui est pas parfaitement prouvée.

La brûlure en général est quelquefois si douloureuse, qu'il est important d'en soulager sur-le-champ l'individu. Il est donc avantageux de connaître les préparations convenables, les plus simples, et celles que l'on peut se procurer plus facilement.

Aussitôt qu'un enfant est brûlé, soit par le feu, soit par un liquide bouillant, il faut s'empresser d'anéantir l'action du *calorique*, et de calmer la douleur.

Il n'est personne qui n'ait éprouvé peut-être une fois dans sa vie le bon effet de l'eau fraîche, dans laquelle on plonge la partie brûlée, ou que l'on recouvre de compresses qui en sont imbibées. On les renouvelle dès qu'elles sont échauffées ; ce que l'on continue jusqu'à la cessation de la douleur.

Alors, quand la brûlure est légère, et que l'épiderme seule paraît former des vésicules, on enduit la partie, le visage sur-tout, d'un liniment fait d'un blanc d'œuf, mêlé avec deux cuillerées d'huile quelconque, pourvu qu'elle ne soit pas rance. *Tissot* a vu de si bons effets de ce remède simple, que

c'était presque le seul qu'il recommandait. On peut,
si l'on veut, se servir de la préparation suivante,
dont j'ai toujours vu de bons effets :
Prenez huile d'olive, 6 à 7 onces, environ 2 *hectogrammes ,*
cire jaune, 1 once, ou *3 décagrammes ;*
faites liquéfier ce mélange ; retirez-le du feu, et avant
qu'il ne soit entièrement figé, ajoutez 4 jaunes d'œufs
frais ; mêlés dans un pilon, il en résulte un onguent
qu'on étend sur des linges doux, et dont on couvre
la brûlure deux fois le jour.

Un cataplasme de confitures de raisins, appliqué
sur la partie malade, a produit, sous mes yeux,
de promptes guérisons.

Pour une brûlure légère, on peut encore avoir une
juste confiance dans la formule qui suit :
Prenez eau de chaux, une pinte, ou 1 *litre,*
eau-de-vie, 2 onces, ou *6 décagrammes,*
extrait de Saturne, ou *acétite de plomb ,*
2 gros, ou *8 grammes ;*
mêlez, et imbibez-en des compresses pour appliquer
sur la brûlure.

M. *Lesage,* de l'académie des Sciences, a donné
au public un moyen de plus pour remédier à cet
accident ; voici son remède :
Prenez eau commune 16 onces, ou *5 hectogrammes ;*
alkali volatil, ou *ammoniaque,* 2 gros, ou
8 grammes ;
mêlez pour l'employer comme la préparation précédente.

L'eau de *Goulard* simple, ou *l'acétite de plomb,*
étendu dans suffisante quantité d'eau commune, remède singulièrement préconisé par son auteur, est
encore un moyen qui ne doit pas être négligé.

Quand la brûlure est profonde, et que par sa nature elle doit faire craindre des accidens , tels qu'une violente inflammation ou la gangrène, elle demande les soins d'un homme de l'art. Il faut au traitement local joindre les remèdes internes qui peuvent combattre la violence de l'inflammation. On prescrit des boissons émollientes , des lavemens, une diète plus ou moins sévère , et les saignées , si l'âge et la constitution de l'enfant le permettent. On applique en premier lieu , sur la partie brûlée, des cataplasmes émolliens , faits avec la décoction de fleurs de sureau , de guimauve ou de graine de lin , et suffisante quantité de mie de pain. Il se forme des escarres qui par leur chute laissent des ulcères plus ou moins profonds , qu'il faut panser avec un doux digestif étendu sur des plumasseaux de charpie fine.

La partie doit être continuellement fomentée d'une décoction émolliente , tant que le gonflement et l'inflammation ne sont point dissipés.

Cette inflammation portée au dernier degré , peut se terminer par la gangrène ; c'est le cas d'employer intérieurement les anti-septiques , parmi lesquels le quinquina tiendra le premier rang. Les applications locales doivent varier suivant le période de la maladie. Il est quelquefois indispensable de faire à la partie des scarifications plus ou moins profondes , qui ne doivent être exécutées que par un chirurgien instruit. On peut ensuite toucher les bords des escarres gangréneuses, avec l'huile volatile de thérébentine, fomenter la partie avec la décoction de quina , animée d'eau-de-vie camphrée , et la couvrir d'un cataplasme dont une partie sera de poudre de quinquina.

Les escarres tombées , les accidens inflammatoires suspendus , l'ulcère doit suppurer jusqu'à ce que les chairs paraissent disposées à se cicatriser ; alors elles ne seront recouvertes que de charpie sèche , ou trempée dans l'eau de *Goulard ,* pour tarir la suppuration , et déterminer une cicatrice solide.

De la Vermine de la Tête , ou des Poux.

Lorsqu'un enfant se porte bien , et qu'il n'est point affecté de la gourme , les poux sont presque toujours alors un signe de mal-propreté. Leur présence est aussi quelquefois mal à propos prolongée par le préjugé des parens qui s'imaginent qu'elle est nécessaire à la santé des enfans. Les poux, quand ils pullulent avec beaucoup de facilité , paraissent être l'effet d'une crise ; c'est une espèce de gourme vivante qu'il faut ménager : dans ce cas , les glandes du cou sont engorgées , et peut-être y aurait-il alors quelque danger à employer d'autre moyen que celui de peigner souvent les enfans, afin de leur éviter des démangeaisons qui troubleraient leur sommeil , et des gales à la tête qui pourraient prendre un mauvais caractère. Mais dès qu'on est assuré que la présence des poux tient à la mal-propreté , on peut les détruire avec la poudre de staphisaigre , vulgairement nommée poudre de capucin, ou bien avec la graine de persil pulvérisée. Dans tous les cas on doit bien se garder d'employer quelques-unes des préparations du mercure , telles que le précipité rouge (*l'oxide de mercure par l'acide nitrique*) , l'onguent mercuriel , etc. ; non-seulement l'application de ces remèdes nuirait par la suite à la chevelure, mais elle peut encore sur-le-champ déterminer des maux de tête , une ophtalmie rebelle, ou la carie des dents.

Les corps gras doivent être également nuisibles,

puisqu'il peuvent obstruer les pores de la peau, **et** singulièrement nuire à la transpiration de la tête, si nécessaire sur-tout à la santé des enfans du premier âge.

Des Corps étrangers arrêtés dans la Gorge, les Oreilles, etc.

Pour prévenir les accidens causés par la présence des corps étrangers engagés dans quelques-unes des ouvertures naturelles, nous avons déjà recommandé de ne donner aux enfans pour s'amuser, que des objets qui par leur forme, leur volume, et la matière qui les compose, ne puissent devenir mal-faisans. Mais malgré la surveillance la plus scrupuleuse, le hasard qui leur en fait tomber sous la main, cause souvent et justement aux parens de cruelles alarmes, sur-tout quand ces corps étrangers sont engagés dans l'œsophage, ou canal qui conduit les alimens de la bouche dans l'estomac. Le cas est souvent pressant, et avant l'arrivée d'un homme de l'art, le premier mouvement est de faire quelques tentatives afin de soulager l'enfant. Pour ne point agraver cet accident par des manœuvres imprudentes, il ne faut pas perdre de vue que tous les corps étrangers avalés, peuvent comme l'a très-bien observé M. *Hévin*, se rapporter à quatre cas, aux corps qui s'arrêtent dans l'œsophage, et qui peuvent être enfoncés dans l'estomac sans risque, à ceux qui doivent être retirés; à ceux qu'on ne peut retirer et qu'on est obligé d'enfoncer; enfin à ceux qui ne peuvent être retirés, et qui, enfoncés dans l'estomac, ne pourraient être rejetés par les voies naturelles.

Les corps étrangers que les enfans avalent le plus souvent, sont de petits os, des morceaux de chair, des noyaux de fruits , des pièces de monnaie , de petits cailloux, des dez à coudre ; des morceaux de poires, de pommes ; des aiguilles , des épingles, des arrêtes de poisson ; des fragmens de verre , de cristal , de bois ou autres débris de joujoux. Sur-le-champ il faut faire en sorte de reconnaître l'objet avalé , afin de se conduire en conséquence ; mais dans tous les cas , il me paraît convenable d'essayer de les faire rejeter par le vomissement. Il faut donc le solliciter en irritant le gosier avec les barbes d'une plume, jusqu'à ce que l'enfant ait fait quelques efforts pour rendre les alimens contenus dans son estomac , et dont la sortie entraîne toujours le corps étranger , à moins qu'il ne soit implanté dans la texture de l'œsophage ; et quand ce moyen ne réussit pas , on examine si le corps étranger peut être enfoncé sans risque dans l'estomac , indication que l'on tire de son peu de volume et de l'absence des pointes ou inégalités capables de blesser le canal alimentaire. Alors on se sert assez communément du porreau qu'on se procure facilement, ou d'une bougie qu'on fait chauffer pour lui donner de la souplesse , et qu'on a soin de tremper dans de l'huile ainsi que ce porreau.

Les corps étrangers qu'on doit retirer, sont sur-tout les aiguilles , les épingles , les arrêtes de poisson , les fragmens de verre, et autres objets configurés de manière à blesser. Cette opération devrait toujours être confiée à un chirurgien ; mais l'impossibilité à la campagne d'obtenir assez promptement des secours, doit faire desirer qu'une personne intelligente , si le cas est pressant, connaisse et mette en usage les moyens indiqués les plus ordinaires. Comme il faut bien se garder d'enfoncer ces sortes de corps étrangers, au lieu du porreau et de la bougie , si le doigt ne peut les atteindre , on se servira d'un fil de fer ou de laiton plié en double, et dont l'extrémité qui forme une anse, sera courbée en forme de crochet pour les saisir sans violence et les retirer. Mais dans tous les cas, il ne faut point pousser trop loin les tentatives ; il est plus prudent, en attendant les secours éclairés qu'on doit demander, de remédier à la douleur, et de prévenir l'inflammation des parties, par des gargarismes et des boissons mucilagineuses, ou quelques cuillerées d'un mélange d'huile et de sirop, si toutefois le malade peut avaler.

Les enfans en s'amusant, introduisent assez souvent dans leurs oreilles de petits pois, des noyaux de cerises, des grains de plomb, ou autres objets ; les mouches et d'autres insectes peuvent également s'y loger, et devenir plus ou moins incommodes. Le chirurgien fera l'extraction des corps étrangers engagés assez avant dans le conduit auditif, pour ne pouvoir être saisis qu'avec des instrumens convenables ; mais si les insectes étaient encore vivans, en attendant cette opération, il serait avantageux de les faire périr, et pour y parvenir promptement, il suffirait de verser dans l'oreille quelques gouttes d'huile. Le premier âge offre beaucoup d'exemples de l'introduction de corps étrangers plus ou moins bizarres, dans les différentes ouvertures naturelles. Un enfant de ma connaissance, était soupçonné d'avoir un polype dans les narines ; on résolut de l'en débarrasser : après quelques tentatives, on retira un corps étranger qui paraissait charnu, mais qui, particulièrement examiné, offrit un véritable bouton de rose que l'enfant s'était introduit dans le nez, il y avait près d'un an, et qu'il avait oublié depuis, n'en ayant été incommodé que plusieurs mois après, le bouton enveloppé de mucus, s'était gonflé, et avait conservé une partie de sa couleur.

On a beaucoup d'exemples que les petits garçons
sur-tout, se sont introduits dans le canal de l'urètre
des épingles à friser, des morceaux de baleine, des
fragmens de tube de baromètres, des morceaux de
bois, des pois, des noyaux, et que souvent ces corps
étrangers ont servi de base au calcul qui s'est ensuite
formé dans la vessie. Comme c'est en jouant ensemble
que la plupart de ces accidens ont eu lieu, les parens
ne doivent jamais laisser les enfans réunis sans qu'ils
soient surveillés.

Des Contusions, et des Plaies simples , etc.

Le premier âge se passe rarement sans quelques accidens occasionnés par la faiblesse des enfans qui s'es-
sayent à marcher : heureux encore quand il n'en résulte point au visage quelques marques qui les défi-
gurent! On doit donc prévenir ces inconvéniens par tous
les moyens que la prudence indique pour garantir
sur-tout la tête, des contusions et des plaies déterminées le plus communément par des chutes.

Les contusions, quelques parties qu'elles affectent,
sont toujours formées par la présence d'une certaine
quantité de sang épanché hors des petits vaisseaux qui
ont été rompus dans la texture d'une partie, par le
contact de corps durs, mais qui n'ont point divisé
la peau.

Alors la partie contuse prend une couleur violette,
et quand l'épanchement est considérable, il se forme
une tumeur ou bosse plus ou moins sensible. La terminaison la plus avantageuse de toute espèce de contusion, est la résolution ; on nomme ainsi la rentrée
du sang extravasé dans la circulation, et par conséquent, le retour de la partie affectée à son état naturel. Dans la simple contusion sans tumeur, pour

en obtenir la résolution, il suffit de couvrir la partie d'une compresse imbibée de remèdes toniques, et d'astringens liquides. On conseille donc avec raison l'eau salée, l'eau et le vinaigre, l'eau *de Goulard*, le vin aromatique, l'eau et l'eau-de-vie camphrée, l'eau vulnéraire, l'eau des carmes, de la reine de Hongrie, mêlées à suffisante quantité d'eau commune. Ces diverses préparations peuvent être employées froides, quand il n'y a pas beaucoup de sang extravasé. On s'apperçoit que la résolution se fait quand la couleur de la peau, de violette qu'elle était, prend une teinte jaunâtre, et on doit continuer les mêmes moyens jusqu'à ce qu'elle soit revenue à son état naturel.

Quand la contusion forme tumeur, le vulgaire coutume de chercher à la faire disparaître en la comprimant avec une pièce de monnaie. Cette pratique est essentiellement mauvaise, puisque le moindre effort peut encore rompre des vaisseaux qui ne seraient qu'affaiblis, et rendre par conséquent l'épanchement du sang plus considérable. La première indication à remplir, est de tenter la résolution, en couvrant la tumeur d'un cataplasme de mie de pain bouillie dans le vin rouge avec les roses de Provins, ou des plantes aromatiques, telles que la sauge, le thym, la lavande, le serpolet, etc. Les feuilles fraîches de persil pilées, dont on se sert communément à la campagne dans cette circonstance, passent également pour un très-bon résolutif. Dès que la bosse commence à s'affaiser, on termine la cure par l'emploi des fomentations toniques et astringentes indiquées ci-dessus.

Si la contusion est telle que les chairs et la peau soient trop meurtries, il est impossible alors qu'on puisse obtenir la résolution du sang extravasé ; et la nature, pour s'en débarrasser, détermine un foyer de suppuration. Dans ce cas, on accélère cette terminaison par des cataplasmes de mie de pain bouillie dans la décoction de racine de guimauve et de fleurs de sureau, appliqués sur la tumeur et renouvelés trois à quatre fois dans les vingt-quatre heures. Si le pus ne se fait pas jour de lui-même, pour éviter une cicatrice difforme, il est avantageux de confier l'ouverture du dépôt à un chirurgien, qui, le pansant ensuite méthodiquement, accélérera la guérison.

On sait qu'une plaie est une division récente faite aux parties charnues, avec écoulement de sang. Dès qu'un enfant est blessé, on doit sur-le-champ examiner soigneusement si la plaie est profonde, si elle est accompagnée d'une hémorragie, et si quelques-uns des organes des sens, dont le siège est à la face, ne sont point grièvement affectés; dans tous les cas les secours d'un homme de l'art sont pressans. Mais comme il est instant de s'opposer à l'effusion du sang qui proviendrait de l'ouverture d'une artère, on se servira donc en attendant, pour suspendre l'hémorragie, de petits morceaux d'agaric, de linge brûlé, ou de tampons de charpie fine qu'on appliquera sur le lieu d'où l'on verra darder le sang. On remplira, s'il le faut, la plaie avec de la charpie sèche, et faisant sur cet appareil, pendant quelques minutes, une légère compression avec la paume de la main, le sang cessera de couler; on peut alors ajouter des compresses carrées, et soutenir le tout par quelques tours de bande.

Ainsi, je ne puis m'occuper ici que des plaies simples où la peau seule est divisée, et qui n'offrent d'autre indication à remplir que la réunion des lèvres de la plaie.

En général, dans toutes les plaies on doit éviter qu'il ne résulte une cicatrice difforme; mais cette attention est tellement essentielle , dans celles de la face sur-tout, que les plus légères affections de cette partie, exigent un pansement méthodique. Il faut en conséquence, commencer par nétoyer la plaie avec de l'eau tiède , et la débarrasser des caillots de sang qui pourraient s'être formés , puis mettre les lèvres de la plaie en contact, et les maintenir dans cette situation par de petites bandelettes d'emplâtre gluti-natif, ou de taffetas gommé. Pour éviter la suppu-ration, on couvrira toute l'étendue de la plaie d'un plumasseau de charpie imbibé d'une liqueur spiritueuse ou dessicative, telles que l'huile et le vin mélangés , l'eau et l'eau-de-vie, ou l'eau de *Goulard.* Et si, indépendamment de la plaie , les parties environ-nantes étaient contuses , on les couvrirait d'une compresse trempée dans une des fomentations résolu-tives indiquées pour les contusions. L'appareil doit être soutenu par un bandage convenable , et humecté deux à trois fois le jour. Pour prévenir la suppura-tion de la plaie, on doit la panser rarement, afin d'empêcher que le contact de l'air ne nuise aux progrès de la cicatrice que l'on obtiendra dans les deux ou trois jours qui suivent la réunion, si toute-fois elle a été faite peu après l'accident.

Nous avons déjà recommandé de ne point effrayer les enfans au moment de leur blessure. En cas qu'ils aient été saisis par la peur, on s'empressera de les rassurer, et de leur faire boire soit un peu d'eau fraîche , soit quelques acides , tels que le verjus, le vinaigre , le suc de citron, étendus dans suffisante quan-tité d'eau. Si l'enfant paraissait affecté d'un tremble-ment involontaire, on calmera cette affection nerveuse, en lui administrant une potion anti-spasmodique, faite avec l'eau ordinaire sucrée, une cuillerée d'eau de fleurs d'orange pour un verre, et quinze à vingt gouttes de liqueur anodine d'*Hoffmann*, qu'on lui fera prendre en quatre fois, à une heure environ de distance. La pierre de fougère, les vulnéraires Suisses, et autres préparations échauffantes, ne doivent être données que sur les conseils des gens de l'art : ces remèdes, presque généralement employés dans le cas de chute, conviennent moins aux enfans qu'aux adultes, et ne doivent être administrés aux premiers qu'avec beaucoup de circonspection.

MALADIES AIGUES.

De la Mort apparente , ou Asphyxie *des nouveaux nés.*

Lorsqu'un enfant vient au monde sans donner des signes de vie, il faut en pareil cas bien se garder de couper ni de lier le cordon ombilical. L'enfant, incapable de respirer par ses propres forces, serait privé du peu de vie qui lui reste, et qui ne peut être entrenue que par le placenta. En cas que ce corps soit expulsé de la matrice immédiatement après l'accouchement, on le fomentera, ainsi que le cordon ombilical, avec un mélange d'eau tiède et de vin, afin de ranimer la circulation du sang presqu'éteinte. Supposé que le visage du nouveau né ne soit ni gonflé ni bleuâtre, symptômes évidens d'accumulation de sang dans la poitrine et la tête, son état de mort apparente dépend alors ou d'une grande faiblesse, ou de quelques obstacles à l'entrée de l'air dans les poumons. Ainsi, pour établir la respiration, on met en usage divers moyens. On commence par lui ôter la matière visqueuse dont la bouche et le gosier sont quelquefois remplis : on lui chatouille le nez avec les barbes d'une plume ; on lui frotte la plante des pieds, la poitrine, avec une étoffe de laine. Si ces moyens ne réussissent pas , on peut faire tomber sur la région du cœur, et d'une certaine hauteur, quelques gouttes de vin froid, ce qui procure une certaine commotion sur l'organe de la respiration. Ce moyen supplée à l'électricité qui pourrait être utile en pareille circonstance. La succion des mamelons a quelquefois produit de bons effets ; enfin, on peut mettre en usage la fumée de tabac, qu'on introduit au moyen d'un chalumeau dans la poitrine ou dans l'anus.

Lorsque l'enfant, au moment de sa naissance, fait de vains efforts pour respirer , et qu'il a la figure violette , le visage gonflé , cet accident est évidemment dû à la pléthore, et rien n'est plus convenable alors que de laisser couler par le cordon ombilical quelques cuillerées de sang : ces petites saignées, recommandées par tous les accoucheurs célèbres, ont sauvé la vie à un grand nombre d'enfans ; j'en ai reconnu plusieurs fois l'efficacité dans ma pratique. Mais souvent l'enfant a commencé par donner des signes de vie , et bientôt après, on observe sur sa figure une alternative de rougeur et de pâleur ; sa respiration paraît gênée , et cette crise se termine quelquefois par une espèce de suffocation. Examinez alors avec soin quelle est la température de la chambre ; quand elle est froide, cet accident dépend ordinairement d'un certain degré de spasme causé par le contact d'un air trop froid. Dans ce cas , dit *Hufeland*, médecin célèbre d'Allemagne , il n'y a pas de meilleur remède pour rétablir les fonctions de l'enfant, que de le mettre dans un petit bain tiède. D'après le même auteur, et beaucoup d'autres qui pensent ainsi, nous avons déjà fait observer dans la première partie de cet ouvrage, combien il était mal vu d'abandonner l'enfant à lui-même, en l'isolant de sa mère immédiatement après sa naissance ; car s'il est une circonstance où une chaleur vivifiante lui soit très-utile, c'est sans doute celle-ci.

De la Jaunisse, ou Ictère *des nouveaux nés et des Enfans du premier âge.*

La jaunisse est une maladie produite par l'obstruction des canaux qui conduisent la bile dans les intestins. Retenue dans ses réservoirs, elle est absorbée et portée dans la masse du sang par la circulation. En se mêlant à la lymphe, elle pénètre jusque dans les vaisseaux de la peau, et de là cette teinte jaune qui fait un des symptômes les plus caractéristiques de cette maladie, et dont elle tire sa dénomination.

Il est très-ordinaire de voir la peau des enfans, dans les quatre premiers jours de leur naissance, offrir les apparences de la jaunisse ; mais cette couleur se dissipe la plupart du temps sans secours. Elle est l'effet presqu'ordinaire d'une très-grande sécrétion bilieuse, déterminée par la nouvelle circulation qui s'est établie dans le foie, et par de légers obstacles que la bile peut rencontrer les premiers jours pour passer dans les intestins. On ne peut donc caractériser de maladie cet état momentané : mais il n'en est pas ainsi quand la jaunisse, au lieu de diminuer quelques jours après, paraît augmenter ; quand elle est accompagnée de coliques, et sur-tout d'une teinte jaune au blanc de l'œil, qu'on ne remarque jamais lorsque l'affection est légère.

On a observé que les enfans qui n'étaient point nourris par leur mère, qui n'avaient point été bien débarrassés, aussi-tôt après leur naissance, du mucus dont la peau est couverte, et auxquels on avait très-mal à propos fait prendre du vin sucré, sous prétexte de les fortifier, étaient spécialement affectés de la jaunisse. Elle est en grande partie due à la présence de quelques restes de *meconium,* ou de flegmes qui obstruent les conduits biliaires. De doux évacuans suffisent pour ramener le calme, et un peu de sirop de chicorée composé, donné par petites doses jusqu'à ce qu'il opère, remplit parfaitement cette indication.

Lorsque la peau est très-jaune, et que cet état est accompagné de coliques, il existe sans doute un spasme qu'il faut faire cesser : les demi-bains d'eau tiède sont alors très-convenables. Peut-être serait-ce ici le cas d'employer un doux vomitif : quelques praticiens le recommandent ; mais les purgatifs m'ont toujours paru suffisans ; je réserve donc ce dernier moyen, lorsque l'enfant ayant déjà quelques mois, la jaunisse est causée par une mauvaise nourriture, telle que la bouillie ou d'autres alimens visqueux d'où naissent des crudités qui produisent cette maladie. Alors il faut nécessairement en commencer la cure par le vomitif suivant :

Prenez un grain d'émétique (*5 centigrammes de tartrite de potasse antimonié*), dissolvez-le dans un verre d'eau sucrée ; donnez une cuillerée de cette préparation à l'enfant le matin à jeûn ; réitérez de quart d'heure en quart d'heure ; jusqu'à ce que le vomissement survienne.

cessez alors le remède , et facilitez son effet en lui faisant boire un peu d'eau tiède.

On peut, au surplus , le lendemain matin , lui administrer par cuillerée, le sirop de chicorée composé, jusqu'à ce qu'il opère , et favoriser cette purgation en lui donnant une infusion sucrée de racine de guimauve. On est souvent obligé de réitérer ce purgatif à quelques jours d'intervalle. En prescrivant un meilleur régime à l'enfant , il est rare que la jaunisse ne cède à ce traitement dans l'espace de dix à quinze jours. J'observe que quand l'enfant est encore à la mamelle , la nourrice doit également surveiller son régime , et sur-tout boire une tisane faite avec le chiendent , la réglisse et la carotte. Si l'enfant est altéré , cette boisson lui convient également.

La jaunisse est plus opiniâtre chez les enfans qui ont déjà quelques années ; aussi faut-il employer des moyens plus actifs. En conséquence , on ajoute aux vomitifs , aux purgatifs , aux bains et au régime , l'usage des pilules suivantes :

Prenez savon blanc 4 gros , *ou 15 grammes ,*
rhubarbe pulvérisée , 1 gros , *ou 4 grammes ,*
extrait de pissenlit , 2 gros , *ou 8 grammes ,*
une suffisante quantité de miel pour en faire des pilules de 5 grains , *ou 3 décigrammes ,* qu'on donnera suivant l'âge, depuis 2 jusqu'à 6 , deux fois le jour ; et par-dessus un verre de petit lait, ou de bouillon maigre fait avec les feuilles de chicorée , épinards et cerfeuil.

Pour favoriser l'action de ces remèdes , on a souvent , en pareil cas , recommandé et mis en usage beaucoup de topiques , parmi lesquels un petit nombre m'ont paru devoir mériter la préférence. Il est avantageux de frotter soir et matin avec une flanelle, la région de l'estomac ; on peut aussi , suivant le conseil de *Rosen* , y appliquer une compresse imbibée d'huile d'olive et de vinaigre mélangés et tièdes.

Lorsqu'on pourra se procurer de la ciguë nouvelle , il peut être également très-avantageux d'en coudre environ deux à trois poignées entre deux linges, en forme de pièce piquée ; de l'arroser ensuite de la décoction chaude de la même plante ; puis de l'appliquer sur la région de l'estomac en recouvrant un peu le côté droit. On aura soin de renouveler cette application dès qu'elle commencera à se refroidir.

A tous ces moyens faciles à employer , il faut joindre un exercice convenable à l'âge de l'enfant , et l'égayer le plus que l'on pourra. J'observe que certaines affections morales , telles que la crainte, la peur, et sur-tout la jalousie , sont quelquefois la seule cause primitive de cette maladie. La jalousie sur-tout , déterminée par les préférences qu'on pourrait accorder aux frères ou aux sœurs, est une affection que l'enfant peut cacher soigneusement , et qui exerce sourdement ses ravages. J'ai déjà exposé , en parlant des affections morales, que les parens justes et sages doivent bien se donner garde de la faire naître. Mais dès qu'ils l'ont devinée , il faut que sans trop d'affectation , ils redoublent de soins et de caresses pour ramener l'enfant à des idées moins tristes. Le changement qui s'opère alors dans leur moral , influe sur leur physique , et les rend à la santé.

Le vomissement, un purgatif trop fort, des vers , les fièvres intermittentes , des chutes , etc. peuvent également causer la jaunisse aux enfans ; mais comme cette affection est alors liée à celle qui l'a déterminée , on ne peut la guérir qu'en traitant la première. On voit donc combien il est prudent , si la maladie devient chronique, de ne jamais écouter les conseils des officieux, mais de s'en rapporter à des avis éclairés.

Du Vomissement, des Coliques ou Tranchées, *et de la Diarhée, vulgairement* Cours de Ventre *ou* Dévoiement.

Je n'ai pas cru devoir parler séparément de ces affections, car en remontant à leurs causes, on voit évidemment qu'elles produisent ou le vomissement, ou les coliques, ou la diarrhée, suivant qu'elles agissent ou sur l'estomac, ou sur le canal intestinal.

En général, ces maladies dépendent de l'irritation de l'estomac ou des intestins, ou du relàchement de ces parties. Il est certain qu'un grand nombre de causes peuvent produire ces deux effets sur les enfans, vu la sensibilité et la faiblesse de leurs organes.

Ainsi, quand un enfant est affecté de vomissement, de tranchées, ou de cours de ventre, qu'il soit à la mamelle ou qu'il ait été sevré, il est probable qu'on en trouvera la cause dans l'énumération de celles qui suivent.

On ne saurait donc trop répéter aux personnes qui en prennent soin, qu'on cause à l'enfant ces différentes affections, si au moment de sa naissance on l'expose au contact d'un air froid;

Si on le lave avec des substances spiritueuses, ou qu'on lui en fasse boire;

Si, lorsqu'il n'est pas nourri par sa mère, on néglige de le débarrasser entièrement du *meconium*, et des flegmes qui peuvent fatiguer les organes de la digestion;

Si on lui laisse refroidir les pieds et la poitrine,

ou qu'on ait l'imprudence de suspendre du linge mouillé dans sa chambre ;

Si, ayant quelque humeur qui se porte à la peau, ou un écoulement aux oreilles, on a employé sans précaution des médicamens dessicatifs pour les faire disparaître ;

Si la nourrice n'observe point un régime convenable, qu'elle mange des légumes venteux, des fruits acides ; qu'elle boive trop de vin, qu'elle fasse un exercice immodéré, ou qu'elle ne dorme point assez pendant la nuit ;

Si elle lui donne le sein immédiatement après le repas, ou le matin sans avoir rien pris ;

Si les digestions de l'enfant étant vicieuses, il en résulte des vents ou la constipation ;

Si, l'allaitant trop souvent, elle surcharge son estomac, ou qu'elle lui donne dans l'intervalle, des alimens trop visqueux ou trop solides ;

Si, ayant éprouvé quelqu'indisposition ou quelqu'affection morale, elle lui présente le sein sans avoir pris les précautions que nous avons déjà indiquées ;

Si, lorsque l'enfant est sevré, on lui permet trop de viande, ou qu'on le gorge de corps gras, tels que le lard et le beurre ;

Si, l'abandonnant dans un jardin, il se remplit de fruits acides ;

Si, par une suite d'un mauvais régime, il est tourmenté par des vers ;

Si, quand il a chaud, on le laisse coucher à l'ombre, sur l'herbe, ou boire de l'eau froide ;

Si, l'ayant habitué à être vêtu légèrement pendant le jour, on le tient pendant la nuit dans un lit trop mollet ou trop chaud ;

Si on s'est servi pour préparer ses alimens, de vaisseaux de cuivre mal étamés, d'étain ou même d'argent ;

Si on le laisse exposé à la vapeur du charbon ;

S'il a avalé quelques corps étrangers, ou qu'il soit affecté d'une hernie ;

Si enfin on lui a causé quelque frayeur.

J'observe ici que je passe sous silence les causes morbifiques qui peuvent déterminer le vomissement, les coliques et la diarrhée, telles que la dentition, la petite vérole, la rougeole, les fièvres vermineuses, putrides, le rachitis, les écrouelles, les obstructions, le marasme, etc. ; en traitant de quelques-unes de ces maladies, nous en parlerons comme étant au nombre de leurs accidens.

Vomissement.

Il est des cas où le vomissement est la seule affection apparente, et où les causes par conséquent agissent seulement sur l'estomac. Une de ces causes, en déterminant le vomissement, ne doit même pas le faire considérer comme une maladie. Tel est celui qui succède à la surcharge de l'estomac, lorsque l'enfant prend avec avidité une trop grande quantité de lait, ou qu'il avale, quand il tette, beaucoup de salive qui surnage ce lait, et qu'il rejette ensuite avec une petite portion de cet aliment.

Dans ce cas, le vomissement s'opère spontanément, sans soulèvement de l'estomac, sans souffrance : l'enfant éprouve seulement un mal-aise ; il crie, rejette le superflu de son lait, et s'endort ensuite paisiblement. Cela ne doit point empêcher qu'il ne prenne son accroissement, et de là ce proverbe des nourrices que *tout enfant qui vomit, profite.* Malgré ce proverbe, je conseille toujours de parer à cet inconvénient, en lui donnant moins long-temps à teter, mais plus souvent : alors ses digestions seront meilleures et plus profitables.

Tout vomissement qui ne provient pas de cette cause devient une maladie plus ou moins grave, à laquelle il faut remédier promptement.

On a lieu de croire qu'il est causé par un refroidissement des pieds ou de l'estomac, si l'enfant a le hoquet : on le fera cesser par l'application de linges chauds sur les parties affectées du froid, et sur-tout en lui faisant prendre quelques cuillerées d'infusion sucrée de canelle.

On a déjà recommandé de ne jamais brûler de charbon dans une chambre d'enfans, ni même de les approcher trop près des fourneaux d'une cuisine. Lorsqu'une telle imprudence a déterminé le vomissement, on le fera cesser, en leur faisant respirer un air frais, en aérant bien la chambre, et en y faisant évaporer du vinaigre.

On a souvent vu les accidens les plus funestes, causés par l'emploi des vaisseaux de cuivre, d'étain, et même de la vaisselle d'argent qui contient toujours une certaine portion de cuivre ; servez-vous constamment et pour vos enfans sur-tout, de vases de terre, de faïence ou de porcelaine. Le vomissement déterminé par l'action du verd de gris dans l'estomac, devient salutaire pour en expulser la cause ; loin de chercher à le calmer par des anti-spasmodiques, il faut au contraire le provoquer, en irritant légèrement le gosier de l'enfant avec les barbes d'une plume, et en lui faisant avaler promptement les substances grasses qu'on trouve sous sa main, comme l'huile d'olive, du laid tiède, du bouillon gras, ou maigre fait avec beaucoup de beurre.

Ces moyens simples deviennent, non-seulement des

vomitifs, mais agissent encore comme contre-poisons, en émoussant les pointes des sels corrosifs des substances vénéneuses.

Si l'on en croit une observation récente, consignée dans les Journaux, le sucre peut être regardé comme un excellent contre-poison du verd de gris ; on peut donc également tenter ce moyen qu'il est si aisé de se procurer.

Quand au vomissement se joignent des coliques, l'action du poison s'est alors portée sur les intestins. Il faut s'empresser de donner en lavemens les mêmes remèdes.

Enfin, le vomissement peut être causé par des corps étrangers avalés ou restés dans l'œsophage ; par des vers, l'étranglement d'une hernie, une chute, ou d'autres affections dont il est le symptôme, comme on le fera remarquer en parlant de ces différentes maladies, et du traitement qui leur convient.

Tranchées.

Il est rare que les enfans soient affectés de tranchées sans avoir la diarrhée. J'observe cependant que la constipation et des vents peuvent les déterminer, comme toute autre cause irritante. Un enfant, pour se bien porter, doit avoir deux ou trois selles les premiers jours de sa naissance, pour rendre complètement le *meconium* ; puis toutes les vingt-quatre heures, il faut qu'il se débarrasse au moins une fois du résidu de ses alimens, sans cela le système digestif est troublé, et ce trouble amène d'autres affections plus graves encore. Communément les tranchées les précèdent ; elles s'annoncent par les cris presque continuels de l'enfant, la contraction des muscles du bas ventre, et des extrémités inférieures. *Rosen* observe qu'il rend alors plus d'urine que de coutume ; qu'il se mouille jusque sous les bras, et qu'il ne prend volontiers le sein de sa nourrice que quand quelqu'un le tient dans une position verticale. Nous avons déjà dit en parlant des premières évacuations des enfans, que quand la rétention du *meconium* devient la cause des tranchées, il faut solliciter cette évacuation, en donnant au nouveau né, de temps à autre, pendant les trois premiers jours de sa naissance, quelques cuillerées de sirop de chicorée composé. La constipation qui a lieu pendant l'allaitement, doit être également observée de très-près pour en reconnaître la cause, et faire cesser les tranchées qui l'accompagnent. *Rosen* observe encore que si le lait de la nourrice est ancien, l'enfant peut être tourmenté d'une constipation douloureuse ; dans ce cas on doit rendre son lait plus séreux, en faisant usage d'une boisson émolliente. On sollicite les selles de l'enfant, soit en lui faisant boire de l'eau miellée, ou une dissolution de mane choisie, soit en employant un suppositoire fait d'un petit morceau de savon taillé en pyramide, d'une côte de blette enduite de beurre frais, ou de papier roulé et bien imbibé d'huile. Il est des enfans qui sont naturellement constipés, et qui tiennent cette indisposition de leur mère, ce qui ne les empêche point de profiter. Une telle constitution ne demande point de remèdes journaliers ; on ne doit en faire usage que quand la constipation trop prolongée produit un mal-aise évident. Lorsque l'enfant commence à prendre des alimens, quelques-uns d'eux, peu convenables, peuvent aussi causer la constipation ; il faut alors les cesser et les remplacer. Enfin, on ne doit pas perdre de vue que les enfans trop serrés dans un maillot, sont quelquefois sujets à la constipation douloureuse, et qu'elle cesse ordinairement dès qu'on les met en liberté.

Les vents retenus deviennent chez les enfans une cause assez commune de plusieurs affections. Indépendamment des coliques qu'ils occasionnent, ils donnent encore lieu à des insomnies, des hoquets, des vomissemens, des épreintes, et même à des convulsions quand ils accompagnent une constipation opiniâtre. On a observé que les enfans qui, trouvant peu de lait dans le sein de leur nourrice, étaient forcés de sucer fortement et long-temps, devenaient plus exposés que les autres à souffrir de ces ventosités. Qu'elles proviennent de cette cause, qu'elles soient prises avec les alimens, ou que l'air qui s'en échappe pendant le travail de la digestion, les produise, il n'en est pas moins urgent de veiller à ce qu'ils les rendent, sur-tout avant que de les mettre au lit. Pour y parvenir, le D. *Alphonse Leroy* conseille de les présenter nus deux à trois fois le jour, à un feu flamboyant, et de leur faire sur le dos et le ventre de petites frictions avec la main. Mais comme le relâchement des intestins peut favoriser la formation de ces flatuosités, on peut leur prescrire avec avantage une légère infusion sucrée d'une pincée d'anis, de coriandre et de canelle. Pour les prévenir, la nourrice doit faire attention à la situation qu'elle donne à son enfant en l'allaitant et en le couchant. Les enfans digèrent mal, et ont par conséquent des tranchées, quand on les fait teter dans une situation horisontale, ou qu'on les couche ayant la tête plus basse que le corps; il faut donc qu'elle évite ces deux inconvéniens.

Diarrhée.

Il s'agit maintenant de déterminer les différentes

espèces de diarrhées, qui, jointes aux tranchées ou au vomissement, présentent plusieurs indications à remplir. Cette distinction paraît très-difficile à établir, car on pourrait en faire autant de variétés qu'il y a de causes qui peuvent les produire. On présume bien que cette division, trop embarrassante pour le public, ne sera pas celle que j'adopterai.

En examinant la pratique des meilleurs médecins, j'ai observé qu'elle était la même pour un grand nombre de cas, et je crois devoir les rapporter tous à trois circonstances particulières ; savoir : lorsque la diarrhée provient de mauvaises digestions, et par conséquent de l'irritation qu'elles causent à l'estomac ou aux intestins, je la nommerai diarrhée *Saburale* ; lorsque le flux sera bilieux et putride, diarrhée *Bilieuse-Putride* ; enfin, quand elle provient d'un trop grand relâchement des intestins, elle sera nommée diarrhée *Lienterique*.

Une diarrhée particulière, peu connue jusqu'à ce jour, et décrite par le D. *Alph. Leroy*, dans sa *Médecine Maternelle*, doit trouver place ici, et former une quatrième espèce ; nous la nommerons, comme cet auteur, *diarrhée Blanche*, puisque son principal caractère est un écoulement de matière blanche, fétide, semblable à des grumeaux de fromage, quoique le malade ne fasse point usage de lait.

Nous n'entendons pas parler ici de la diarrhée qui serait causée par la présence d'un *stimulus* externe, introduit dans l'estomac, comme les corps étrangers, les substances vénéneuses, un purgatif violent, etc. , pour lesquels on doit prescrire des moyens particuliers. Avant que de passer au traitement de la diarrhée, il ne faut pas perdre de vue que les enfans dans le premier âge, sont toujours relâchés, et qu'ils n'ont point le cours de ventre quand leurs excrémens sont un peu liquides, et qu'ils les rendent trois à quatre fois par jour. Souvent ce léger dévoiement est une évacuation critique que la nature emploie pour se débarrasser d'une maladie plus grave, ou d'une humeur qui aurait pu la causer. Ce dévoiement, dans ce cas, existe sans colique, sans dépérissement marqué, et l'enfant semble même soulagé quand il est allé à la selle ; on voit donc qu'il ne faut pas se presser de traiter un pareil cours de ventre, et qu'il se passera, en faisant observer à l'enfant ou à la nourrice un régime convenable. C'est ainsi que celui qui accompagne souvent la dentition, devient toujours favorable quand il est modéré. Passons maintenant à la diarrhée qui demande les secours de l'art. Elle est ordinairement causée, sur-tout chez les enfans à la mamelle, par des sabures glaireuses et acides, qui s'engendrent facilement dans leur estomac. On sera convaincu de cette cause quand les enfans vomiront, qu'ils auront des coliques, et que leurs excrémens plus ou moins fluides, seront fréquemment rendus, verdâtres et mêlés de lait caillé.

Pendant cette maladie, l'urine coule en petite quantité ; elle est plus rouge qu'à l'ordinaire : c'est un signe avantageux quand elle reprend son cours et sa couleur naturelle. La sueur et le vomissement dès le début de la diarrhée, sont aussi des symptômes favorables, parce que ces évacuations diminuent en grande partie l'humeur qui la cause.

Les purgatifs et les absorbans sont des remèdes presque généralement conseillés dès le principe du traitement de cette maladie. La rhubarbe est le purgatif qu'on emploie le plus souvent ; mais si elle est avantageuse dans certains cas, communément, elle est plus nuisible qu'utile. C'est sur-tout une faute très-grave

que de la donner tous les jours, et de la continuer
parce que les selles ne cesseront pas d'être fréquentes
et verdâtres : elle produit l'un et l'autre effet ; donc
son usage peut devenir funeste par l'irritation qu'elle
entretient et qu'elle augmente. Il faut donc être très-
circonspect pour ce purgatif si accrédité, sur-tout pour
les enfans du premier âge ; il n'en est pas de même
des vomitifs sagement administrés, qui évacuent promptement les crudités acides qui séjournent dans l'estomac ; et lorsque la maladie, dit *Cullen*, est produite, comme il arrive souvent, par la transpiration
supprimée ou par les fluides qui se portent en plus
grande quantité que de coutume vers les intestins, le
vomissement est peut-être l'unique moyen efficace pour
rétablir la détermination des fluides vers la surface de
la peau. Enfin, les astringens et les calmans demandent
aussi beaucoup de discernement pour être employés
avec succès, suivant les différens périodes de la maladie.

Nous allons entrer dans quelques détails nécessaires
pour déterminer les cas les plus fréquens dans lesquels
ces médicamens produisent d'heureux effets, lorsqu'ils
sont appuyés d'un régime convenable.

Cure de la Diarrhée Saburale.

Quand la diarrhée survient à un enfant à la mamelle,
et qu'elle n'est accompagnée d'aucuns symptômes alarmans, on commence par rectifier les erreurs que
la nourrice a pu commettre dans son régime, en lui
faisant exactement observer toutes les règles prescrites à l'article qui les renferme ; et de plus on l'o-
blige à prendre trois ou quatre fois le jour, quinze
grains (*8 décigrammes*), pour chaque dose, de la
composition suivante :

Prenez magnésie *ou carbonate de magnésie*, 2 gros
    ou 8 grammes ,
        écorce d'orange, 1 gros , ou *4 grammes* ,
        même quantité de semence de fenouil , et de
        sucre , le tout pulvérisé et mélangé.

Quand ces premiers moyens ne suffisent point , et
que la diarrhée est accompagnée de vomissement ,
on doit le favoriser par un doux vomitif , et l'émétique (*tartrite de potasse antimonié*) admininistré par
cuillerée ; lorsqu'à la dose d'un grain (*5 centigrammes*),
il a été étendu dans 4 onces (*12 décagrammes*) d'eau ,
il est le médicament que l'on doit préférer.

Il sera souvent , je le sais , fort difficile de faire
adopter cette méthode à bien des parens ; et dans ce
cas , le médecin est pour ainsi dire forcé de composer
avec leur répugnance. On peut alors prendre une autre
voie , et s'en promettre également des succès. Ainsi ,
au lieu de vomitif , on emploiera cette mixture purgative :

Prenez sel d'epsom , ou *sulfate de magnésie*, 10 grains ,
    ou *cinq décigrammes* ,
    eau pure , 2 onces , ou *6 décagrammes* ,
    teinture d'*opium* , 2 gouttes.

Pour un enfant de deux mois environ , on en
donne une cuillerée à café toutes les trois ou quatre
heures. Quand cette dose ne diminue point la diarrhée ,
on l'augmente par degrés en se réglant sur l'âge , les
forces de l'enfant , et la ténacité de la maladie. J'observe que si le cours de ventre est accompagné de
tranchées , on substitue à l'eau pure celle de fenouil ,
ou de semence d'anet. Quand l'estomac et les intestins sont suffisamment évacués , la seule indication
qui subsiste, est de s'opposer au développement de
nouvelles crudités ; alors les absorbans sont conve-

nables , et cette formule de *Rosen* est employée avec succès :

Prenez Magnésie, ou *carbonate de magnésie* , 2 gros ou *8 grammes* ,

cumin , racine de flambe pulvérisée , 1 gros de chaque , ou *4 grammes* ,

safran , 3o grains , ou *15 décigrammes* ,

mêlez et partagez par paquets de 10 grains, ou *5 décigrammes*.

L'enfant à la mamelle en prendra cinq à six fois le jour, ou dans du lait, ou dans la première cuillerée d'une panade légère. De tems à autre, on peut lui donner quelques cuillerées de bouillon à la viande, ce qui lui procure une nourriture bien moins acessente que le laitage.

Ces remèdes suffisent ordinairement pour guérir une diarrhée récente ; mais il est certain qu'il en faut de plus actifs quand elle est trop prolongée, et sur-tout lorsque les selles sont devenues séreuses. Les longues maladies des intestins les plongent non - seulement dans le relâchement, mais les disposent encore aux affections spasmodiques. Alors la rhubarbe , jointe aux narcotiques , trouve ici sa place , et la préparation suivante est indiquée :

Prenez rhubarbe pulvérisée , 15 grains , ou *7 décigrammes* ,

magnésie , ou *carbonate de magnésie* , 1 demi-gros , ou *2 grammes* ,

eau de fenouil ,
d'anet ,   } de chaque 1 once, ou
sirop solutif de roses ,   } *3 décagrammes* ,

teinture d'*opium* , 3 gouttes seulement ;

mêlez et faites une potion.

On la fait prendre à l'enfant à la dose d'une cuillerée à café trois ou quatre fois le jour, à une égale distance, et remuant chaque fois le vase qui la contient. On peut y joindre l'usage des lavemens avec l'amidon, et quelques gouttes de *laudanum*, si les coliques sont considérables.

Quand la diarrhée affecte les enfans qui sont sevrés, et qu'elle est accompagnée de dégoût, vomissement et coliques, la cause en est ordinairement dans le résidu de mauvaises digestions. La cure doit commencer nécessairement par un vomitif. On ne lui permet pour nourriture que de légers farineux, des panades au gras, et des jaunes d'œufs délayés. Comme ils sont plus ou moins altérés, on leur prescrit cette boisson :

Prenez riz mondé, une cuillerée,
      une croûte de pain grillée,
      gomme arabique, 2 gros, ou *8 grammes*,
      sucre 1 once, ou *3 décagrammes*;
faites bouillir dans une pinte ou *1 litre* d'eau; passez le tout quand le riz sera crevé.

Le surlendemain du vomitif, on peut leur administrer la teinture de rhubarbe le matin à jeûn :
Prenez rhubarbe concassée, 1 gros ou *4 grammes*,
      infusez à froid, pendant vingt-quatre heures,
      dans eau commune 4 onces ou *12 décagrammes*;
passez et divisez en deux doses pour deux jours.

Si le cours de ventre continue avec la même violence les jours suivans, on revient à un second vomitif; et à celui-là succédera la poudre absorbante prescrite ci-dessus.

Cure de la Diarrhée Bilieuse-Putride.

Souvent on fait passer les enfans au régime des

adultes, en leur donnant trop de viande, de pâtis-
serie, ou d'autres substances grasses, telles que le
lard, le beurre, etc. Il se forme alors dans leur estomac des crudités d'une nature particulière, et qui
donnent naissance à une diarrhée bilieuse, et quelquefois putride. On observe qu'elle paraît le plus souvent aux approches de l'automne, après les fortes
chaleurs qui contribuent à la déterminer ; souvent
elle dégénère en dyssenterie : elle est caractérisée par
des selles bilieuses, accompagnées de dégoût, d'amertume à la bouche, de coliques plus ou moins vives,
quelquefois de fièvre et de putridité qui s'annonce par
la mauvaise odeur des selles.

Dans ce cas le vomitif est également indiqué, et l'on
doit ensuite délayer les crudités bilieuses, et corriger leur tendance à la putridité. Ici les absorbans seraient très-nuisibles ; il faut au contraire ménager les
évacuations qui paraissent critiques, les corriger seulement par l'usage du petit lait, du sirop de vinaigre,
ou d'autres boissons légèrement acidulées avec le suc
de citron.

A la campagne on y suppléera de la manière suivante :

Prenez racines de guimauve et de réglisse, de chaque
    2 gros, ou *8 grammes*,
       une pomme de reinette coupée par tranche,
       des raisins secs, ou quelques pruneaux,
faites bouillir dans une pinte ou 1 *litre* d'eau, pendant une demi-heure ; passez ensuite, etc.

Dans cette espèce de diarrhée, les purgatifs paraissent
contraires ; ce n'est que dans le cas où les selles seraient
suivies de tranchées et de tenesme, comme dans la
dyssenterie, que la rhubarbe, unie à la crème de tartre
(*Tartrite acidule de potasse*), peut devenir un

remède utile : on a observé qu'il faisait cesser l'état de constriction spasmodique des intestins.

Cure de la Diarrhée Lienterique.

Dans le cours de ventre trop prolongé, les intestins tombent dans le relâchement ; il en résulte alors une espèce de lienterie qu'il faut s'empresser de guérir, parce qu'elle menace les jours de l'enfant. Cette maladie n'est accompagnée ni de vomissement ni de tranchées ; il rend les alimens à-peu-près comme il les prend ; il est pâle et défait, et souvent sans fièvre.

Dans ce cas les évacuans seraient pernicieux ; les toniques sont les seuls remèdes qui peuvent rendre à l'estomac et aux intestins la force qu'ils ont perdue. On peut y parvenir, en faisant prendre au malade, tous les jours, une heure avant le dîner, et selon son âge, vingt, trente à quarante gouttes de vin calibé, dans une once ou deux (*3 ou 6 décagrammes*) d'eau de canelle simple.

Dans ce cas, les infusions d'écorce d'orange et de quinquina, de bois de campêche, ont souvent produit d'heureux effets.

Cure de la Diarrhée Blanche.

Dans cette espèce de diarrhée, l'enfant rend une matière blanche, fétide, qui suivant les observations du D. *Alphonse Leroy*, paraît chez les uns fromageuse, chez d'autres muqueuse et albumineuse. Mais ce n'est point une matière laiteuse coagulée, échappée à la digestion ; car cette sécrétion existe en grande abondance sans que le malade fasse usage de lait : la maladie est d'autant plus grave, que la matière est rendue plus épaisse, singularité qu'il est important d'observer, et qui la distingue de la diarrhée lienterique. L'estomac paraît affecté du plus grand relâchement : en touchant la région de ce viscère, on y sent un gonflement, une mollesse extrême ; le toucher le plus léger peut produire le vomissement et des selles. Plus on donne à l'enfant d'alimens doux , muqueux ou farineux, plus les évacuations sont fréquentes , et la maladie grave. Le malade dépérit rapidement; ses forces s'anéantissent , et quoique la fièvre n'accompagne pas ordinairement cet état, la vie semble s'exaler avec les évacuations. Dans ce cas, que je crois assez rare , l'auteur assure « que toutes » les boissons et tous les alimens aqueux, sont nui- » sibles , tandis que la croûte de pâté, le jambon, » les viandes salées, fumées, le pain grillé, le vin » pur, seront digérés et ramèneront l'enfant d'un » état de grande faiblesse, au degré d'énergie qui » constitue la bonne santé. » Il joint à ce régime quelques cuillerées de bon vin de Malaga , quelques grains (*centigrammes*) de sel de quinquina et d'yeux d'écrevisses délayés dans un peu d'eau de fleurs d'orange. Il assure avoir vu grand nombre de fois cette maladie , et l'avoir heureusement traitée par cette méthode. Au moyen des stimulans qu'il indique , la bile s'animalise , coule dans le canal intestinal, colore les digestions qui changent de nature , et le malade est sauvé. Ce traitement est sans doute nouveau pour la plupart des pères et mères ; je le leur indique sur la garantie d'un homme célèbre , dont l'expérience ne doit point être perdue pour l'humanité.

Dans toute espèce de diarrhée, il est avantageux de seconder l'effet des remèdes par un régime fortifiant, tel qu'il est prescrit pour le rachitis : des frictions sèches sur tout le corps, et l'application d'un emplâtre de thériaque sur la région de l'estomac.

Le liniment volatil qui suit, est aussi d'un grand secours :

Prenez esprit (*alcool*) de genièvre, 2 onces, ou 6
    décagrammes,
      huile volatile de gérofle, de muscade, de
      chaque vingt gouttes ; mêlez et conservez
      dans une fiolle bien bouchée.

Versez-en vingt à trente gouttes dans le creux de la
main, et frottez le long de l'épine du dos, une fois
le jour.

Je terminerai par quelques réflexions sur la diarrhée
accidentelle, causée par des substances délétères,
introduites dans l'estomac, et dont l'action cause
une telle irritation, un tel désordre, que si on n'y
remédie promptement, la mort peut en être la suite.

Un purgatif trop violent, imprudemment administré à l'enfant, peut, de même qu'un corps étranger,
ou des substances vénéneuses, lui causer un cours
de ventre, accompagné de coliques si vives, que les
convulsions pourraient peut-être leur succéder promptement, si on n'y portait remède. On a vu la conduite à tenir quand cet accident est causé par des
corps étrangers. On a également prescrit celle qu'il
faut observer quand l'usage des vaisseaux de cuivre,
d'étain, ou même d'argent, a excité le vomissement. Les mêmes remèdes conviennent pour suspendre
l'effet d'un violent purgatif : ce sont les corps gras,
le lait, et les boissons mucilagineuses. Quand les
premiers accidens sont passés, et dans tous les cas,
on rétablit le désordre dont ces viscères sont affectés,
par cette potion :

Prenez eau de canelle simple, 6 onces, ou 18 *dé-*
    cagrammes ; dissolvez gomme adragante, 5o
    grains, ou 15 *décigrammes ;* triturez dans
    un mortier, avec deux à trois cuillerées d'eau,
    6 amandes douces pelées ; ajoutez sirop de
    diacode et de guimauve, de chaque une demi-

once , ou 15 *grammes* ; mêlez exactement et donnez ce remède par cuillerée , de quart d'heure en quart d'heure , jusqu'à ce que la douleur soit calmée.

Les affections longues ou violentes de l'estomac et des intestins , tendent à affaiblir singulièrement leur puissance digestive , et jettent quelquefois les enfans dans un état de langueur qui nuit singulièrement à leur accroissement. Ce n'est alors qu'avec beaucoup de ménagement qu'on peut les ramener à leur première santé.

Il faut donc surveiller de très-près leur régime , et les préserver de tout ce qui pourrait faire renaître la maladie , qui serait alors d'autant plus dangereuse , qu'ils auraient moins de force pour la supporter.

C'est dans cette vue qu'on fera faire au convalescent chaque jour , un exercice modéré ; qu'on y suppléera par des frictions sèches sur les membres ; qu'on lui procurera quelques amusemens agréables , s'il est disposé à la mélancolie , et que de temps à autre ou lui donnera de légers stomachiques , comme un peu de bon vin à ses repas , ou par préférence , dix à vingt gouttes d'elixir stomacal de *Rosen,* dans du bouillon.

Beaucoup de personnes seront sans doute fort aises de trouver ici la composition d'un remède dont l'auteur a tiré le plus grand parti , pour rétablir les digestions languissantes :

Prenez la partie jaune d'é-
   corce de citron. . .
   canelle . . . . . .
   rhubarbe choisie. .   de chaque une demi-once,
   terre foliée de tar-   ou 15 *grammes.*
   tre, ou *acétite de*
   potasse. . . . . .

Vin blanc, 8 onces, ou 2 *hectogrammes et demi;*

faites infuser quatre jours à une douce chaleur; passez et ajoutez

huile volatile de camomille , vingt gouttes ;

extrait de gentianne , trois gros , ou 12 *grammes;*

gardez dans un vase bien bouché.

Des Convulsions en général.

La mobilité du genre nerveux chez les enfans , les rend particulièrement sujets aux convulsions dans le premier âge.

Cette mobilité est plus ou moins grande en raison de la faiblesse , du relâchement et de la délicatesse du corps de l'enfant.

Les convulsions consistent dans une contraction violente , involontaire et irrégulière , des muscles de tout le corps, ou de quelques-unes de ses parties , déterminées par l'irritation des nerfs. On distingue les convulsions qui succèdent à différentes maladies, ou les accompagnent , et qu'on peut par conséquent regarder comme une maladie symptomatique , d'avec celles qui forment différentes maladies des enfans , et qui paraissent dépendre de l'affection propre du cerveau ou du système nerveux , et de ce nombre sont le tétanos , l'éclampsie , l'épilepsie , etc.

Les convulsions en général , ou comme symptôme , ou comme maladie essentielle , méritent toujours une attention sérieuse , puisque , dans beaucoup de cas , elles deviennent mortelles. Ainsi , les parens doivent sentir la nécessité d'éloigner toutes les causes qui peuvent les faire naître , car il est souvent plus facile de les prévenir que d'y remédier.

Les convulsions sont héréditaires ou acquises :

Les convulsions héréditaires sont dues à un vice de constitution auquel il est souvent impossible de remédier ;

Celles qui sont acquises, proviennent ordinairement d'une mauvaise éducation physique.

En général, voici ce qui peut la rendre telle :

Trop de mollesse dans la tenue de l'enfant ;

Les fâcheuses impressions d'un air altéré par les mauvaises qualités qu'il peut avoir contractées ;

Les compressions sur le corps au moment de l'accouchement ou après la naissance ;

Celles qui peuvent être exercées par le maillot , les vêtemens, les ligatures ;

Un lait vicié, quelqu'en soit la cause ;

Les alimens qui ne coïncident point avec l'âge et l'estomac de l'enfant;

Les boissons malfaisantes à cet âge, telles que les liqueurs spiritueuses , le thé et le café ;

Les erreurs commises à l'égard du repos, et de l'exercice ;

Les excrétions retenues ou trop abondantes, surtout l'interception de la transpiration ;

La pléthore de cerveau par une trop grande abondance du sang ou de sérosités ;

Le défaut de nourriture ;

Les sabures acides, glaireuses, putrides de l'estomac ;

Les ventosités ;

La répercussion de quelqu'humeur âcre, telles que la croûte laiteuse, la gale, la rougeole, la petite vérole, et autres éruptions cutanées ;

La Dentition laborieuse ;

Le châtouillement trop prolongé de la plante des pieds ;

Les vers, la pierre, les poisons, les contusions et, les corps étrangers avalés ;

L'abus de certains remèdes, comme les purgatifs trop forts, les médicamens qui provoquent le sommeil ;

Certaines maladies aiguës et chroniques ;

Les passions de l'ame de la nourrice ou de l'enfant, particulièrement la peur, la colère, la crainte et le chagrin.

D'après cette énumération, il est facile de sentir que les causes des convulsions étant si variées, il ne peut y avoir de remèdes spécifiques, comme l'empyrisme en préconise souvent ; et que les seuls admissibles, sont ceux qui peuvent faire cesser ou modifier la cause dès qu'on aura pu la connaître. Il n'est donc point étonnant que les convulsions enlèvent un si grand nombre d'enfans, quand leur éducation demande pour les en préserver, toute la sollicitude d'une mère prévoyante, et souvent les conseils et les soins d'un médecin éclairé. Ainsi, nous renvoyons à chacune des maladies qui peuvent être accompagnées de convulsions, puisque nous aurons soin de prévoir cet accident, et de prescrire les moyens convenables pour le faire cesser. Reste à exposer certaines affections qui constituent essentiellement les maladies convulsives particulières à l'enfance : c'est ce dont nous allons nous occuper.

Du Hoquet.

Le hoquet dépend de la contraction subite, involontaire et récidivée de la cloison musculeuse qui sépare la poitrine d'avec le bas ventre. Elle est alors affectée d'une irritation sympathique dont la cause peut résider ou dans les organes de la respiration, ou dans ceux de la digestion.

Ainsi, une irritation de l'œsophage, de l'estomac ou des intestins, causée par un lait vicié, par des sabures acides, par des alimens stimulans ou pris en trop grande quantité, ou avec trop de précipitation, détermine journellement le hoquet. Il survient encore après la suppression d'une humeur dont l'évacuation était nécessaire à la santé. Les vives émotions de l'ame, un froid ressenti à la région de l'estomac, à la tête, à la plante des pieds, le font souvent naître chez les enfans. Ce symptôme n'annonce ordinairement le danger que quand il paraît sur la fin d'une maladie grave par sa nature.

Le hoquet n'est donc nullement alarmant lorsqu'il affecte spontanément les enfans, et qu'il est l'effet de la précipitation avec laquelle ils avalent les alimens ; autrement il faut en rechercher la cause, et la faire disparaître. Quand il arrive à jeûn, qu'il est accompagné de tranchées, d'une haleine fétide, de déjections vertes, il est causé par des sabures acides, et se traite comme la diarrhée qui reconnaît la même cause. Survient-il après la suppression d'une éruption, on doit la faire reparaître. Causé par le froid à la tête, aux extrémités, à la région de l'estomac, on réchauffe promptement ces parties avec des linges ou une flanelle, en même-temps qu'on fait prendre à l'enfant une légère infusion sucrée de canelle. Enfin, est-il l'effet d'un certain degré de trouble dans le système nerveux, il sera convenable de donner quelques anti-spasmodiques. On commencé par l'eau de fleurs d'orange, et celle de semence d'anet, auxquelles on ajoute, si elles ne suffisent point, douze gouttes de liqueur d'*Hoffmann*, ou une et deux gouttes de teinture d'opium. Ce mélange s'administre comme potion, par petites cuillerées, tous les quarts d'heure, jusqu'à ce que le hoquet soit calmé.

Des Suffocations nocturnes, ou du Cochemar.

Les enfans à la mamelle sont quelquefois sujets pendant la nuit, à une espèce de suffocation à laquelle on a donné le nom de cochemar, ou de terreurs nocturnes. Il n'est pas douteux que le spasme ne joue un grand rôle dans cette affection. On la reconnaît, dit M. *Baumes*, aux frayeurs qui éveillent subitement les enfans dans leur premier sommeil, avec des cris perçans, et à une certaine difficulté de respirer. Tout indique leur effroi, car ils cherchent à s'attacher à leur nourrice, à cacher leur tête, et malgré les efforts que l'on fait pour les consoler, ils refusent le sein tant qu'ils ne sont pas rassurés.

Quoique le cochemar ne soit point une affection dangereuse, elle n'en mérite pas moins l'attention des parens : rien n'est indifférent quand il s'agit du système nerveux dont la mobilité plus ou moins augmentée, touche aux convulsions. Le cochemar peut être causé par une mauvaise position de l'enfant dans son berceau , sur-tout lorsque la nourrice le couche sur le dos, ou la tête trop basse ; par quelque partie de la layette qui le gênera ; par la surcharge de l'estomac ; de mauvaises digestions, et souvent par une vive frayeur que l'enfant aura éprouvée pendant le jour ; enfin, par les effets de la dentition. Il suffit d'indiquer ici ces causes, pour qu'il soit assez facile de reconnaître celle qui agit, et de prendre les moyens de la faire cesser, ou de ne plus la réitérer.

De la Convulsion des Mâchoires, ou du Tétanos.

Un des accidens le plus à craindre pour les nouveaux nés, est le tétanos, ou espèce de convulsion des muscles des mâchoires. Cette maladie est plus commune dans les pays chauds que dans les climats tempérés. Elle affecte ordinairement les enfans pendant le premier mois de leur naissance, mais plus particulièrement dans les neuf premiers jours. Dans l'un et l'autre cas, elle s'annonce, dit le D. *Bajon*, par des cris continuels ; les enfans prennent et quittent sur-le-champ le sein de leur nourrice ; ils paraissent faire des efforts inutiles pour teter ; peu de temps après, la mâchoire inférieure commence à se roidir, et à s'approcher de la mâchoire supérieure ; le mouvement de la langue semble gêné, les cris diminuent à proportion que la maladie fait des progrès ; les mâchoires se rapprochent tellement l'une de l'autre, qu'elles ne permettent pas la moindre ouverture ; les muscles du cou et de toute l'épine se contractent ; le tronc se courbe en arrière ; souvent il survient un gonflement à l'ombilic ; la couleur de la peau qui recouvre les muscles en convulsion, devient violette, et l'enfant meurt ordinairement dans l'espace de douze heures : rarement le malade parvient jusqu'au cinquième jour.

Pour prévenir le tétanos, il faut préserver les enfans du contact d'un air froid, et sur-tout les tenir chaudement pendant les neuf premiers jours de leur naissance. On présume encore que la ligature du cordon ombilical trop près de l'anneau, sa section faite

avec de mauvais instrumens rouillés, le maillot, et
quelques liqueurs spiritueuses employées en lavages,
ou données comme boisson à l'enfant, en sont les
causes les plus ordinaires.

Il faut donc, à l'apparition des premiers symptômes, s'opposer aux progrès de la maladie, puisqu'elle
est regardée comme mortelle, dès que le malade ne
peut plus avaler.

On examinera le cordon ombilical : si la ligature
paraît faite trop près du ventre, on s'empressera de
la couper, et on appliquera sur l'ombilic des fomentations faites avec la décoction de jusqiame, ou un
cataplasme émollient, dans lequel on fera entrer une
suffisante quantité de teinture d'opium. Quand cette
cause n'existe point, on doit raisonnablement en
chercher une autre parmi celles que nous avons citées
ci-dessus. On conseille alors différens moyens anti-
spasmodiques, parmi lesquels les bains tièdes d'eau
et de lait doivent tenir le premier rang : on les renouvelle toutes les cinq ou six heures ; dans l'intervalle on administre à l'enfant un lavement émollient,
et on lui frotte la nuque, les tempes et les joues avec
un mélange d'huile de camomille et de laurier ; on
peut aussi lui appliquer sur l'angle des mâchoires, le
même cataplasme prescrit pour l'ombilic. Si le petit
malade avait des envies de vomir, et paraissait se
débarrasser difficilement des flegmes qu'il doit rendre,
on aiderait cette évacuation en lui faisant prendre une
infusion miellée de 4 grains (*deux décigrammes*)
d'ipécacuanha, dans trois onces (*9 décagrammes*)
d'eau, par petite cuillerée à café, jusqu'à ce que le
vomissement soit déterminé : puis on peut employer
un calmant tel que le sirop de diacode ; mais la
dose de ce remède ne doit être prescrite que par u**

homme de l'art , auquel on devrait toujours s'adresser dès le commencement de la maladie , et ne pas s'imaginer, comme on le fait , que la Médecine est inutile en pareil cas. Cette erreur est cause que l'histoire du tétanos et l'efficacité de remèdes convenables , sont encore peu connues , puisqu'on trouve tant de contradictions dans les écrits du petit nombre de ceux qui ont été à portée de l'observer.

De l'Épilepsie des Enfans , ou l'Éclampsie.

L'épilepsie, *mal caduc* ou *haut-mal*, et l'Éclampsie, sont deux maladies convulsives qui ne diffèrent que par rapport à l'âge du malade , la violence, la durée , et les phénomènes qu'offre la maladie à laquelle on a donné le nom d'éclampsie, quand elle affecte les enfans à la mamelle , et celui d'épilepsie pour ceux qui sont plus âgés. On ne divise point ces affections dans la pratique , parce qu'elles proviennent des mêmes causes, et demandent par conséquent les mêmes moyens curatifs. L'éclampsie, dont je dois plus particulièrement m'occuper , s'annonce par une privation subite de sentiment , accompagnée de mouvemens convulsifs de tout le corps : le visage prend une teinte bleuâtre ; l'enfant tourne les yeux fixement vers le front, serre plus ou moins les mâchoires , ou bien a la bouche pleine d'écume. Cet état dure plus ou moins de temps , après lequel il y a rémission ; l'enfant s'endort alors profondément , et se trouve assez bien quand il s'éveille.

Il est rare que le premier accès ne soit précédé de quelques symptômes qu'il importerait aux parens de bien connaître, afin d'employer quelques moyens pour le prévenir.

Si l'enfant paraît avoir de fréquentes insomnies, s'éveiller en sursaut, crier, changer de couleur le jour ou la nuit, avoir l'air de sourire en dormant, agiter alors les doigts, les serrer en les courbant, mouvoir subitement ses membres ; il éprouve déjà des spasmes internes, qui annoncent la grande mobilité du genre nerveux, et par conséquent une disposition prochaine à l'éclampsie.

Depuis le moment de la naissance jusqu'à l'âge de puberté, les enfans sont sujets à cette maladie qui dégénère en épilepsie : ils le sont, relativement à la grande délicatesse de leurs organes, beaucoup plus les trois ou quatre premières années de la vie, et même jusqu'à l'age de sept ans qui est une des époques critiques de l'enfance. Alors jusqu'au temps de la puberté, l'épilepsie est plus rare et plus difficile à guérir ; mais quand elle subsiste passé cette époque, elle est presque toujours incurable, et même mortelle.

Dans les premiers temps de la vie, il n'y a point de différence marquée entre le nombre des petits garçons épileptiques et celui des petites filles ; mais après l'âge de sept ans, celui des filles est plus considérable, parce que leur constitution est comparativement plus délicate.

Lorsque cette maladie se manifeste, il est d'autant plus urgent d'en rechercher la cause que si l'enfant ne périt point de la première attaque, comme cela peut arriver, quand les convulsions sont violentes, elle est alors sujète à retour. Les rechutes fréquentes donnent même au genre nerveux plus d'aptitude à se convulser, et par conséquent aggravent la maladie, et la rendent incurable. Les grands obstacles qu'on a souvent à vaincre dans le traitement de l'éclampsie ou de l'épilepsie, avaient, dès la plus haute antiquité, fait regarder cette maladie comme un effet de la colère du Ciel ; et de là tous ces moyens superstitieux qui ont été jusqu'à ce jour employés, lorsqu'elle résiste aux efforts de la Médecine. Elle n'est cependant pas toujours sans remède : la difficulté consiste à en découvrir précisément les véritables causes. Elles sont effectivement très-multipliées, comme on peut s'en convaincre par l'énumération de celles que nous avons spécifiées en parlant des convulsions en général. Suivant le D. *Baumes* et la plupart des auteurs, les causes occasionnelles de l'éclampsie et de l'épilepsie des enfans, résident dans tout ce qui peut rendre les humeurs âcres, ou déterminer une trop grande quantité de sang vers le cerveau. Il me paraît donc convenable de prescrire un traitement d'après ces principes.

Les parens doivent premièrement examiner avec soin, dans le plus grand détail, quel est le régime que suit la nourrice, ou celui de l'enfant, afin de rectifier toute erreur à cet égard ; car chez les enfans à la mamelle, la guérison dépend toujours plutôt d'un bon régime que de ces arcanes prétendus, dont le plus grand nombre tour-à-tour préconisé, ne répond nullement aux pompeuses assertions de leurs auteurs.

Il serait à desirer que ces conseils généraux fussent toujours suivis. Mais aussitôt que cette maladie se manifeste, on est alarmé, on court aux remèdes ; et les parens sans expérience ou trop effrayés, sont incapables de s'opposer aux moyens absurdes employés par la routine.

Dès qu'ils auront donc quelques notions sur la nature de l'éclampsie, ils se garderont bien de céder inconsidérément à qui que ce soit le droit de veiller à ce qu'on n'augmente pas les accidens, si toutefois on ne peut les faire cesser. Les soins à donner au moment de l'attaque, consistent à préserver l'enfant d'une chute ; et lorsqu'il a des dents, il est prudent, pour qu'il ne se mutile point la langue, de lui mettre entre les mâchoires un bouchon de liége, ou un petit rouleau de linge. Il n'y a rien à lui faire prendre parce qu'il ne peut avaler. On lui donne seulement un lavement avec du lait tiède, ou de l'eau simple à laquelle on ajoute un peu de beurre ou d'huile d'olive.

Rosen conseille de lui mettre sur l'estomac un linge chaud, trempé dans l'eau-de-vie : à défaut, on peut prendre du vin ; mais quand l'enfant est revenu à lui, il paraît utile de calmer le genre nerveux par un bain tiède.

Il est également important d'observer ce qui arrive aux enfans, avant, pendant et après chaque accès. On remarquera sur-tout s'il ne se termine point par un vomissement ou des selles ; car si les rechutes sont périodiques, ce qui arrive quelquefois, il est possible alors de les prévenir avec un vomitif ou un purgatif, suivant les indications données par la nature.

L'éclampsie qui se manifeste aux approches ou pendant la dentition, est presque toujours due à l'engorgement des vaisseaux du cerveau : nous verrons à l'article *Dentition Laborieuse*, quels sont les symptômes de cet engorgement, et quels moyens doivent être employés pour y remédier efficacement.

J'observe que l'accès a deux périodes, le premier qui est convulsif, et le second, pendant lequel l'enfant tombe dans l'assoupissement : si le premier a été violent, et que le second soit accompagné de râle, la mort paraît inévitable.

Je ne conseille ici aucun des remèdes anti-épileptiques qui ont réussi en certains cas ; car la prudence exige qu'ils soient toujours employés sous la direction d'un médecin.

Dans une maladie, qui souvent fait le désespoir des familles, en se jouant, pour ainsi dire, des efforts de la Médecine, il existe cependant quelques motifs de consolation que je m'empresse de faire connaître. Lorsque les accès ne sont ni longs ni fréquens, l'éclampsie disparaît à mesure que les enfans avancent en âge, et prennent plus de force. Pour hâter cette heureuse révolution, il ne faut donc négliger aucun des moyens propres à les fortifier.

De la Toux.

La Toux dont les enfans du premier âge sont très-souvent affectés, provient toujours d'une irritation des poumons, soit locale, soit sympathique, c'est-à-dire occasionnée par l'irritation d'une autre partie, d'où s'ensuit celle de la poitrine. Ainsi nous pouvons distinguer deux espèces de toux, la première, dont la cause réside dans l'estomac, et qu'on nomme toux stomacale, et la seconde dont l'irritation portée directement sur la poitrine, peut se nommer toux catarrhale. Je n'entends point parler ici de cette toux particulière qu'on nomme coqueluche, et que j'exposerai séparément dans l'article suivant.

La toux Stomacale provient ordinairement d'un mauvais régime, d'où résultent des crudités acides qui irritent l'estomac; les vers peuvent également la causer par la même raison.

Les principaux symptômes qui la caractérisent, sont le dégoût des alimens, les envies de vomir, une haleine forte, la langue chargée : la toux est sèche, et se manifeste particulièrement après le repas. Pour la distinguer plus facilement de la toux de poitrine, on peut, si l'enfant est assez raisonnable, lui recommander de retenir son haleine un instant ; si la cause réside dans les poumons, il est alors forcé de tousser.

La **toux stomacale** ayant acquis un certain degré de violence, amène la tension et la douleur de l'estomac, le mal de tête, et la difficulté de respirer.

Les remèdes béchiques ne sont point avantageux dans cette affection. Il faut en commencer la cure en débarrassant l'estomac des crudités dont il est rempli, et rien ne satisfait mieux à cette indication qu'un doux vomitif, à prendre comme il est prescrit pour la diarrhée. On surveille le régime de l'enfant, et l'on cherche ensuite à fortifier son estomac par quelques prises de rhubarbe jointe à la magnésie (*carbonate de magnésie*), ou quelques infusions de plantes amères.

La toux Catarrhale se rencontre bien plus fréquemment chez les enfans. Elle est déterminée, soit par l'altération de la transpiration, soit par une métastase humorale sur la poitrine. Elle provient donc ordinairement du peu de précaution que l'on aura prise en changeant l'enfant de linge, en mettant son lit près d'une fenêtre, ou d'une porte mal fermée, en le couvrant trop ou trop peu, en le faisant coucher dans une chambre trop chaude, en l'exposant au serein le soir d'une journée d'été. Elle peut être la suite d'une humeur répercutée, de la dentition difficile, comme de l'imprudence de la nourrice qui aurait donné le sein après y avoir eu froid, sans l'avoir réchauffé. Cette espèce de toux peut encore régner épidémiquement en hiver et au printemps ; elle est due aux variations de l'atmosphère et aux changemens qu'elles apportent dans la constitution des enfans.

Elle commence ordinairement par un enchifrenement et un enrouement. Ils toussent dès qu'ils veulent
respirer. En premier lieu, cette toux est sans expectoration ; il existe un certain degré d'oppression, souvent accompagnée d'un mal de gorge qui augmente
avec la toux sur le soir ; peu à peu les crachats se
manifestent : cette évacuation diminue la toux ainsi
que la difficulté de respirer, et la maladie approche
de la guérison, quand les crachats deviennent jaunes
et épais.

La toux catarrhale a presque toujours pour compagne
la fièvre, qui souvent à l'entrée du printemps,
prend un caractère inflammatoire, tandis que dans les
temps froids et humides, elle est plutôt accompagnée
d'un grand mal de tête.

Puisque différentes causes peuvent déterminer cette
maladie, les mêmes moyens curatifs ne sont point admissibles. En général, on prescrit au malade une diète
légère et des boissons émollientes, pectorales, telles que
les sirops de guimauve, de capillaire, la décoction
de bourrache miellée, etc. On le tient chaudement,
et on lui fait garder la chambre. Lorsque la toux est
violente et le mal de tête incommode, les bains de
pieds dans l'eau tiède sont indiqués pour calmer ces
symptômes. La vapeur de l'eau tiède respirée, soulage
aussi l'oppression et provoque l'expectoration. Si ce
moyen ne suffit pas, on prescrit le sirop d'ipécacuanha
qu'on étend dans une suffisante quantité d'eau, et
qu'on administre par cuillerée d'heure en heure.

Lorsque l'enfant a beaucoup de fièvre, et qu'elle
prend un caractère inflammatoire, ce que l'on reconnaît
à la rougeur du visage, à la plénitude du pouls, à
une grande chaleur accompagnée de sécheresse à la
peau, à beaucoup d'agitation et d'altération, la sai-

gnée du bras, ou l'application des sangsues derrière les oreilles, si l'enfant est très-jeune, deviennent qnelquefois nécessaires.

Quant aux enfans à la mamelle, lorsque la maladie commence, il suffit de les tenir dans une chambre modérément chaude, et de faire boire à la nourrice une infusion sucrée de fenouil ou d'anis. Si la toux persiste, on leur donne un doux laxatif, tel que le sirop de chicorée composé, ou une dissolution de manne dans une infusion de plantes pectorales, administrée par cuillerée, jusqu'à ce que ce purgatif opère. Sont-ils fatigués de la toux, ont-ils besoin de repos, on peut leur procurer un peu de calme au moyen du remède suivant :

Prenez extrait d'opium, 1 grain, ou *5 centigrammes*,
      ipécacuanha, 2 grains, ou 1 *décigramme*,
      sucre fin, 18 grains, ou 1 *gramme ;*
triturez dans un mortier de verre, et partagez en huit doses, une pour le soir dans une cuillerée de sirop ou d'eau sucrée.

Lorsqu'un paquet n'est pas suffisant pour produire l'effet desiré, le lendemain on en donne au malade deux et même trois, si son âge le permet ; mais dès qu'il a reposé pendant la nuit, on ne continue point ce remède dans le cours de la journée.

Lorsqu'en général on a des motifs pour croire que la toux est causée par la rentrée de quelqu'humeur, il est essentiel de la rappeler à l'extérieur, ou d'y suppléer par l'application d'un vésicatoire à la nuque, ou derrière les oreilles.

Quelle que soit la cause de la toux, lorsqu'elle se soutient encore malgré la cessation de la fièvre et des autres symptômes qui l'accompagnaient, les vési-catoires sont avantageux pour empêcher que la poitrine ne s'affecte ; en cas de répugnance pour ce moyen, on y supplée par un emplâtre de poix de Bourgogne, qu'on applique entre les deux épaules, et dont le séjour, en excitant une éruption, et même un suintement, manque rarement de produire une dérivation salutaire.

De la Coqueluche.

La coqueluche paraît une maladie contagieuse, qui n'est connue en France que depuis l'an 1414, qu'on lui a donné le nom vulgaire qu'elle a toujours conservé.

La nature de cette contagion est encore inconnue. Les plus grands médecins prétendent qu'elle n'affecte qu'une seule fois la même personne pendant le cours de sa vie. Elle survient à tout âge ; mais les enfans y sont nécessairement plus sujets que les adultes.

Elle est caractérisée par une toux convulsive qui offre en premier lieu les mêmes symptômes qu'un rhume. Bientôt ils augmentent, et la toux est accompagnée d'un cri douloureux qui peine singulièrement ceux qui l'entendent, parce qu'il paraît suivi d'un certain degré de suffocation. Pendant l'accès de la toux, l'enfant rejette des flegmes glaireux, en plus ou moins grande quantité. Souvent il se termine par le vomissement de tous les alimens contenus dans l'estomac. Les accès reparaissent à différens intervalles et ne sont que très-rarement périodiques ; s'ils ont fréquemment lieu le jour, il sont encore plus rapprochés pendant la nuit.

Lorsque l'accès est passé, la respiration est quelquefois précipitée, et les enfans paraissent fatigués ; d'autre fois ils reviennent promptement au même état où ils étaient avant l'accès , et retournent à leurs récréations ; se termine-t-il par le vomissement , bientôt ils éprouvent la faim , et reprennent avec plaisir de nouveaux alimens.

Cette maladie est quelquefois accompagnée de fièvre ; mais ce qui la distingue encore des toux violentes, c'est que sur deux jours , l'un est plus mauvais que l'autre.

L'accès qui prend après le repas est toujours plus fort, et souvent tel que le visage de l'enfant devenant tout violet, il pourrait quelquefois périr de suffocation , si l'on n'avait soin de le faire vomir en lui portant le doigt dans la gorge, ou mieux encore une plume trempée dans l'huile d'olive. On ne doit jamais laisser ces enfans seuls , ne fut-ce qu'à cause des quintes de toux ; car ils sont forcés de se tenir à quelques meubles pour ne pas tomber. Ces accès sont souvent accompagnés d'un saignement de nez, ce qui n'est point étonnant , parce que la toux fait porter le sang à la tête, et engorge les vaisseaux du cerveau.

Les médecins les plus célèbres varient d'opinion sur la cause de cette maladie : les uns la font résider dans les glandes de l'estomac , ou dans l'affection des membranes du cerveau ; d'autres, avec plus de probabilités , la font consister dans l'engorgement des poumons occasionné par des flegmes visqueux. Si quelque chose , dit M. *Baumes,* doit prouver que le poumon est le siège de cette maladie , c'est qu'elle est ordinairement épidémique , et qu'il y a beaucoup d'érétisme dans les organes de la respiration.

On ne connaît point encore de spécifique pour guérir la coqueluche ; et de là cette erreur populaire , qu'il faut abandonner les malades à la nature, et les changer seulement d'air. D'autres, au contraire, ont une confiance aveugle dans une infinité de secrets qu'on leur propose ; et de l'une et l'autre conduite, dérivent souvent les suites fâcheuses qu'elle entraîne, telles que le marasme, les obstructions des viscères, les enflures, le crachement de sang, l'hydropisie, la pulmonie, etc.

Il est certain que dans une coqueluche modérée, il faut peu de remèdes : la nature se débarrasse avec facilité de la cause de la maladie ; mais dès qu'elle s'annonce avec des symptômes alarmans, ou qu'elle est opiniâtre, la Médecine a dans ce cas des ressources qui sont évidemment utiles.

Cette affection règne en toute saison et quelle que soit la température ; mais elle s'annonce plus communément au printemps : on observe qu'elle a plus d'intensité dans la pleine lune. Le temps de sa durée varie : en général elle ne cesse point avant quinze jours, et ne s'étend pas au-delà de cinq à six semaines ; mais elle peut durer plusieurs mois quand elle passe ce terme ordinaire. Elle paraît enfin plus dangereuse pour les filles que pour les garçons.

La méthode du traitement doit varier suivant les indications qui se présentent, et je ne dois m'occuper que du traitement méthodique qui convient au plus grand nombre de cas.

Il est rare que les enfans à la mamelle aient besoin de remèdes ; il suffit ordinairement, pour qu'ils guérissent, de les vêtir chaudement, de leur donner un bon lait, et de leur tenir le ventre libre.

Si cependant les paroxismes de la toux étaient longs et violens, on leur appliquerait avec avantage un petit emplâtre de poix de Bourgogne entre les deux épaules ; et si les flegmes paraissaient trop visqueux, et que le ventre ne fût pas libre, il serait nécessaire de leur prescrire la potion suivante, qui satisfait aux deux indications :

Prenez romarin. . . . . ⎫
      véronique. . . . ⎬ de chaque, 1 pincée ;
      pouliot . . . . . ⎭

    faites infuser dans eau commune, 5 onces, ou 15 *décagrammes ;*

    ajoutez ipécacuanha, 5 grains, ou 3 *déci-grammes,*

    huile de tartre, ou *potasse mélangée de carbonate de potasse en déliquescence,* 10 gouttes,

    sirop d'*eresymum,* 1 once 4 gros, ou 4 *dé-cagrammes 5 grammes ;*

mêlez, et donnez à l'enfant une cuillerée à café chaque heure.

Quand l'enfant est sevré, la maladie a souvent plus d'intensité, et demande une attention particulière à observer les symptômes qui l'accompagnent.

Si la fièvre est forte, si la tête est brûlante, si pendant la toux, le visage est livide et bouffi, si l'enfant enfin paraît pléthorique, la saignée est indiquée ; mais pour qu'elle soit vraiment utile, il faut qu'il existe une disposition inflammatoire évidemment caractérisée par la fièvre, la chaleur, le mal de tête, et la difficulté de respirer. Dans le cas contraire, la saignée tendrait plutôt à prolonger la maladie, en affaiblissant le malade, et en augmentant la disposition aux spasmes. Lorsque la saignée est nécessaire, on peut encore s'en dispenser, si le saignement de nez que la nature sollicite quand il y a pléthore et chaleur fébrile, est assez fort pour calmer la violence de la maladie.

Lorsqu'on aperçoit une disposition au vomissement,

on doit la favoriser, à moins que les flegmes en soient rejetés avec facilité, à chaque accès de toux. Généralement parlant, il est rare que les enfans au-dessus de deux ans puissent s'en passer. L'émétique (*tartrite de potasse antimonié*) paraît préférable à l'ipécacuanha. Deux grains (*1 décigramme*) dans dans 4 onces d'eau (*12 décagrammes*), avec un peu de sucre, forment un vomitif que l'enfant prend avec la plus grande facilité ; on attendra qu'il soit à jeûn pour le lui administrer par cuillerée de quart d'heure en quart d'heure, jusqu'à ce qu'il provoque le vomissement : cette condition, comme le remarque *Underwood*, est essentielle pour qu'il procure du soulagement. On peut le réitérer de deux jours l'un, jusqu'à ce que la toux soit moins forte, et les flegmes moins abondans, et si l'on observait que des quintes de toux plus violentes se manifestassent à certaines heures, le vomitif donné peu de temps avant l'accès, serait encore plus avantageux.

Pour atténuer l'humeur pituiteuse, et diminuer le spasme des poumons, on recommande comme avantageuses, les infusions de véronique, de pouliot, de lierre terrestre, d'hysope.

M. *Bertrand* a employé avec beaucoup de succès la racine de *polygala*, dans la coqueluche épidémique qui se manifesta à Paris au printemps de 1780. J'ai été, dans ce temps, témoin de ses heureux effets, et voici la manière dont il l'administrait :

Prenez racine de *polygala*, 1 demi-once, ou 15 grammes ; faites bouillir, jusqu'à réduction d'un tiers, dans

eau commune, 12 onces, ou *36 décagrammes* ; passez et ajoutez

sirop d'*erisymum*, 1 once 4 gros, ou *3*

décagrammes 15 grammes, à pre dre dans l'espace de deux jours, une cuillerée de temps en temps.

Ce remède produit des évacuations plus abondantes, et les soutient.

On peut, si l'on veut, donner la potion béchique incisive avec l'ipécacuanha , dont la formule est ci-dessus prescrite pour les enfans d'un an environ, ou bien le remède que M. *Darcet* employait avec succès :

Prenez sucre, 1 once , ou 3 *décagrammes* , versez dessus
 huile volatile aromatique, 1 gros ou *4 grammes;*
  triturez dans un mortier de marbre, et ajoutez
  teinture d'ipécacuanha , 1 gros, ou *4 grammes;*
  mêlez et versez sur le tout
 vin d'Espagne 1 chopine, ou *demi-litre.*

On donne ce remède par cuillerée de temps à autre. Il provoque quelquefois le vomissement, et en cela il n'est que plus utile.

Quand la toux , malgré les moyens qu'on aura employés , paraît augmenter , et que le spasme des poumons fait craindre pour la suffocation, ce caractère, doit porter à faire usage des anti-spasmodiques, comme moyens auxiliaires.

Parmi le grand nombre de ceux qui ont été préconisés, on doit distinguer le camphre, l'*assa-fœtida* le *castoreum*, le musc, l'ambre, l'extrait de jusquiame, de cynoglosse, l'opium et le quinquina. Mais on éprouve souvent beaucoup de difficultés à les faire prendre à ces petits malades, par rapport à leur saveur plus ou moins désagréable ; dans ce cas on peut les leur administrer en lavement. Le goût de quelques-uns d'eux peut cependant tellement se masquer, qu'il est possible de les employer en potion, et d'après cela on leur doit la préférence :

Prenez infusion de pouliot, 5 onces, ou 15 *déca-grammes,*

pilules de cynoglosse, 6 grains, ou 3 *déci-grammes* ; dissolvez et ajoutez

sirop d'eresymum, 2 onces, ou 6 *décagrammes,* faites une potion dont on donnera chaque quart d'heure une cuillerée à café, jusqu'à ce que la toux soit calmée.

Quand la coqueluche devient opiniâtre et chronique, les enfans, fatigués par la toux, tombent dans un certain degré de faiblesse qui entretient le spasme et cette toux. C'est alors que le quinquina devient très-avantageux ; mais pour qu'il fasse tout le bien qu'on peut en attendre, il faut qu'il n'y ait plus aucun signe de pléthore et d'inflammation ; et que l'estomac soit débarrassé par les vomitifs, des matières glaireuses qu'il contenait. Pour augmenter ses bons effets, on le joint à quelques anti-spasmodiques, et le moyen le plus sûr pour le faire prendre aux enfans, est d'en faire composer un sirop, auquel on ajoute la décoction de valérienne. C'est à cette époque que les vésicatoires aux bras, et dont on entretient l'écoulement pendant un certain temps, accélèrent la guérison.

L'empyrisme a mis en usage un grand nombre de topiques ; l'observation a constaté que quelques - uns d'eux n'étaient point inutiles.

C'est dans cette vue qu'on peut frotter la paume des mains, la plante des pieds, l'épine du dos et le creux de l'estomac avec l'huile d'ambre : *Tissot* recommande les frictions à la plante des pieds avec des corps gras. J'ai vu de bons effets d'un papier brouillard imprégné de suif de bouc, appliqué chaudement sur la poitrine. *Huffeland*, médecin Allemand, dit que des sachets de camomille et de camphre, portés sur l'estomac, ont préservé de la maladie, ou l'ont rendu très-légère.

Quelquefois la toux disparaît pendant une semaine, et même plus, pour revenir ensuite avec violence ; elle peut tenir alors à un rhume que l'enfant aura contracté. Il faut dans ce cas le traiter comme il est spécifié à l'article de la toux catarrhale.

Un bon régime sera toujours dans la coqueluche, un des principaux moyens pour déterminer une prompte guérison. L'estomac trop fatigué ne demande que des alimens légers, mais suffisamment nourrissans pour soutenir les forces du malade : on les trouvera dans des panades claires ; des jaunes d'œufs délayés dans de l'eau ou du lait, du vermicelle, du sagou, de la semouille au gras ou au maigre ; des œufs au lait, des crêmes de riz ou d'orge. C'est une erreur de croire que le laitage soit nuisible dans cette affection, comme pouvant produire des glaires ; il devient au contraire un puissant moyen de rétablir un enfant épuisé par la longueur de la maladie. En lui faisant prendre le lait d'ânesse ou celui de chèvre, on prévient souvent les affections de poitrine qui succèdent quelquefois à la coqueluche. Un doux exercice modéré, et l'air pur de la campagne, sont des moyens qu'il ne faut pas négliger pour le rétablissement des convalescens.

Toute personne chargée du soin d'un enfant pendant qu'il a la coqueluche, doit particulièrement veiller à le soutenir le jour pendant les quintes de toux, et pendant la nuit à le mettre sur son séant pour que la suffocation soit moins forte, et qu'il puisse plus facilement se débarrasser des flegmes qu'il doit rejeter. Elle observera s'il n'a point une descente, ou si les efforts de la toux n'auraient point déterminé cet accident. On doit sur-le-champ lui mettre un bandage, afin de prévenir les suites fâcheuses qui résulteraient des secousses réitérées de la toux.

Je me suis sans doute plus étendu sur cet article, que ne l'exigeait un ouvrage élémentaire; mais comme l'avis des médecins prévaut rarement sur le préjugé quand il s'agit de la coqueluche, j'ai cru devoir prouver aux pères et mères que l'art raisonné pourrait être, dans bien des circonstances, plus utile à leurs enfans, que si on les abandonnait aux seuls efforts de la nature.

De l'Esquinancie membraneuse, ou Croup *des Anglais; et du Catarrhe suffoquant.*

L'*Esquinancie membraneuse* est une maladie qu'on ne connaît que depuis quelque temps, et qui n'a pas encore été assez observée pour que la Médecine puisse être d'une grande utilité dans son traitement.

D'ailleurs, comme le mal paraît benin dans le principe, les pères et mères pleins de sécurité, ne demandent ordinairement l'avis d'un médecin, que quand les progrès de la maladie devenus effrayans, ne laissent aucun espoir.

Elle affecte rarement les enfans avant qu'ils aient été sevrés; au-delà de cette époque, plus ils sont jeunes, plus ils y sont exposés; de sorte qu'il n'y a point d'exemple qu'ils en aient été attaqués après l'âge de douze ans.

Elle a paru se manifester plus fréquemment l'hiver et le printemps, et règne plus particulièrement dans les pays humides et voisins des marais. Elle est quelquefois épidémique : on la croit contagieuse et toujours grave , d'après cette observation de *Rosen* , qu'elle a fait beaucoup de ravages dans les environs d'Upsal , en 1761 et 1762 : la plus grande partie des enfans en périssait en quatre à cinq jours : « Les enfans, » dit-il, qui allaient voir leurs camarades, étaient » bientôt attaqués du même mal.

Il paraît que l'action du froid sur le corps , et le relâchement des fibres de l'estomac, en sont les causes primitives. Elle semble avoir beaucoup d'analogie avec la coqueluche et le catarrhe suffoquant , et tenir le milieu entre les maladies inflammatoires et spasmodiques. On doit la connaître aux symptômes particuliers suivans, décrits par *Cullen.*

Elle s'annonce communément sous les apparences d'un rhume ; les enfans sont enroués, et l'on entend , lorsqu'ils veulent parler ou tousser, un son de voix aigre et sonore, comme si elle était rendue par un tuyau d'airain ; ils éprouvent un sentiment douloureux à la gorge, et de la difficulté à respirer. Quand ils reprennent haleine, ils le font avec un certain sifflement qui ferait croire que le passage de l'air est rétréci. La toux qui accompagne ces symptômes , est presque toujours sèche; lorsqu'ils crachent, ils rendent un mucus qui paraît purulent, et quelquefois une matière blanchâtre et gluante, qui ressemble à une portion de membrane. L'inspection de l'intérieur de la gorge n'offre aucune apparence d'inflammation. Quelquefois on y aperçoit cette matière muqueuse, semblable à celle qui est expectorée par la toux. La déglutition devient cependant difficile et la respiration courte ; la fièvre s'annonce avec de la chaleur , de la soif et un pouls fréquent ; souvent avec de l'agitation et de l'insomnie.

« Il se forme, dit *Rosen*, dès que la fièvre paraît,
» une peau molle, blanche et épaisse, dans le conduit
» qui porte l'air dans les poumons ; elle s'étend
» quelquefois jusqu'au bas de ce canal. » L'inspection de cette partie après la mort, a démontré
qu'elle n'était pas adhérente à ses parois, mais qu'elle
formait comme un second conduit envaginé dans le
premier. On ne découvrit aucune apparence d'ulcération dans le conduit de la respiration ; il a paru
quelquefois enflammé, et enduit de cette matière purulente, semblable à celle de l'expectoration.

Quand les symptômes augmentent rapidement, le
pouls baisse, la respiration devient de plus en plus
fréquente et gênée, les douleurs cessent, la toux
disparaît, et la mort survient au moment où on ne
s'y attend point ; car l'enfant conserve toute sa connaissance, va et vient quelquefois dans la maison,
et meurt subitement.

Tout concourt à faire croire que cette affection
consiste dans l'inflammation de la membrane qui tapisse l'intérieur de la trachée ; et comme elle ne se
termine ni par suppuration ni par gangrène, la mort
paraît être le résultat de la suffocation, suite du spasme
des muscles de la partie supérieure de ce conduit
aérien ; peut-être aussi dépend-elle de la trop grande
quantité de matières qui obstruent ce conduit.

Il paraît aussi que cette maladie a deux périodes,
l'inflammation et la formation de cette membrane
muqueuse qui semble en constituer le principal caractère. Elle n'a été curable que dans le premier temps.
En décrivant ici cette maladie, mon but est plutôt
d'éveiller la sollicitude des parens toutes les fois qu'il
s'agit d'une affection de poitrine, que d'alarmer leur
tendresse. Très-heureusement celle-ci est fort rare ;

peu de médecins l'ont observée, et chacun d'eux paraît en être resté aux conjectures.

Je me borne à observer que les plus célèbres médecins, d'après les symptômes reconnus d'inflammation, en ont commencé la cure par des saignées, ou des sangsues appliquées à la gorge près du larynx. Les vésicatoires leur ont ensuite paru avantageux, de même que les lavemens laxatifs, les bains de pieds, les boissons rafraîchissantes. Quelques praticiens regardent l'assafœtida comme un remède puissant pour prévenir le spasme, et par conséquent la suffocation qu'ils lui attribuent. On ne peut guères l'administrer qu'en lavement, après en avoir fait dissoudre une certaine quantité dans l'eau pure. Il en est d'autres qui regardent les anti-spasmodiques en général, comme ne produisant point dans cette circonstance l'effet qu'on pourrait en attendre. Je pense cependant qu'on ne doit pas les négliger d'après cet axiôme, que dans un cas douteux, il faut plutôt employer un remède incertain que de n'en admettre aucun.

Le Catarrhe suffoquant est une affection qui a beaucoup d'analogie avec la précédente. Elle se manifeste presque toujours la nuit par une oppression très-forte, avec râle et sifflement; elle est accompagnée d'un écoulement de la morve, et quelquefois de cours de ventre. Le pouls est alors petit, dur et fréquent; le visage pâle, et le nez rempli de mucus. L'enfant près d'être suffoqué, s'agite, et ses mouvemens paraissent convulsifs; ne pouvant crier, il pousse des soupirs et semble faire des efforts pour tousser: plusieurs toussent effectivement, mais sans évacuation salutaire. Dans cet état le pouls s'affaiblit, les extrémités se refroidissent, et la mort survient. Quelquefois un pur effort de la nature ou des secours bien

administrés, provoquent une évacuation par le vomissement ou par les selles, ou la sortie par le nez
de cette morve pituiteuse qui l'obstruait : les accidens
se calment et l'enfant guérit. Le pronostic de cette
maladie est toujours fâcheux, car ces êtres faibles
peuvent aisément succomber à une forte attaque
qui, ne survenant que la nuit, les prive quelquefois
de tout secours.

Comme elle est sujète à retour, on doit faire tous
ses efforts pour la prévenir. Cette maladie peut être
épidémique; c'est ainsi que le D. *Millar* l'a observée
en Angleterre dans l'automne de 1755, après un été
pluvieux; il lui a donné le nom d'*asthme aigu*. Elle
semble dépendre de l'engorgement de la trachée-artère,
et des bronches. Les mauvais alimens, une habitation
humide et mal-saine, et certaine constitution de l'atmosphère, paraissent en être les causes éloignées.

Comme la suffocation est le symptôme urgent qu'il
faut combattre, le D. *Millar* n'a point trouvé de remède
préférable à l'assa-fœtida. Il paraît qu'en débarrassant
l'estomac des sabures glaireuses qu'il contient ordinairement, et en donnant de doux incisifs, on
pourrait prévenir le retour de l'accès : le vomitif remplit la première indication, et suivant *Vogel*, le soufre
doré d'antimoine (*oxide d'antimoine sulfuré orangé*),
joint au tartre vitriolique (*sulfate de potasse*), satisfait très-bien à la seconde; mais ces remèdes ne doivent
être employés que sous la surveillance d'un médecin.

Du Rhume de Cerveau, de l'Enchifrene-
ment, et du Saignement de nez.

Il est facile de s'apercevoir qu'un enfant est
enrhumé du cerveau, par la difficulté plus ou moins

grande qu'il a de teter, ne pouvant respirer librement par le nez , quand il a le bout du sein dans la bouche.

Les enfans que l'on tient dans des chambres trop chaudes, à la campagne près des fours, ou dont le berceau est exposé près d'une fenêtre ou d'une porte, y sont exposés. Cette indisposition peut également provenir d'une interception de transpiration , causée par le peu de précaution qu'aura prise la nourrice de le préserver du contact d'un air trop froid quand elle le change de linge , ou pour lui avoir donné le sein après avoir été elle-même saisie du froid.

Il faut donc pour y remédier , éloigner premièrement toutes ces causes , tenir les pieds de l'enfant très-chaudement , et la tête bien couverte. Pour atténuer le mucus qui bouche les narines et calmer l'irritation de la membrane qui tapisse l'intérieur du nez, on conseille l'huile d'œuf, dont on lui frotte l'intérieur des narines plusieurs fois le jour. A la campagne, où il serait difficile de se procurer ce médicament, on y suppléera par l'huile d'amende douce, l'huile d'olive, la graisse de poule, et même le suif fondu. Si l'enchifrenement ne cède point à ces moyens, on pourra se servir de la composition suivante :

Prenez eau distillée de marjolaine , 4 gros, ou *15*
  grammes ,
  vitriol blanc , ou *sulfate de zinc ,* 4 grains ,
  2 *décigrammes ,*
  elaterium , idem ;
mélangez et imbibez des petits rouleaux de linge fin, que vous introduirez de temps en temps dans les narines.

Le saignement de nez , quand il ne provient pas d'une chute , est toujours chez les enfans le symptôme d'une maladie, mais n'est jamais dangereux, s'il n'est pas porté à un certain degré de violence. Lorsqu'il reparaît assez fréquemment , il alarme les parens qui prennent toujours quelques moyens pour l'arrêter. Souvent il paraît avec l'invasion de la petite-vérole, de la rougeole, du rhume de cerveau et d'autres maladies fébriles, accompagnées d'un mal de tête plus ou moins violent : dans cette circonstance il est favorable ; car il remplit l'intention de la nature qui se débarrasse, chez les enfans pléthoriques sur-tout, d'une surabondance de sang. Aussi, dès que l'enfant est tourmenté par le mal de tête , il se sent soulagé après cette salutaire évacuation.

Ce n'est donc que quand le saignement de nez est dû à la faiblesse des vaisseaux, ou à un certain degré de décomposition du sang, qu'il faut sur-le-champ s'opposer à cet écoulement. On examinera si l'enfant est pâle ou bouffi ; et sur-tout si ses gencives n'auraient point une teinte livide, et beaucoup de facilité à saigner , ce qui annoncerait une affection scorbutique. J'ai quelquefois rencontré ces symptômes dans des enfans de huit à neuf ans , fréquemment affectés de saignemens de nez. D'autres fois il est simplement dû à un exercice trop violent qu'il faut d'abord réprimer. Dans tous ces cas , quand il se manifeste , on peut s'y opposer en leur faisant respirer par les narines de l'eau fraîche, de l'eau et du vinaigre ; on leur appliquera un corps froid sur le front ou sur la nuque. Si ces premiers moyens ne suffisent point , on lui mettra préférablement les jambes dans l'eau tiède.

Lorsqu'il est dû à la dissolution du sang, il faut s'empresser d'y remédier , en mettant l'enfant pour toute nourriture à l'usage des végétaux, des farineux, et à celui d'une boisson acidulée avec le suc de citron ,

ou le sirop de vinaigre. On lui tiendra le ventre libre,
en lui faisant prendre de temps à autre une limonade faite avec la crème de tartre (*tartrite acidule
de potasse*). Dans leur saison, les fruits rouges lui
seront très-avantageux. En hiver, on y supplée par
leurs compottes et les pruneaux.

En attendant l'effet de ce régime, il n'est pas moins
instant de s'opposer à l'écoulement du sang. Il faut
recommander à l'enfant de ne faire aucuns mouvemens
violens, de ne crier ni parler haut, de ne pas tousser,
encore moins de se moucher avec effort. Dès que le
sang reparaîtra, on emploiera les premiers moyens
que nous avons indiqués : quand ils sont insuffisans,
on fait un rouleau de linge qu'on trempe dans l'eau
alumineuse, l'eau et le vinaigre, ou le suc de citron,
et qu'on introduit dans la narine, afin qu'une certaine quantité de sang se coagulant, ferme l'ouverture du vaisseau qui le fournit. Il est rare que ce
moyen ne réussisse pas : on prend alors beaucoup
de précautions pour ne pas expulser le caillot, crainte
d'une nouvelle hémorragie. Mais si malgré ce dernier
moyen, le sang s'échappait par les fosses nasales et
tombait dans la gorge, il faut appeler un chirurgien;
lui seul peut d'une manière sure, tamponner les narines par un procédé que l'art indique.

Après une forte hémorragie du nez, l'enfant tombe
quelquefois dans une faiblesse qui lui devient favorable. En diminuant l'activité de la circulation, l'é-
coulement du sang cesse entièrement : cet état demande
des considérations pour le régime. Comme les facultés digestives sont singulièrement diminuées, on ne
lui donnera pendant quelque temps que des alimens de
facile digestion, mais nourrissans, afin de réparer les
pertes qu'il a faites. Le lait ne convient point après

les hémorragies, mais les crèmes de riz, d'orge au **gras** ou au maigre, les jaunes d'œufs, le vermicelle et les panades. Il est essentiel de donner peu à la fois, mais de répéter souvent ces légers alimens. Si l'enfant est altéré, on lui prescrira pour boisson une décoction de riz, de racine de grande consoude, et de **corne** de cerf râpée, édulcorée avec le sirop de vinaigre, de citron, ou de groseilles rouges ; à la campagne on y suppléera par une décoction d'orge, à laquelle **on** ajoutera des pommes coupées par tranche, des raisins ou des pruneaux édulcorés avec du sucre ou un peu de miel.

Si l'hémorragie revenait périodiquement tous **les** deux ou trois jours, elle pourrait être alors regardée comme le symptôme d'une fièvre intermittente, quelquefois très-dangereuse et qu'on est très-éloigné de soupçonner : dans ce cas il faut promptement, **dit** *Rosen*, l'arrêter avec le quinquina.

De la Dentition Laborieuse.

Après avoir parlé de la dentition, *page 48*, **comme** d'une opération naturelle, suite de l'accroissement, **il** nous reste à exposer ici les désordres qu'elle fait quelquefois naître, et les moyens propres à diriger **ou** à seconder les efforts de la nature.

La dentition devient une maladie toujours assez critique pour l'enfance, dès qu'elle est accompagnée de symptômes qui annoncent un grand trouble **dans** les fonctions. De ce nombre sont la fièvre, la rougeur des yeux, l'inflammation des gencives, l'insomnie, une grande agitation, le vomissement, la diarrhée, la difficulté de respirer, les convulsions et l'assoupissement.

Sa situation est encore plus alarmante, quand au travail de la dentition se joignent différentes maladies fébriles ou éruptives, qu'il contractera plus facilement à cette époque qu'à toute autre.

Ainsi, lorsque malgré ces moyens préparatoires déjà indiqués, la dentition paraît décidément laborieuse, l'art peut être alors de quelque secours.

Quand la fièvre est violente, et que les yeux, les joues sont enflammés, et les gencives engorgées, et douloureuses au toucher, il est certain que le sang se porte en trop grande abondance à la tête, alors la plus grande partie de ces symptômes inquiétans naissent de ce pléthore. Aussi, dit le D. *Alphonse Leroy* : « **T**out ce qui se passe à cette époque vers le
» poumon, vers le canal intestinal, aux articulations,
» sur le système membraneux, ce ne sont que des
» réactions qu'il ne faut pas négliger, mais auxquelles
» on remédie inutilement, si l'on ne porte pas plus
» loin ses vues. On doit en ces cas, évacuer un peu
» de sang par l'application des sangsues derrière les
» oreilles ». (Ce conseil déjà donné par *Harris* paraît très-sage.) *Voyez* l'article *Sangsues.*

Mais il ne faut point oublier les moyens accessoires, suivant l'indication. Lorsque l'enfant est constipé, on lui prescrit une boisson émolliente, telle que la décoction miellée d'orge, de racines de guimauve et de réglisse, et même de légers purgatifs, comme le sirop de chicorée ou une dissolution de manne.

Le moment le plus douloureux de la dentition, et celui où les convulsions se manifestent le plus souvent, c'est lorsque la dent perce la membrane qui recouvre immédiatement l'os des mâchoires ; quelquefois cette membrane est poussée avec violence avant que de céder aux efforts de la dent. La compression est telle que la gencive paraît blanche à la partie qui doit être percée ; la douleur est si forte que l'irritation locale produit celle de tout le système nerveux, et détermine les convulsions. Le moyen qui me paraît le plus convenable pour faire cesser tous les accidens, est de suivre l'indication naturelle, celle de prévenir le déchirement qui doit avoir lieu, par une incision qui divise la membrane distendue. Comme cette opération ne doit jamais être confiée qu'à un chirurgien, il faut rejeter le conseil de faire cette incision avec l'ongle ou une pièce de monnaie : de pareils moyens opèrent plutôt un déchirement; et loin de diminuer les accidens, ils tendent au contraire à les augmenter.

Quant à la section de la gencive artistement faite, les parens auraient grand tort de s'opposer par une tendresse mal entendue, à cette légère opération, peu douloureuse, mais qui procure à l'enfant un soulagement si prompt, que souvent il reprend le sein avec plaisir dès qu'elle est faite.

Si le calme n'était que momentané et que la même tension, le même degré d'inflammation fissent reparaître de nouveaux accidens; on doit alors les attribuer à quelqu'autres parties de la dent, qui font effort pour rendre l'ouverture plus large : une incision plus étendue remédierait à ce nouvel accident.

Relativement aux considérations qui peuvent déterminer à faire ou à rejeter cette opération, elles regardent le chirurgien qui ne doit pas les ignorer. Lorsque, malgré l'usage des sangsues derrière les oreilles et l'incision de la gencive, l'insomnie, l'agitation, et même les convulsions subsistent encore, il paraît sage de calmer le genre nerveux, en administrant avec prudence des anti-spasmodiques.

Prenez eau de laitue , 2 onces , ou *6 décagrammes* ;
    teinture d'opium , 3 gouttes ,
    sirop violat , 1 once , ou *3 décagrammes* ;

Faites une potion dont l'enfant prendra une cuillerée à café chaque demi-heure , jusqu'à ce qu'il paraisse jouir d'un peu de calme.

Lorsqu'il est à la mamelle, la nourrice pourra seule faire usage d'un calmant , tel que le sirop de diacode , à la dose de 3 gros (*12 grammes*) , deux fois le jour , et l'enfant ne ferait usage de la potion précédente , qu'autant que le lait de sa nourrice ne le calmerait pas suffisamment. Elle favorisera l'effet de ces remèdes par un régime doux , et une boisson émolliente , afin de prévenir la constipation de l'enfant , toujours nuisible alors.

Si le cours de ventre modéré est favorable pendant la dentition , il n'en est pas ainsi de la diarrhée excessive et accompagnée de tranchées. L'estomac et les intestins, irrités par le résidu de mauvaises digestions , ont besoin d'être nétoyés par un doux vomitif. *Voyez* l'article *Diarrhée Saburale.* Le traitement qui convient dans cette circonstance , est applicable à ce cas-ci.

J'observe que si pendant le cours des accidens de la dentition , il se manifeste derrière les oreilles un suintement, on doit le ménager comme très-avantageux , et même l'exciter au besoin par l'application de la pommade exutoire , et de feuilles de blettes.

Je doute , malgré l'opinion de quelques personnes recommandables par leurs talens , que les amulettes , de quelle que nature qu'elles soient , pendues au cou , puissent influer sur le travail de la nature : se taire sur leur usage , ce serait les autoriser , et comme le merveilleux séduit toujours le vulgaire , j'y verrais au moins l'inconvénient majeur de faire naître une sécurité d'autant plus funeste, qu'elle ferait négliger des moyens plus raisonnables.

Je termine en observant que les premières dents des enfans se carient souvent avant de tomber, et que celles qui poussent ensuite n'en sont pas moins saines pour cela. Cette carie ne doit jamais déterminer à les arracher, à moins qu'elles ne soient vacillantes ; car il serait souvent nuisible de découvrir trop tôt les dents qui doivent leur succéder.

Enfin, quand un enfant est pourvu de vingt dents, s'il éprouve quelques accidens analogues à la dentition, on ne doit plus les lui attribuer, puisqu'il n'en doit pas avoir davantage jusqu'à l'âge d'environ sept ans.

Des Aphtes, vulgairement nommés Chancres blancs.

Quand les enfans ont dans la bouche de petites pustules, qui se couvrent aussitôt d'une croûte blanchâtre, on doit les considérer comme ayant des aphtes, vulgairement nommés, dans certains départemens, *Chancres blancs.*

C'est une erreur, bien funeste sans doute pour ceux qui en sont affectés, que de regarder cette maladie comme très-benigne, et d'en confier le traitement aux nourrices dont les pratiques plus ou moins absurdes, ne s'opposent point aux progrès de la maladie. C'est donc rendre un service essentiel aux enfans, que d'éveiller la sollicitude des pères et mères, et sur-tout de les engager à observer eux-mêmes les différentes périodes de cette maladie, afin d'employer

à temps des moyens qui souvent deviennent infructueux par le retard qu'on y apporte.

Les aphtes se manifestent sous la forme de petites
taches blanches, premièrement au coin des lèvres,
puis aux gencives, sur la langue ; ils augmentent
suivant leur degré de malignité, se propagent, et
forment alors une croûte mince et blanche, qui finit
par tapisser tout l'intérieur des lèvres et de la bouche.
ils peuvent s'étendre jusqu'à l'estomac, le long du
canal intestinal, et finissent même par produire à
l'anus un certain degré d'inflammation ; quelquefois
Ils naissent de l'estomac, plus rarement du bas
ventre, se portent au gosier, et se montrent sous
l'apparence d'une couenne de lard : cette variété est
très-dangereuse. Ceux qui prennent naissance dans
la bouche, sont ordinairement de couleur blanchâtre,
tirant sur le jaune ; mais plus ils approchent de
la couleur noire, et plus ils annoncent de danger ;
car ce sont alors autant d'ulcères gangréneux qui
constatent la putridité des humeurs.

Le bon ou le mauvais pronostic se tire encore des
parties qu'ils affectent.

On guérit plus aisément ceux qui se bornent aux
lèvres, aux gencives, à la langue, au palais,
et même aux amygdales. Ils sont plus dangereux
quand ils s'étendent à l'estomac ; mais ils offrent
peu d'espoir de guérison quand ils naissent du bas
ventre ou de l'estomac, et qu'ils se portent au
gosier. Il est donc très-intéressant de distinguer les
symptômes qui peuvent caractériser ces différens états.

Quand ils sont bornés à l'intérieur de la bouche,
on les aperçoit. L'enfant pleure lorsqu'il veut prendre
le sein dont le mamelon s'enflamme et s'ulcère ; il

dépérit; car, éprouvant beauconp de difficulté pour teter, il ressent bientôt les effets de l'inanition.

Lorsque les aphtes gagnent la gorge, l'enfant n'avale qu'avec la plus grande difficulté, il rejette une partie du lait qu'il tient dans sa bouche; son état est plus affligeant. Quand ils affectent l'estomac, il vomit; le hoquet souvent se manifeste comme un symptôme dangereux. Dès qu'ils se communiquent aux intestins, la diarrhée survient, et l'enfant rend le lait sans être digéré. Quelquefois ils s'étendent au conduit de la respiration; alors ses cris ne sont plus les mêmes: sa voix devient rauque comme le son rendu par un tuyau de métal.

Naissent-ils des intestins ou de l'estomac, et se sont-ils portés au gosier, on y distingue une espèce de croûte blanchâtre, semblable à une couenne de lard : en général, une fièvre forte, des selles fréquentes, la rougeur de l'anus, la langue sèche, et beaucoup d'agitation, accompagnent presque toujours cet état.

Un tel exposé est sans doute suffisant pour prouver combien il serait avantageux de prévenir cette maladie, en éloignant avec soin la cause qui a pu la faire naître.

Souvent elle provient de sabures acides dans l'estomac; d'une dentition douloureuse ; d'un lait trop vieux, ou vicié ; de l'indifférence de la nourrice à ne pas nétoyer la bouche de l'enfant, et sur-tout de la pernicieuse habitude de le laisser s'endormir le bout de la mamelle dans la bouche; il y séjourne alors, pendant son sommeil, une certaine quantité de lait qui se caille, et contracte assez d'acrimonie pour déterminer de légères excoriations. Pour les faire disparaître, quelques nourrices ont la cruauté de les frotter avec un linge rude, dans l'intention de les faire saigner, ce qui détermine une inflammation par la douleur et l'irritation que cause ce mauvais procédé.

Les aphtes de la bouche sont ceux qui s'observent plus communément. On pourrait arrêter le mal dans sa source, si chaque jour on la visitait, et si, à la moindre apparence, on la nétoyait avec un linge doux, fait en forme de pinceau, et trempé dans une décoction miellée de quelques feuilles de sauge, dans de l'eau et du vin. Mais si malgré ce moyen, et la grande propreté de la bouche, ils paraissent se propager, on ne peut les guérir que par la combinaison des remèdes internes, du régime, et des applications locales.

On commencera par examiner de près le genre de vie de la nourrice, pour en rectifier toutes les erreurs.

On procurera à l'enfant trois ou quatre selles par jour, au moyen d'un doux laxatif tel que celui-ci : *Prenez* rhubarbe pulvérisée, 6 grains, ou 3 *déci-grammes,*

    magnésie, ou *carbonate de magnésie,* 30 grains, ou *15 décigrammes;*

    divisez en six paquets égaux.

Chaque paquet pris dans un peu de lait coupé, de trois heures en trois heures, jusqu'à ce que le remède opère.

On doit préférablement commencer la cure par un léger vomitif, quand les aphtes tapissent la gorge, et qu'on a lieu, par la couleur verdâtre des selles, de soupçonner des sabures glaireuses et acides dans l'estomac.

Les douleurs que souffre l'enfant, la grande agitation qu'il fait paraître, et l'insomnie, obligent

quelquefois d'avoir recours aux calmans. Lorsqu'il
tette encore, on fait prendre à la nourrice une demi-
once (*15 grammes*) de sirop de diacode ; ou bien on
donne à l'enfant, s'il ne tette plus, de temps à autre
une demi-cuillerée à café du même sirop, que l'on
cesse dès qu'on s'aperçoit qu'il a procuré un peu
de calme. Ce remède lui convient également quand
les selles sont trop abondantes, et qu'elles sont
accompagnées de coliques.

Dans le cas où l'enfant renonce au teton , on
conseille un petit vésicatoire placé entre les épaules,
et on le met à l'usage d'une boisson faite avec la
mie de pain et le lait, telle qu'elle a été recomman-
dée pour nourrir les enfans à la main. On peut également la lui administrer en lavemens. Quand on a
lieu de croire que les aphtes se sont communiqués à
l'estomac ou aux intestins, indépendamment de cette
boisson nourrissante, il est avantageux de leur administrer le suc de raves cuites sous la cendre, édul-
coré avec un peu de miel rosat. Le suc de carotte,
employé de la même manière, est également avantageux.

Ce n'est que quand la maladie prend une tournure
favorable, et que les croûtes paraissent vouloir se
détacher, que les applications locales peuvent être
employées avec succès, et la composition suivante
remplit très-bien cette indication :

Prenez Borax, ou *Borate alumineux*, 2 scrupules,
       ou 20 *décigrammes*,
      miel rosat, 1 once, ou *3 décagrammes* ;
      mêlez exactement.

Il n'est besoin que d'en mettre sur la langue de
l'enfant, aussi souvent qu'il sera nécessaire de nétoyer sa bouche et de la tenir propre. Lorsque les

petits ulcères paraissent se couvrir d'une nouvelle croûte après la chute de la première, on peut alors les toucher, au moyen d'un pinceau, avec une composition plus stimulante.

Prenez vitriol blanc, ou *sulfate de zinc*, 12 grains,
    ou *6 décigrammes;* dissolvez dans
    eau d'orge, 8 onces, ou 24 *décagrammes;*
    ajoutez
    miel rosat, 1 once, ou *3 décagrammes.*

Penchez la tête de l'enfant pour lui faire rejeter le reste du remède. Quand il en avalerait un peu, cela ne serait pas aussi nuisible que quelques médecins l'ont cru : une légère dose deviendrait purgative. Si l'on craint d'employer ce remède, on peut le remplacer avantageusement par celui que *Boyle* conseille en pareil cas :

Prenez suc de grande joubarbe, et miel, de chaque
    2 onces, ou *6 décagrammes*,
    suffisante quantité d'alun, ou *sulfate d'alumine*,
    pour donner à ce mélange une saveur légèrement piquante.

Il faut en toucher les aphtes avec un pinceau, au moins quatre à cinq fois le jour.

Quelque moyen qu'on ait employé, quand on est parvenu à faire tomber les croûtes, et qu'il ne reste plus que des rougeurs à la bouche, on passera à l'usage d'une égale quantité de mucilage de coings et de miel rosat.

Si pendant le cours de la maladie, les selles, par la trop grande irritation, étaient imprégnées de sang, on donnerait alors préférablement à l'enfant la boisson suivante :

Prenez une cuillerée de riz;

> pain bien rassis et grillé, 2 onces, ou *6 décagrammes,*
>
> gomme arabique, 3 gros, ou *15 grammes;* faites bouillir dans
>
> eau commune, 1 pinte, ou *1 litre,* jusqu'à ce que le riz soit crevé et le tout réduit d'un cinquième; jetez dans l'eau bouillante:
>
> amandes douces, 1 once, ou *3 décagrammes,* pour les peler plus aisément; triturez-les dans un mortier de marbre, versez peu à peu votre décoction, faites une émulsion; passez à travers un linge avec une forte expression; puis ajoutez
>
> sucre, 2 à 3 onces, ou *6 à 9 décagrammes.*

Cette maladie est dans la classe de celles qui affaiblissent singulièrement les facultés digestives, et l'enfant convalescent doit être scrupuleusement surveillé. On emploiera pour le rétablir, tous les moyens qui ont été indiqués pour la diarrhée. Mais si le lait de la nourrice était trop ancien, ou de mauvaise qualité, il faut, dès qu'il reprendra le sein, lui en donner un plus convenable. Un bon lait sera pour un enfant à la mamelle, le meilleur restaurant qu'on pourrait lui procurer.

De la petite Vérole.

La petite vérole est une maladie contagieuse généralement connue, et dont l'éruption qui lui est propre, forme le principal caractère.

Cette éruption consiste dans des taches rouges, ayant un point au milieu qui s'élève peu à peu, suppure, puis se dessèche.

La petite vérole se divise en discrète et confluente, benigne et maligne. Discrète, quand les boutons sont en petit nombre ; confluente, lorsqu'ils sont très-multipliés. On la nomme benigne, quand sa marche est régulière, et qu'elle est sans danger ; maligne au contraire, lorsque certaines complications font naître des symptômes plus ou moins graves. Cette dernière espèce donne des variétés dont les noms sont basés sur la nature de l'éruption, ou la dépravation du sang ; de là ces distinctions de petite vérole verruqueuse, cristalline, pourprée, etc.

Cette maladie est sans contredit une de celles qui sont le plus funestes à l'espèce humaine. Jadis elle était inconnue dans nos climats ; elle nous vient, dit-on, des Arabes, chez lesquels on l'observa vers l'an 572 , et ce furent nos voyageurs d'outre-mer qui nous rapportèrent ce fléau. Il paraît qu'il fait aujourd'hui le tour du monde, et que l'air suffit pour le propager d'un lieu à un autre. Il est probable que des circonstances particulières à l'air, à la saison, au climat, à la constitution des individus, à leur genre de vie, en déterminent la malignité. A-t-on cette maladie deux fois dans la vie? Les hommes les plus célèbres qui ont blanchi dans la carrière de la Médecine, ne le croient point. Peu de personnes âgées meurent sans l'avoir eue : le nombre des années n'en garantit point ; mais on l'a plus volontiers dans la jeunesse ; et plus l'on est jeune, et moins on court de dangers.

Dès le début de la maladie, il n'existe point de signes assez certains pour que l'on puisse infailliblement la reconnaître ; mais on aura tout lieu de la présumer, et d'agir en conséquence, quand au concours des symptômes dont nous allons faire l'énumération, se joindra une épidémie variolique, règnante alors.

Dans cette occurrence, comme les parens pourront trouver un très-grand motif de tranquillité dans le pronostic d'une petite vérole benigne ; ils l'établiront sur la réunion des circonstances suivantes. Dans le cas contraire, il sera toujours de leur devoir d'appeler des secours à temps ; et sous ce rapport, nous leur rendrons un service d'autant plus essentiel qu'en éveillant leur sollicitude, et en leur donnant quelques notions de cette maladie, leurs enfans ne pourront devenir les victimes d'une funeste sécurité.

La petite vérole offre autant de chances favorables pour son issue, lorsque l'enfant en est atteint au commencement ou vers la fin de l'épidémie, que celle-ci n'a pas été meurtrière ; qu'il n'y a pas long-temps qu'elle a existé dans l'endroit, et quand le malade habite une campagne heureusement située ; lorsqu'elle arrive au printemps ou en automne ; quand l'enfant qui en est affecté jouissait avant d'une bonne santé ; lorsqu'il a la peau douce, blanche, de belles couleurs, et sur-tout s'il n'est âgé que de quatre ans environ ; lorsqu'il a toujours suivi un bon régime, et qu'enfin ses parens ou la nourrice n'ont point été trop maltraités par cette maladie.

Il n'est guères possible que toutes ces circonstances se trouvent réunies en faveur de l'enfant ; mais il suffit que le plus grand nombre se rencontre pour augurer que la maladie sera légère, et qu'il ne faut que des moyens diététiques pour en obtenir la guérison.

Le cours de la petite vérole se divise en quatre périodes : la fièvre qui précède l'éruption ; cette éruption ; la suppuration des boutons ; leur dessication, et la chute des croûtes.

Dans la première période, la fièvre s'annonce par un

certain abattement, des bâillemens, quelques légers frissons, puis de la chaleur : le pouls devient vif, la peau brûlante. A ces symptômes se joignent un mal de tête, plus ou moins violent, de l'assoupissement, ordinairement des envies de vomir, ou des vomissemens, du dégoût pour les alimens, des maux de reins, d'estomac, une gêne dans la respiration et quelquefois mal à la gorge ; souvent l'enfant est constipé, et ses urines sont communément troubles.

Cet état dure jusqu'au troisième, et quelquefois jusqu'au quatrième jour que commence la seconde période ou l'éruption. L'apparition des boutons est souvent précédée de mouvemens convulsifs, qui ne sont à craindre qu'autant qu'ils dureraient trop de temps. On voit alors sur le visage des petits points rouges semblables à des piqûres de puces ; ils sont sensibles au tact. Bientôt ils se développent successivement aux bras, à la poitrine et aux jambes ; peu à peu l'éruption augmente suivant qu'elle s'est manifestée. Les boutons s'élèvent et deviennent plus larges ; ils sont environnés d'un cercle rouge à leur base, tandisque leur sommet paraît blanchâtre. La peau, dans l'intervalle des boutons, prend une couleur rosacée, le corps est comme enflé ; le visage sur-tout est quelquefois si tuméfié, que les yeux restent fermés pendant plusieurs jours.

Dès que l'éruption est complète, la fièvre et le malaise disparaissent entièrement, ce qui arrive le huitième ou le neuvième jour de l'invasion de la maladie; et alors commence la troisième période ou la suppuration.

A cette époque, les boutons prennent une teinte jaunâtre, se remplissent évidemment de pus, s'élèvent et deviennent plus larges ; la fièvre qu'on nomme secondaire, reparaît ordinairement ; l'enflure augmente encore sur la fin de ce période , c'est-à-dire vers le onzième jour.

La suppuration des boutons suit la même marche que l'éruption ; elle passe du visage aux bras , à la poitrine , aux lombes, puis aux extrémités inférieures , de sorte que les boutons du visage sont déjà secs, quand ceux des jambes sont en pleine suppuration.

C'est donc vers le quatorzième jour de la maladie, que commence le quatrième période ou la dessication des boutons. Elle s'observe premièrement sur le visage dont les pustules brunissent et forment des croûtes qui tombent successivement.

En suivant le même ordre que leur dessication , leur chute laisse quelquefois sur la peau un enfoncement qui ne s'efface jamais , mais au moins une rougeur qui subsiste encore quelque temps après.

Tel est le cours ordinaire de cette maladie quand elle est benigne ; mais différentes complications peuvent troubler la marche de la nature , et font qu'on ne peut ni ne doit leur confier entièrement. le soin de les écarter

La petite vérole inquiète ordinairement quand les boutons sont très-nombreux , et qu'elle est par conséquent confluente ; cependant le danger consiste beaucoup plutôt dans la fièvre et sa durée , dans la nature de l'éruption , que dans la multiplicité des boutons. C'est un fait que des petites véroles confluentes se passent paisiblement , tandis que certaines petites véroles discrètes sont quelquefois très-dangereuses.

Il est cependant naturel de la soupçonner de mauvais caractère , quand l'éruption se fait avant le troisième jour , et qu'elle se manifeste presque par-tout en même temps ; lorsqu'elle n'est pas suivie d'un mieux-être sensible ; quand les pieds et les mains , dès l'invasion de la maladie , laissent apercevoir au tact un certain

tremblement ; lorsque le cours de ventre se manifeste au moment de l'éruption ; quand les boutons
démangent immédiatement après qu'ils ont paru, et
lorsque les paupières et les lèvres se gonflent, sans
que le visage lui-même soit gonflé à proportion.

L'éruption faite, la maladie devient également
grave, si les boutons sont petits et plats ; s'ils offrent
une espèce de cavité où l'on distingue un point noir
sur un fonds rouge-violet : ce dernier signe annonce
la putridité.

Le danger n'est pas moins grand au troisième période
quand les boutons, au lieu de suppurer, restent dans
un certain état d'induration qui les fait comparer à des
verrues, ou, lorsqu'au lieu de se remplir et de s'é-
lever, ils paraissent comme vides et plissés ; quand
sur-tout les convulsions, ou des selles noires et fétides,
accompagnent cet état.

On regarde aussi la maladie comme dangereuse,
lorsque la fièvre de suppuration paraît tout-à-coup
avec un pouls dur, un grand mal de tête, des yeux
rouges, beaucoup d'agitation, de l'insomnie, du
délire ou un assoupissement ; lorsque l'enflure du
visage disparaît subitement sans se manifester aux
mains, et que la salivation, ou le cours de ventre, se
sont subitement supprimés. Si sur la fin de la maladie,
il se joint à ces symptômes alarmans une telle difficulté d'avaler, que la boisson donnée revienne par
les narines, l'enfant est en danger d'y succomber.

Traitement au premier période. Invasion.

Dès que la petite vérole se déclare, on se hâte
d'administrer des remèdes, qui le plus souvent
très-peu convenables, doivent singulièrement nuire
au développement régulier de la maladie. Mais de tous
les abus, celui qui a fait sans doute le plus de mal

aux enfans, est la pernicieuse coutume de certains can-
tons de France, ou, pour mieux dire, de presque tous
les pays vignobles, de leur faire prendre, dès l'invasion de la maladie, du vin ou des boissons sudorifiques,
sous le spécieux prétexte de chasser au dehors tout
le venin. C'est ainsi que pendant dix siècles, la petite
vérole a fait les plus grands ravages, parce que nulle
maladie ne fut plus mal traitée que celle-là ; et ce
n'est que depuis la proscription du régime échauffant,
par quelques grands hommes, notamment par le célèbre *Tronchin*, que la mortalité n'est plus si effrayante : mais telle est la force du préjugé, qu'il faudra
peut-être encore bien du temps pour réformer cet abus
parmi la classe des hommes que le raisonnement ne
persuade que trop difficilement.

Dès que la fièvre paraît, on doit s'empresser d'en
modérer l'activité, et l'éruption se fera plus paisiblement, et d'une manière plus complète. Pour y parvenir, il faut laisser l'enfant à l'air, et ne pas souffrir
qu'il reste dans son lit. La nuit, on ne l'accablera pas
de couvertures ; mais on lui fera respirer un air frais,
et renouvelé par l'ouverture des croisées. Dans l'hiver,
il suffira d'entretenir la chambre dans une douce température. Lorsqu'il est constipé, on lui administre
plusieurs lavemens émolliens ; ses boissons seront
froides : on lui permettra la limonade, le sirop de
vinaigre, une tisane d'orge, des raisins et des pommes
de reinette. Il prendra pour alimens des bouillons
légers, des panades, des gruaux, des compotes, et
même des fruits rouges bien mûrs, si la saison le
permet. Je vois ici s'élever la plus grande partie de
mes lecteurs contre l'opinion des médecins qui recommandent, dès le début de la petite vérole,
l'air frais et un régime rafraîchissant ; mais il est
aisé de concevoir que cette maladie étant évidem-

ment inflammatoire, ne peut qu'être agravée par tout ce qui pourrait augmenter cet état. La chaleur dispose à une éruption surement beaucoup plus forte, car on observe chez les enfans qu'elle est plus nombreuse sur le côté où ils sont couchés, et sur la partie du visage qui touche l'oreiller. Il paraît, dit le traducteur de *Cullen*, que la chaleur fait naître une éruption plus considérable; et de là les petites véroles presque toujours confluentes quand on fait usage des sudorifiques, à moins qu'ils ne soient particulièment indiqués. En faisant au contraire usage de moyens tempérans, la petite vérole est quelquefois si légère, que l'éruption se fait sans que l'enfant ait été alité, et la suite de la maladie répond à cet heureux début.

Mais la fièvre éruptive est quelquefois si violente, qu'elle s'oppose seule à la sortie des boutons. Cet état est caractérisé par une chaleur brûlante à la peau, un grand mal de tête, un visage rouge, des yeux larmoyans, un pouls vif et dur. Les bains de pieds, les lavemens émolliens, ainsi qu'une boisson acide et nitrée, doivent être employés; et si ces premiers moyens n'amenaient point le calme, la saignée deviendrait alors indispensable. Elle ne sera cependant faite que sur l'avis d'un médecin, qui, suivant l'âge et les forces de l'enfant, se déterminera pour l'ouverture d'une veine, ou l'application de quelques sangsues derrière les oreilles. Comme ma tâche est en grande partie de combattre les erreurs populaires, il suffit d'ajouter ici qu'on aurait bien tort de s'imaginer que la saignée pût s'opposer à l'éruption, puisque l'observation des plus grands praticiens prouve qu'elle la favorise singulièrement en calmant la violence de la fièvre. Aussi le saignement de nez que la nature détermine souvent dans cette circonstance, est-il favorable, et paraît un indice d'y suppléer par la saignée.

Mais si pendant le cours de la fièvre éruptive, c'est-à-dire dans l'intervalle des trois premiers jours, l'enfant est tourmenté par des envies de vomir, le vomitif devient alors indiqué. L'émétique en lavage, pris jusqu'à ce que le vomissement soit suffisamment excité, est le moyen qui m'a toujours paru préférable; l'effet en est aidé par suffisante quantité d'eau tiède. On retire de l'administration de ce remède des avantages marqués : celui de nétoyer l'estomac, de dissiper la détermination qui peut se faire vers ce viscère, de faire porter l'humeur à la peau, de favoriser l'éruption, en diminuant le spasme, et en tenant le ventre libre.

Lorsque l'éruption est précédée de quelques accès convulsifs, les parens ne doivent ni s'en effrayer ni changer la nature du traitement; suivant des observateurs, ils sont le présage d'une petite vérole benigne. Mais il n'en est pas ainsi quand les convulsions paraissent dès l'invasion de la fièvre, et qu'elles sont fortes et sur-tout fréquentes; les secours sont alors d'autant plus nécessaires que le danger est très-pressant.

Le médecin prescrira, suivant l'urgence. *Cullen* prétend que dans ce cas rarement la saignée peut être utile; que l'effet d'un vésicatoire serait trop tardif, et qu'un narcotique est le seul remède sur lequel on puisse compter. Je crois avec le D. *Alph. Leroi*, que les convulsions sont alors déterminées par l'engorgement des vaisseaux du cerveau, et que l'application des sangsues derrière les oreilles, devient un moyen recommandable qui fait cesser ces accidens. On examinera en même-temps si l'enfant rend les urines avec facilité; quand elles sont rares, il faut solliciter cette évacuation par des boissons nitrées, et en cas de suppression évidente , lui donner de temps à autre dix à douze gouttes d'esprit de nitre dulcifié (*acide nitrique*) étendu dans un verre de sa boisson.

Un certain degré de fièvre est absolument nécessaire pour que l'éruption se fasse complètement. Lorsqu'elle n'a point assez d'intensité, le pouls est faible, en même-temps précipité ; les boutons ne s'élèvent pas en pointe ; souvent le vomissement continue. Ce cas est rare, et c'est le seul qui demande un traitement excitant, si nuisible quand il n'est pas indiqué : alors l'enfant doit être tenu plus chaudement ; on lui donnera pour boisson une légère infusion sucrée de fleurs de sureau , et de temps à autre un peu de vin. Si l'effet de ces remèdes n'était pas suffisamment marqué , les cataplasmes de moutarde, ou d'ails pilés avec le vinaigre et le levain , appliqués sur les parties les plus musculeuses des jambes, deviendraient très-avantageux ; mais il faut ôter ces topiques dès que l'on s'apercevra qu'il s'élève sur la peau des vessicules pleines de sérosité.

Tels sont les moyens les plus simples et les plus convenables quand l'éruption, par rapport à la faiblesse de la fièvre, éprouve quelque difficulté ; mais on doit cesser le traitement échauffant dès que la nature étant ramenée à une marche régulière, la petite vérole paraît recouvrer l'état de bénignité qu'on lui desire. On continuera d'agir de même quand à chaque période, de nouveaux symptômes plus ou moins alarmans se manifesteront.

Traitement à la seconde période. Éruption.

La maladie suit donc un cours régulier à la seconde période, quand l'éruption se soutient, que les boutons s'élèvent, et que la fièvre et les anxiétés qui l'ac-

14

compagnaient, ont disparu. Il n'y a rien à faire alors que de prescrire à l'enfant le même régime, en augmentant un peu ses alimens, qui pendant la fièvre auront été plus ménagés.

Mais à cette époque les boutons peuvent s'affaisser subitement, et produire cet état toujours dangereux que le vulgaire nomme petite vérole *rentrée*; ou bien les boutons restent durs, ne suppurent point, ce qui lui fait donner le nom de petite vérole verruqueuse, ou cristalline quand ils renferment une sérosité qui ne passe point à l'état de pus. Dans d'autres circonstances, le centre des pustules est noirâtre, et l'on aperçoit sur la peau, dans l'intervalle qui sépare les boutons, de petits points d'un rouge brun, semblables à des piqûres de puces. Ces symptômes annoncent une petite vérole pourprée, évidemment compliquée de putridité.

Dans tous ces cas, il faut soutenir les forces du malade, par l'usage du vin ; lui donner librement des boissons acidulées, et sur-tout lui administrer le quinquina, qui est le meilleur tonique anti-putride. Comme il est très-difficile d'en faire prendre aux enfans, à cause de son amertume, le moyen le plus simple est de leur en composer un sirop qu'on acidule avec le suc de citron, et dont on leur donne une cuillerée toutes les demi-heures. La gelée de groseilles, les pommes cuites, les pruneaux, les fruits rouges bien mûrs, peuvent alors singulièrement leur convenir quand ils les desirent. Les gruaux d'orge ou d'avoine, les panades claires, les crêmes de riz au maigre, seront préférables aux bouillons gras. Mais un moyen puissant, qu'on ne doit jamais négliger, c'est l'application des vésicatoires aux bras et aux jambes : ce moyen convient également quand les amygdales sont tellement engorgées, qu'à peine l'enfant peut-il avaler. On y joint les gargarismes faits avec les feuilles de ronces, le sirop de mûres, ou le miel, et peu de vinaigre ; on se sert même d'une seringue pour les injecter dans la gorge, quand l'enfant trop jeune, ne peut en faire usage autrement.

J'observe qu'à cette époque les paupières sont tellement gonflées, que souvent elles restent closes pendant quelques jours; le pus qui suinte de leur intérieur, s'amasse entr'elles et le globe. Son acrimonie ulcère bientôt la cornée; et de là ces taies incurables, suites très-fréquentes de la petite vérole, et qui privent souvent le malade de la vue. Mais l'accident le plus à craindre pour un organe aussi précieux, c'est lorsqu'une pustule de petite vérole se manifeste sur la partie antérieure du globe de l'œil destinée par sa transparence à laisser passer la lumière : la perte de la vue en est une suite inévitable. Enfin, les ravages de cette maladie s'étendent encore aux voies lacrymales, et causent ce flux de larmes, et ces fistules dont la cure est souvent aussi douteuse que difficile. Tous ces accidens sont si fréquens, qu'il n'y a rien de plus commun que de voir dans la société, des victimes de la funeste influence de la petite vérole sur la vue; et j'ai tout lieu de croire que la majorité de ces accidens n'aurait point lieu, si chacun ne proposait des remèdes adoptés par une aveugle complaisance, tandis que des moyens simples, mais employés à temps, auraient un heureux résultat. Ainsi, dès que les paupières commencent à se gonfler, il faut songer à préserver le globe de l'œil des atteintes de l'éruption.

Ici je diffère d'opinion avec plusieurs auteurs, qui me paraissent avoir fort mal à propos conseillé sur les paupières l'application de corps gras, tels que l'huile d'olive, le lard frais, la crême, le beurre, etc. ; ces substances sont relâchantes, et obstruent les pores de la peau. D'après cela, elles me paraissent beaucoup plus propres à déterminer au contraire sur cette partie l'affluence des boutons. C'est pourquoi je les ai proscrites, et l'expérience m'a prouvé que les toniques étaient plus convenables; on se servira donc préférablement du collyre suivant :

Prenez eau de verveine, 4 onces, ou *12 décagrammes,*
     eau de roses, 2 onces, ou *6 décagrammes,*
     extrait de saturne, ou *acétite de plomb,* 12
        gouttes ;

faites du tout un mélange pour y tremper des compresses fines, et les appliquer à froid sur les paupières. De temps à autre, il est nécessaire d'en insinuer quelques gouttes entre le globe et les paupières, ce qui le préserve des accidens dont nous venons de parler.

Quant aux différentes affections des yeux, qui succèdent à la petite vérole, les parens doivent y porter la plus sérieuse attention, dès qu'elles se manifestent : qu'il me suffise de dire ici pour l'utilité publique, que l'on doit bien se garder d'employer ces pommades caustiques, ces collyres stimulans dont certaines personnes, sous le manteau de la charité, se permettent la distribution, sans avoir assez de connaissances pour déterminer les cas où ils conviennent. Ces remèdes peuvent être utiles; mais en les employant d'une manière abusive, ils contribuent à faire perdre la vue, et notre département offrirait à l'observateur de nombreuses preuves de cette triste vérité. Je range dans cette classe la pommade rouge de *St.-Yves* que l'on distribue à Lyon, et à Dijon sous d'autres noms, dont la base est un sel mercuriel corrosif, et qui ne devrait jamais être employée que par un homme de l'art.

On me pardonnera sans doute cette petite digression en faveur d'un objet aussi important.

Traitement à la troisième période. SUPPURATION.

A la troisième période de la maladie, la suppuration commence, les boutons jaunissent, s'élèvent encore davantage, deviennent plus larges ; ils exhalent quelqu'odeur, et excitent de la démangeaison. Ces phénomènes se remarquent premièrement sur les boutons du visage, et c'est le moment où le gonflement de cette partie est extrême. Le fièvre acquiert plus d'intensité, ou reparaît pour la seconde fois. Alors le malade est arrivé à l'époque la plus dangereuse ; car c'est pendant la fièvre secondaire, que les enfans périssent presque toujours lorsqu'elle prend un caractère à faire craindre cet évènement.

Quand la maladie est très-bénigne, la fièvre est à peine sensible. La nature n'étant point troublée dans son opération, il ne faut que tenir le malade proprement, lui faire respirer un air pur, lui conserver la liberté du ventre, diminuer ses alimens, augmenter sa boisson, et ne point s'opposer à différentes évacuations salutaires, telles qu'une légère diarrhée, ou une abondante salivation.

Lorsqu'il existe un peu de malignité, l'enfant éprouve de l'inquiétude sur le soir ; la nuit, de l'insomnie et de l'agitation ; de nouveaux symptômes d'inflammation se renouvellent quelquefois : alors le pouls est dur et accéléré, la respiration laborieuse. Cet état peut exiger la saignée, le médecin seul doit en juger. Quand elle n'est pas nécessaire, l'état du malade est plus communément déterminé par la résorbtion d'une certaine quantité de pus dans la masse du sang, et l'on doit craindre la dépravation de ce fluide. Cette tendance à la putridité s'annonce par un pouls vite, petit et concentré, des faiblesses, et sur-tout une teinte livide aux pustules.

Ces symptômes demandent sur-le-champ l'emploi des vésicatoires, du quinquina, et des boissons acidulées; alors la potion suivante s'ordonne avec avantage:

Prenez esprit de vitriol, ou *acide sulfurique étendu d'eau*, 1 gros, ou *4 grammes*,

sirop violat, 3 onces, ou *9 décagrammes;*

mêlez, et donnez d'heure en heure par cuillerées ou demi-cuillerées.

On recommande comme un excellent moyen de prévenir la violence de la fièvre secondaire, d'ouvrir les boutons avec la pointe d'une aiguille à mesure qu'ils mûrissent, et d'en absorber le pus avec un peu de charpie. Si une opération si naturelle, dit *Buchan*, a été négligée jusqu'ici, il est à croire que c'est par une tendresse mal entendue des pères et mères. Elle se fait sans douleur, et non-seulement elle préserve souvent d'un danger, mais elle prévient aussi les marques difformes qui succèdent à la chute des croûtes. Il est facile de sentir que la matière en séjournant dans les pustules, corrode la peau délicate de l'enfant, et laisse des cicatrices plus ou moins marquées.

Traitement à la quatrième période. DESSICATION.

La maladie parvenue à sa dernière période, c'est le moment d'ôter prudemment aux enfans la liberté de leurs mains, pour qu'ils ne puissent arracher les croûtes qui se forment sur leur visage. Quand à cette époque, la fièvre secondaire cesse ; lorsque les évacuations se soutiennent sans trop affaiblir l'enfant ; quand l'enflure passe successivement du visage aux mains, à la poitrine, aux lombes, aux jambes, aux pieds ; lorsque la respiration paraît libre, et que le sommeil est paisible ; enfin, si l'appétit revient, la guérison est assurée. Alors il suffira de terminer la cure par une ou deux purgations, à mesure que les croûtes se dessèchent.

Quoique l'enfant paraisse se rétablir facilement, j'observe qu'on ne doit jamais négliger quelques évacuations, et c'est pour avoir fait trop peu de cas de ce conseil, qu'après des petites véroles bénignes, on a vu survenir inopinément des ophtalmies rebelles, des furoncles, et d'autres indispositions.

Pour accélérer la chute des croûtes, on se sert quelquefois de corps gras dont on frotte le visage ; je ne conseille point de suivre cette méthode. Lorsque la peau est tendue et qu'il s'y forme des crevasses, on doit préférer la décoction de graine de lin, dont on humecte le visage de temps en temps ; mais il faut sur-tout avoir soin de laisser tomber les croûtes d'elles-mêmes, car en les arrachant avant leur parfaite dessication, il s'en forme de nouvelles, et les cicatrices deviennent plus sensibles. Quand par mégarde l'enfant les détache avant le temps nécessaire, la peau souvent paraît saignante et enflammée ; on doit sur-le-champ la recouvrir d'un linge fin, enduit d'une légère couche de cérat.

Je terminerai par quelques considérations générales, sur les accidens consécutifs de cette maladie qu'on nomme reliquats de petite vérole.

J'observe en premier lieu que toute espèce de dépôts qui se manifestent vers la fin de la maladie, doivent être très-promptement amenés à suppuration par le moyen des cataplasmes maturatifs, et au lieu d'attendre que la matière se fasse jour d'elle-même, il sera toujours plus prudent et plus avantageux d'en précipiter l'évacuation par une ouverture confiée à l'expérience d'un chirurgien. Cette conduite est d'autant plus sage, qu'un reste de matière variolique errante dans la circulation, donne souvent lieu à des maladies plus graves, et c'est à cette cause qu'on peut rapporter les nausées, le manque d'appétit, la fièvre lente; les ophtalmies, l'enflure des pieds et des mains, les ulcères chroniques, la surdité, la toux et quelquefois la pulmonie : toutes ces affections exigent alors un nouveau traitement. Les moyens les plus convenables pour y remédier, sont d'établir très-promptement un écoulement de pus, d'insister sur les purgatifs, et d'administrer le quinquina.

La petite vérole n'est ordinairement dangereuse pour les enfans à la mamelle, que quand les accidens de la dentition viennent s'y joindre : il faut alors les traiter suivant les symptômes urgens.

Mais dans toute autre circonstance, il n'y a presque point de remèdes à leur faire prendre, la nourrice doit seulement observer un bon régime, prendre une tisane émolliente, faire respirer à l'enfant un air pur et frais, et le changer soigneusement de linge. Un précepte dont on ne doit jamais s'écarter, c'est de mettre dans sa tenue la plus grande propreté, et sur-tout lorsque les boutons sont en suppuration. C'est donc un abus meurtrier que de ne point renouveler son linge, aussi souvent qu'il est imprégné de pus, de crainte que l'enfant ne soit surpris par le froid.

On doit seulement veiller à ce que ce linge soit doux et exempt d'humidité, et qu'aucun courant d'air ne vienne frapper le corps de l'enfant quand on effectue ce changement.

De la petite Vérole volante, ou Vérolette.

La petite vérole volante a tant d'analogie avec la maladie précédente, que je ne doute point qu'à la campagne sur-tout, on ne l'ait souvent prise pour une vraie petite vérole, et de là peut-être ces assertions positives, que tel enfant en a été affecté plusieurs fois.

Celle-ci est une fièvre éruptive, la moins dangereuse qu'on connaisse. Il paraît qu'elle n'affecte également qu'une fois le même individu pendant sa vie; mais elle ne garantit point de la petite vérole, comme celle-là n'empêche point le développement de la petite vérole volante.

Il est donc très-intéressant de pouvoir la distinguer, et avec un peu d'attention ce ne sera pas chose difficile.

Sa marche qui est très-rapide suffit seule pour la caractériser. Le deuxième ou le troisième jour de l'éruption, le sommet de chaque pustule offre une vessicule pleine de sérosité qui se dessèche vers le cinquième jour, tandis que dans la vraie petite vérole, les boutons ne sont pas encore en suppuration.

La benignité de cette maladie a fait que beaucoup d'auteurs ne l'ont point mise au rang des maladies du premier âge.

Il n'y a effectivement pendant le cours de cette éruption, aucuns moyens extraordinaires à employer. Le lait de la nourrice suffit pour les enfans qui sont à la mamelle. On fera suivre un régime doux à ceux qui sont sevrés, et on leur prescrira une boisson tempérante; mais il sera toujours très-prudent de les purger quand l'éruption sera terminée.

Résumé de l'Histoire, et de l'Inoculation de la Vaccine comme préservative de la petite vérole.

La petite vérole est une de ces maladies d'autant plus redoutables, qu'elle enlève au moins la huitième partie de l'espèce humaine. Cependant il n'y en a pas dont on puisse plus facilement prévenir le danger par une pratique singulière, celle de l'inoculation. Nous tenons des Anglais cette découverte salutaire, qui s'introduisit en France en 1754, et qui, pour la première fois fut, à ce que l'on croit, tentée à Lyon. Mais tels ont toujours été les obstacles qui se sont opposés à sa propagation, qu'on peut dire avec vérité, que ce bienfait a presque été nul pour la société; car, jusqu'à ce moment, il n'a été recherché que par des familles assez sages pour se rendre à l'expérience et aux écrits des hommes célèbres qui étaient enfin parvenus à réduire au silence les détracteurs de cette pratique bienfaisante. En effet, le parallele établi entre les chances de la petite vérole naturelle et celles de l'inoculation, ne permet point de balancer. Les parens qui voudraient bien se convaincre des avantages de l'inoculation, se feraient toujours un devoir d'inoculer leurs enfans dans le premier âge, puisqu'il est l'époque de la vie où la petite vérole est moins meurtrière. La raison s'en trouve facilement dans l'absence alors de la plus grande partie des causes qui la rendent plus ou moins grave chez les adultes. Il est évident que l'inoculation a l'avantage de les éviter presque toutes, et de là un succès pour ainsi dire certain. En effet, l'enfant né de parens sains, inoculé dans les premières années de sa vie, n'a point encore contracté de disposition à d'autres maladies. Son moral, incapable de raisonner le danger, ne peut en aucune manière influencer son état. On choisit la saison favorable ; on prévient les épidémies varioliques ; on acquiert quelques certitudes sur la qualité du levain variolique ; on peut préparer l'enfant, si on le juge à propos, et prendre contre le danger, toutes les précautions que l'attente de la petite vérole naturelle ne permet presque jamais. C'est à cette pratique heureuse, et presque générale, que les Anglais doivent une partie de leur population, et déjà parmi eux, les ravages de ce fléau n'insultent plus à la nature, en altérant, chez le sexe sur-tout, des traits dont la douce et belle harmonie fait le charme de la société.

Malgré les avantages inappréciables de l'inoculation de la petite vérole, on ne peut cependant nier qu'elle ne soit une maladie, et qu'elle ne demande, tant pour la préparation du sujet, le choix du virus et le mode d'insertion, des connaissances au-dessus du vulgaire, et tout autre moyen qui pouvait sauver ces inconvéniens, devait être saisi avec reconnaissance. Il était encore réservé aux Anglais de nous frayer une route plus sure et plus facile, et à un de leur concitoyens de s'immortaliser par une découverte qui rendra à jamais mémorable la fin du dernier siècle, déjà si fécond en grands évènemens.

L'inoculation d'un virus particulier, pris sur un animal domestique, qui nous rend déjà tant de services, supplée à celle de la petite vérole avec des avantages trop marqués, pour que ce dernier moyen ne soit pas décidément préférable.

Parcourons succinctement, pour la satisfaction de

nos lecteurs, la naissance et les progrès rapides de cette nouvelle inoculation.

En Angleterre , dans le Glocestershire , les vaches sont sujètes à des boutons flegmoneux , qui leur viennent aux trayons des mamelles. On y connaît cette maladie , toujours sans danger pour elles, sous le nom de *Cowpox*. Depuis près d'un demi-siècle , les cultivateurs de ces contrées avaient observé que ceux qui la contractaient en soignant ces animaux, étaient pour toujours exempts de la petite vérole. Le D. *Jenner*, examinant cette assertion populaire avec toute la perspicacité qui décèle l'observateur profond, fut bientôt convaincu de cette vérité par d'exactes recherches. Son opinion, publiée en 1788, éveilla l'attention des plus grands médecins de Londres : on inocula la vaccine heureusement ; les expériences se multiplièrent à l'envi. Les grands du royaume, particulièrement le duc d'Yorck, partagea la gloire de propager cette découverte : il fit vacciner des régimens entiers sans accidens ; il les soumit ensuite à l'épreuve de l'inoculation de la petite vérole , et on acquit bientôt la certitude que le virus variolique était sans action sur le corps humain dès qu'on s'était soumis à celui de la vaccine. Les Journaux de Médecine portèrent dans les quatre parties du monde cette découverte aussi précieuse qu'étonnante, et par-tout les résultats les plus satisfaisans, lui ont fait un grand nombre de prosélytes. En très-peu de temps en Angleterre , l inoculation de la vaccine a généralement remplacé celle de la petite vérole , et le peuple, l'accueillant avec confiance , jouit maintenant de tous les grands avantages qu'elle procure. Enfin, le parlement Anglais , persuadé de la supériorité de cette méthode, et convaincu de ses heureux effets, voulant témoigner à *Jenner* la reconnaissance de toute la nation, lui a accordé une gratification de deux cent quarante-deux mille francs de notre monnaie ; la reconnaissance de tous les peuples, et l'immortalité qui la suit, seront sans doute pour lui des récompenses plus dignes encore d'un si grand bienfait.

Nous ne suivrons point les progrès de la vaccine chez nos voisins ; le lecteur pourra se satisfaire en lisant les ouvrages des vaccinateurs les plus célèbres, et particulièrement le savant rapport du Comité de *Vaccine* de Paris : nous nous bornerons à l'examen rapide de son introduction et de ses progrès en France.

Cette nouvelle inoculation ayant été connue chez nous par la Bibliothèque Britannique, on doit les plus grands éloges au D. *Aubert*, de Genève, pour avoir fait un voyage à Londres afin de s'instruire sur les lieux, des avantages de ce nouveau procédé. Puis c'est à la philantropie de M. *Laroche-foucault-Liancourt*, qu'est attachée la gloire d'avoir donné aux médecins de Paris l'éveil sur cette nouvelle découverte. Ce fut au mois de germinal an 8, qu'il proposa une souscription pour faire les premiers essais d'un moyen qu'il avait vu employer avec succès pendant son séjour en Angleterre : ce sont ensuite les DD. *Valentin*, *Desoteux*, et *Odier* de Genève, qui dans leurs ouvrages ont parlé les premiers de cette inoculation, et c'est à ce dernier sur-tout qu'on doit la dénomination sous laquelle elle est connue parmi nous. Il paraît que les premières vaccinations furent faites à à Genève et à Paris sans succès. Enfin le D. anglais *Voodwille* passa en France au mois de thermidor suivant, exprès pour propager les bienfaits de la vaccine. A son débarquement sur le territoire Français, il inocula, à Boulogne-sur-Mer, deux enfans qui sont devenus le foyer primitif du virus qui s'est propagé jusqu'à ce jour parmi nous. A cette époque, le D. *Colon*, s'est empressé de faire parvenir du virus vaccin dans presque tous les départemens ; d'entretenir avec les médecins une correspondance active ; et quand il n'aurait pas acquis par un travail infatigable, pour la propagation de la vaccine, tant de droits à la reconnaissance de ses compatriotes, l'exemple qu'il donna aux Parisiens, en faisant le premier vacciner son fils, mérite d'être connu de la postérité.

Bientôt des associations d'hommes distingués dans l'art de guérir, connues sous le nom de Comités de *Vaccine*, se sont formées dans les villes du premier ordre ; Paris, Reims, Lyon, Besançon, Genêve, ont été à l'envi le théâtre de nombreuses expériences, faites avec toute la sagesse qu'exigeait le desir de connaître la vérité. On présume bien que l'inoculation de la vaccine, a souffert quelques entraves de la part de certains inoculateurs de profession, dont elle contrariait singulièrement les intérêts. D'autres l'ont blâmée par trop de prudence, et quelques-uns par cela seul que c'était une innovation, dont leurs idées singulières ne pouvaient s'accommoder. Les premiers ont été bientôt réduits au silence par des faits concluans, et les autres en se soumettant à l'opinion de la majorité, ont jugé à propos de ne pas laisser échapper une branche de leur domaine, et vaccinent sans être encore convaincus.

Cette nouvelle inoculation, connue dans les plus petites villes de France, y remplace non-seulement celle de la petite vérole, mais trouve infiniment moins d'opposition à ses progrès rapides. Dans le département de la Côte-d'Or , notamment à Dijon , tous les gens de l'art, ont suivi l'impulsion qui leur a été donnée par mon ancien collègue *Bornier*, chirurgien-major militaire. Pourrais-je oublier ici le juste tribut d'éloges et de reconnaissance, que je dois à ses manes, pour avoir le premier fait jouir de la vaccine notre département , malgré les puissans obstacles que la prévention avait élevés contre cette nouvelle découverte ! Le bon esprit qu'il avait eu d'en prévoir les avantages et son triomphe, et les talens distingués qu'il a toujours déployés en remplissant les honorables , mais alors périlleuses fonctions dont il a été la victime , ont prouvé que sans une mort prématurée , il eût pu singulièrement contribuer à faire oublier la perte des chirurgiens justement célèbres , que l'art et la ville de Dijon doivent encore regretter.

Les Français auront sans doute la plus grande reconnaissance pour le zèle que les membres du Comité de *Vaccine* de Paris, ont apporté à faire connaître par leurs écrits , le résultat des expériences concluantes qui fixent les avantages inappréciables de cette nouvelle inoculation. Cette gratitude doit aussi s'étendre aux membres de la commission de la classe des sciences mathématiques et physiques de l'Institut national ,.qui dans leur excellent rapport sur la vaccine, ont dû fixer l'opinion des pères de famille.
» L'innocuité de la Vaccine , disent les rapporteurs
» *Portal, Fourcroy, Huzard* et *Hallé*, est un
» fait aussi bien constaté que sa propriété préser-
» vative. Il est fondé non-seulement sur ce qu'elle
» n'est point contagieuse, et ne se propage que par
» l'insertion immédiate , mais encore parce qu'elle
» n'a aucune suite fâcheuse qui lui soit propre, au»

» cune conséquence redoutable. Ces deux considéra-
» tions lui donnent un avantage immense sur l'ino-
» culation. Si donc on considère dans la mortalité
» en général, et particulièrement dans celle des pre-
» miers âges, quelle proportion appartient à la
» petite vérole, indépendamment des suites déplo-
» rables et des traces hideuses qu'elle laisse sur
» un grand nombre de ceux dont elle épargne la vie,
» on concevra combien est précieuse la découverte
» de la vaccine, par l'espoir qu'elle nous donne
» de voir enfin disparaître un des plus tristes flé-
» aux dont ait pu gémir l'humanité; on concevra
» combien il est important d'en propager la pratique
» et de dissiper les préjugés qui pourraient s'opposer
» encore à son adoption parmi le peuple; combien
» il est de l'intérêt des Gouvernemens de la favoriser,
» même *par une institution spéciale,* et de procurer
» par ce moyen l'extirpation entière de la petite vé-
» role, etc. » De pareilles assurances émanées du
du premier corps savant de la France, valent bien
sans doute l'opinion de quelques personnes isolées,
dont quelques-unes par un contraste bien singulier,
discréditent l'inoculation de la vaccine, tout en la
pratiquant lucrativement.

Le Gouvernement Français s'empressera sans doute
de prendre des mesures de salubrité publique, pour
établir dans chaque chef-lieu, un Comité de *Vaccine*
chargé de correspondre avec tous les officiers de
santé du département; de distribuer le virus vaccin;
de recueillir les observations analogues, de vacciner
gratuitement, et sur-tout d'observer les effets de la
vaccination, afin de donner une attestation de vraie
vaccine; par ce moyen, cette découverte n'essuiera plus
journellement les atteintes de la malveillance ou de la

mauvaise foi qui ne cesse de publier que des enfans vaccinés ont contracté la petite vérole , quand
n'ayant point été suffisamment observés après la vaccination , il s'est probablement développé un faux
bouton vaccin , d'après lequel les parens étaient
restés dans la plus grande sécurité ; puis une petite
vérole volante , que l'on prend très-souvent pour la
vraie petite vérole.

L'épidémie variolique qui a régné à Dijon vers
le mois de germinal an 11 , nous a mis dans le cas
de voir la nature aux prises avec la vaccine ; il n'est
aucun observateur impartial qui ait pu vérifier qu'un
enfant vacciné avec succès , ait contracté la petite vérole. Mais que pourrait-on répondre à cette assertion du
Comité de *Vaccine* de Paris ? La petite vérole a causé,
l'année précédente , les plus grands ravages dans la
Capitale. Le Comité s'est empressé de faire le recensement des enfans qu'il avait vaccinés ; il a pris
les mesures les plus sévères pour connaître tout ce
qui pourrait leur arriver ; et le résultat de ses recherches a été que sur près de dix mille , alors
vaccinés , il n'en est aucun qui ait pris la petite
vérole. *Ce grand et important résultat* , dit le Comité ,
est solidement établi , et ne souffre aucune exception.
Il ajoute que l'épidémie n'a point pénétré dans les
hospices des enfans de la patrie et des orphelins ,
où la vaccination a été constamment pratiquée.

Manuel de l'Inoculation de la Vaccine.

Pour inoculer la vaccine , on charge de virus
vaccin la pointe d'une aiguille plate et tranchante ;
puis on fait avec cette aiguille deux piqûres légères
à chaque bras , à sa partie supérieure , moyenne et
externe , en les éloignant de deux pouces (*54 millim.*)
environ l'une de l'autre ; une des faces de l'aiguille

doit toucher la peau, et sa pointe sera directement poussée sous l'épiderme; on la laisse séjourner un instant afin que le virus puisse exercer son action; et pour le retenir plus surement, on appuie le pouce sur la pointe de l'instrument, lorsqu'on le retire. Je viens de prescrire une piqûre légère, puisqu'elle est suffisante, et qu'il ne doit s'échapper de la petite plaie qui en résulte, qu'un peu de lymphe roussâtre. Une piqûre plus profonde cause non-seulement une douleur inutile; mais le sang qui en découle, peut entraîner le virus et faire avorter l'inoculation. On sait d'ailleurs que la manière d'inoculer la petite vérole n'est point indifférente, et que des piqûres plus ou moins profondes, quoique faites avec le même virus, déterminent des éruptions rares ou confluentes. Dans l'inoculation de la vaccine, le D. *Colon* a observé le même phénomène. Il assure que la grosseur du bouton vaccin, la violence de l'inflammation et de la fièvre, dépendent le plus souvent de la manière de faire les piqûres, et de leur profondeur. Je crois donc au moins prudent de pratiquer l'inoculation de la vaccine comme celle de la petite vérole.

On doit préférer à la lancette, pour faire cette légère opération, une aiguille faite exprès, parce que le premier instrument effraie davantage les enfans, et que sa pointe trop délicate, sujète à s'émousser facilement, peut déterminer la fausse vaccine, comme nous l'observerons dans le moment.

J'emploie préférablement encore une aiguille à ressort cachée dans un tube, et dont la pointe poussée par un piston, ne s'avance qu'autant qu'il le faut pour inciser méthodiquement la peau. Cette précaution, toute minutieuse qu'elle paraît, lui donne cependant sur toute autre des avantages marqués.

L'insertion du virus vaccin convenablement faite

entre l'épiderme et la peau , s'il se présente une goutte de sang, on la laisse sécher sans couvrir les piqûres d'aucun appareil.

Les trois premiers jours, il n'y a point ou très-peu de rougeur aux piqûres.

Le quatrième, quand l'inoculation doit réussir, on y aperçoit un petit point rouge.

Le cinquième, le travail est sensible : il se manifeste une petite élévation à l'endroit piqué.

Le sixième, il se forme une vessicule.

Le septième, le bouton se développe , et laisse apercevoir une dépression très-marquée au centre, de manière que les bords forment un bourrelet circulaire, grisâtre et transparent.

Le huitième, chaque bouton a pris un nouvel accroissement : quelques douleurs se font sentir sous l'aisselle; il survient quelquefois à cette époque, un peu de malaise, un petit mouvement de fièvre , mais rarement des envies de vomir.

La base du bouton est environnée d'une rougeur à la peau qui forme une espèce d'aréole flegmoneuse. J'observe cependant que la fièvre et cette aréole flegmoneuse, ne sont pas décidément des symptômes nécessaires pour que le bouton vaccin soit préservatif de la petite vérole. Il n'en produit pas moins cet effet dans le cas contraire, pourvu qu'il soit régulier dans son développement, et qu'il ait le caractère qui lui est propre quant à sa forme et à sa couleur.

Le neuvième jour, souvent il se forme une tumeur sensible, occasionnée par un certain degré d'engorgement des vaisseaux de la peau. La fièvre paraît alors, et quelquefois les vaccinés se plaignent d'une démangeaison plus ou moins grande.

Le dixième, la fièvre cesse et les vessicules sont parvenues à leur dernier degré d'accroissement : elles sont plus ou moins larges; j'en ai vu quelquefois qui avaient le diamètre d'un centime environ; l'aréole flegmoneuse a communément deux pouces *(54 mill.)* de diamètre, et quelquefois plus. La vessicule forme un bourrelet de couleur argentée ou cendrée; la dépression qui existe au milieu, est très-sensible, et offre une teinte brunâtre. Ce bourrelet est celluleux, et quand on le considère de près, on y remarque de légères inégalités que les intersections celluleuses y produisent. Il ne peut donc être comparé aux phlyctênes ordinaires, qui n'offrent qu'une seule cavité. Celles du bourrelet vaccin sont remplies d'une humeur constamment limpide ou transparente, de consistance gommeuse, et ne s'évacuent que lentement et à mesure qu'on pique le bourrelet. Cette époque est favorable pour l'ouvrir, en recueillir le virus, et procéder à de nouvelles inoculations, qui sont toujours plus sures quand elles sont faites de bras à bras.

J'observe donc que la liqueur contenue dans un large bouton, qui se vide presqu'entièrement quand on y fait une petite ouverture, est moins propre à communiquer une bonne vaccine, que la pustule médiocre qui contient peu de virus, lequel ne sort que goutte à goutte, à mesure qu'on y fait des piqûres.

Le onzième ou le douzième jour, les symptômes diminuent; les aréoles pâlissent, se rétrécissent de la circonférence au centre, et la dessication des boutons commence. Celle-ci se fait du centre à la circonférence, et bientôt à la place de la vessicule, il ne reste plus qu'une croûte brune ou noirâtre, qui tombe environ vingt jours après l'inoculation, et quelquefois plus tard.

Il ne se forme de boutons vaccins qu'autant qu'on a fait de piqûres : un seul suffit pour être préservatif;

mais on fait plusieurs insertions , parce qu'il arrive journellement que quelques - unes d'elles restent sans effet.

Chez les sujets qui ont la peau dure , sèche et farineuse, dit le D. *Colon,* la vaccination manque souvent son effet par le peu d'action des vaisseaux lymphatiques : il propose avant l'opération , quelques lotions avec l'eau tiède ; puis après , de légères frictions sèches, pour mettre en jeu le système absorbant, ce qui détermine le succès de l'inoculation.

La croûte des boutons détachée, il en résulte toujours à la peau une cicatrice ineffaçable , semblable à celle qui est produite par un grain de petite vérole.

Les bras ne sont point les seules parties du corps où l'on puisse inoculer avec succès ; on peut le faire également aux jambes, aux cuisses et aux fesses ; mais comme il faut éviter que les enfans ne déchirent ces boutons, les bras sont des parties moins sujètes aux frottemens, et qu'on leur empêche plus facilement de toucher. Cette précaution est d'autant plus importante, que quand il n'existe qu'un seul bouton vaccin , s'il est arraché avant son parfait développement, et s'il se dessèche avant l'action du virus sur la constitution, il ne peut être considéré comme préservatif.

Telle est la marche que doit suivre le développement du virus vaccin, pour qu'il garantisse surement de la petite vérole ; et lorsqu'il s'en écarte, il peut donner lieu à une éruption qu'on nomme *Fausse Vaccine,* et qui n'exempte pas de la contagion variolique.

Non-seulement un homme de l'art ne doit pas s'y méprendre ; mais encore toute personne qui connaîtra les effets de la vraie vaccine, et voudra bien les observer avec soin, n'y sera point trompé.

Voici au surplus les caractères distinctifs de la fausse vaccine :

Elle se développe plus promptement, et sa marche est plus rapide que la vraie vaccine.

Dès le lendemain de l'inoculation, et quelquefois le jour même, les piqûres s'enflamment; il se forme une tumeur qui s'aplatit en s'étendant. L'aréole est pâle, et sur-tout la circonférence du bouton est irrégulière; celui-ci n'est point partagé en cellules, ni formé en bourrelet circulaire; le centre s'élève au lieu d'être déprimé; la vessicule est remplie d'une matière jaunâtre, et par conséquent n'offre pas la teinte argentée de la véritable vaccine.

Quant à sa cause, elle paraît dépendre ou de l'altération du virus vaccin qu'on aura employé, ou de ce que l'instrument dont on se sera servi, ayant la pointe émoussée, ou un mauvais tranchant, aura plutôt déchiré que divisé parfaitement la peau. Ainsi l'on peut en même-temps communiquer la bonne et la fausse vaccine.

Le cours de la vraie vaccine n'est pas toujours si régulier, qu'il n'offre quelquefois des exceptions qu'il est important de connaître.

On a vu les piqûres ne s'enflammer que douze ou quinze jours, et même un mois après qu'elles avaient été faites, et la vaccine parcourir alors ses différentes périodes. Ainsi, quand l'inoculation du virus vaccin, paraît sans effet, il est prudent d'attendre un mois pour en faire une seconde insertion ; puis de la tenter pour une troisième fois à la même distance. S'il n'en résulte aucune éruption, il paraît alors probable que la personne n'a point les dispositions nécessaires pour contracter la petite vérole qu'on peut d'ailleurs inoculer si l'on veut, pour plus de sureté.

Quelques légers accidens peuvent cependant accompagner ou suivre la vaccine.

On a remarqué, mais rarement, avec le bouton vaccin un érysipèle qui s'étendait sur la plus grande partie du bras. L'application de quelques compresses trempées dans l'eau de *Goulard*, très-légère, a suffi pour dissiper cet accident, qui d'ailleurs n'a rien dérangé ni à la marche, ni au succès de l'inoculation.

J'ai également observé comme d'autres médecins, au moment où les boutons vaccins avaient acquis leur plus grand développement, une ébullition sur le corps, telle qu'on l'a remarquée quelquefois dans l'inoculation de la petite vérole ; cette ébullition n'a pas toujours eu le même caractère : ou elle était semblable à des piqûres de puces, ou elle paraissait sur différentes parties du corps, sous la forme de plaques rouges, plus ou moins larges. Alors, la fièvre est seulement plus forte, et l'on doit en pareil cas, se conduire comme le prescrit le D. *Valentin* dans l'inoculation de la petite vérole. Ainsi, quand le temps est froid et humide, on tiendra le sujet un peu plus chaudement ; on lui fera boire une infusion de fleurs de tilleul, et même un peu de vin et d'eau.

Dans deux circonstances, j'ai vu l'inoculation de la vaccine, accompagnée d'une éruption semblable à des grains de millet ; ces petites pustules étaient sans inflammation, remplies d'une sérosité limpide ; elles se sont desséchés sans que la fièvre ait été plus forte ; ou pour mieux dire, on ne s'est point aperçu que les enfans en aient eu. J'ai cru devoir attribuer cette éruption à un vice dartreux, dont les enfans m'avaient paru évidemment affectés : mis probablement en mouvement par l'effet du virus vaccin, il s'était porté à la peau, et sous ce rapport, j'ai regardé cette espèce de crise comme avantageuse aux vaccinés.

Quant aux pustules qui ont lieu après que les boutons ont parcouru leurs différentes périodes, elles dépendent probablement de nouvelles infections locales, produites par le contact du virus que l'enfant transporte avec ses doigts sur différentes parties du corps. Leur marche est rapide et leur dessication assez prompte. J'en ai cependant vu sur une petite fille sur-tout, se succéder pendant cinq à six semaines, et se propager du bras jusque sur la main. Pour en arrêter le cours, j'ai trouvé qu'il était avantageux de se servir d'un linge fin enduit de cérat, et d'environner le bras et la main de compresses et d'un bandage circulaire, afin d'éviter que l'enfant, en cédant à la démangeaison qui existe, ne se déchirât de nouveau.

Il reste aussi quelquefois une ulcération à la place des boutons vaccins dont l'écoulement est opiniâtre. Je pense qu'il faut plutôt le ménager que le supprimer trop promptement. Il suffit pour cela de panser méthodiquement ce petit ulcère, une ou deux fois le jour, en le couvrant d'un plumasseau de charpie, enduit de cérat.

Enfin, une maladie éruptive quelconque, peut accidentellement survenir pendant le cours de la vaccine, et ce serait bien à tort qu'on en accuserait cette inoculation, et qu'on mettrait sur son compte tout évènement fâcheux. Il ne faut pas s'imaginer que la vaccine soit un préservatif des différentes chances morbifiques auxquelles l'enfant est exposé, particulièrement dans le premier âge. C'est beaucoup sans doute, qu'elle le soit de la petite vérole, et tout en donne la certitude, d'après les nombreuses expériences déjà faites chez toutes les nations civilisées, et qui par-tout ont produit les résultats suivans :

1°. La vaccine, quand elle est vraie, c'est-à-dire quand elle a parcouru ses différentes périodes, préserve toujours de l'infection de la petite vérole.

2°. Si la petite vérole se manifeste chez un sujet, en même-temps que la vaccine, c'est parce qu'il a été infecté du premier virus avant le développement du second : dans ce cas, chacune conserve le caractère qui lui est propre ; l'une et l'autre ne deviennent pas plus dangereuses par leur mutuelle complication ; et le virus vaccin, pris dans cette circonstance, et dans toute autre, ne produit toujours que les effets qui lui sont particuliers.

3°. La vaccine n'est nullement contagieuse : elle ne se donne que par inoculation, et ne peut se communiquer ni par les émanations des vaccinés, ni par leur attouchement, ni le par contact des choses qui sont à leur usage.

4°. Elle ne se développe pas ordinairement sur un sujet qui a eu la petite vérole.

5°. On peut vacciner avec la plus grande sécurité, en toute saison, à tout âge, et même au moment de la naissance. Il est cependant prudent d'attendre que l'enfant ait au moins trois mois, et qu'il ne soit point affecté d'une maladie aiguë.

6°. Lorsque l'enfant se porte bien, il ne lui faut aucune préparation. Des observateurs prétendent que pendant l'hiver, la marche de la vaccine est plus régulière. On a également observé que la dentition n'est point un motif qui doive empêcher de vacciner : en général, elle a paru moins difficile pendant le cours de la vaccination ; enfin, après cette opération, les écrouelleux, les cacochymes paraissent mieux se trouver. La grossesse n'est point un obstacle à la vaccination.

7°. Un avantage de cette inoculation, c'est d'être à la portée de tout le monde, puisqu'elle n'exige presqu'aucuns secours tirés de la Médecine.

Il suffit seulement, au moment du mal-aise et de la fièvre, de donner à l'enfant une boisson tempérante, et de lui retrancher une partie de ses alimens. Il est cependant sage, quand on le peut, de confier cette opération, quoique légère, à un homme de l'art, qui non-seulement en surveillera plus particulièrement le succès, mais inoculera d'une manière plus méthodique, en employant le virus à son point de maturité, et en l'insérant, d'une main plus sure, à la partie du bras la plus convenable.

8°. La santé de la personne sur laquelle on recueille le virus vaccin, paraît indifférente ; on peut cependant y avoir égard pour la satisfaction des parens.

9°. La vaccine ne constitue point strictement une maladie : elle est si douce chez la plupart des enfans, qu'ils ne gardent point le lit, et se livrent avec le même plaisir à leurs amusemens ordinaires.

10°. Elle ne laisse point à sa suite d'autre maladie ; et s'il en est quelquefois survenu, ou si elle a été, quoique rarement, accompagnée d'accidens, ils ont été bien évidemment dépendans de quelques causes morbifiques qu'on ne pouvait prévoir ou éviter.

D'après ces vérités bien constatées par la généralité des vaccinateurs, on voit que les avantages de l'inoculation de la petite vérole, doivent s'éclipser devant ceux de la vaccine.

Quiconque sera exempt de préjugés, et susceptible de se rendre à l'expérience, et à l'empire de la vérité, n'hésitera plus à adopter une découverte si intéressante pour l'humanité.

La conscience d'un père de famille ne doit-elle point se tranquilliser, quand il voit les sociétés les plus savantes proclamer ces heureux résultats ; et les gens de l'art les plus prudens, comme les plus célèbres, faire jouir leur famille de ce bienfait !

Malgré la supériorité marquée de l'inoculation de la vaccine, celle de la petite vérole ne doit point être entièrement abandonnée. Les services bien reconnus qu'elle a rendus à la société, doivent toujours la faire adopter, quand à défaut de virus vaccin, une épidémie variolique régnante, met dans le cas de ne pouvoir temporiser sans danger pour les enfans.

Enfin, on prétend avoir découvert que l'inoculation de la petite vérole naturelle au pis de la vache, y produit une éruption semblable à la vaccine, et comme elle, préservative de la petite vérole. Quelques observations faites en Turquie, semblent promettre que les personnes vaccinées seraient exemptes de contracter la peste. Si jamais ces données prennent le caractère de la vérité, combien plus encore cette découverte deviendra précieuse à l'humanité !

De la Rougeole.

La Rougeole est dans la classe des fièvres éruptives qu'on paraît n'avoir qu'une fois dans la vie.

Elle est communément bénigne, et peu dangereuse pour les enfans, quand ils ne sont point affectés de la poitrine, et qu'ils sont convenablement traités.

Elle paraît avoir pris naissance dans les mêmes contrées que la petite vérole. Elle acquiert quelquefois une malignité plus ou moins meurtrière, en raison des différentes circonstances qui la rendent telle.

On la regarde comme contagieuse ; elle atteint à tout âge, mais se rencontre plus communément chez les enfans.

Quand elle règne dans les environs, il n'est guère possible de la méconnaître aux symptômes suivans :

Elle commence par un mal-aise général, des frissons auxquels succède de la chaleur, avec mal à la tête et à la gorge ; mais ce qui la caractérise particulièrement, ce sont une inflammation et une chaleur vive aux yeux, avec un écoulement de larmes acrimonieuses ; la vue est si sensible que les enfans ne peuvent soutenir la lumière. A ces symptômes se joignent une toux sèche et fréquente, une difficulté de respirer, des maux de reins, et souvent un cours de ventre. La langue est sale, la soif ardente ; quelquefois il survient des sueurs abondantes ; en général, la fièvre est plus vive que dans la petite vérole bénigne. Enfin, vers le troisième jour, ou au quatrième, et quelquefois vers le cinquième, il paraît subitement une éruption principalement au visage, qui se trouve en peu d'heures couvert d'un grand nombre de petits points semblables à des piqûres de puces. Plusieurs de ces points se joignent, et forment des plaques rouges qui enflamment la peau, et produisent un gonflement du visage, tel que souvent les yeux en sont fermés comme dans la petite vérole. L'élévation produite par ces taches est légère, mais cependant sensible au toucher. L'éruption s'étend ensuite à la poitrine, au dos, aux bras, aux cuisses, et aux jambes.

En général, les taches d'un rouge vif, annoncent un état très-inflammatoire ; les taches pâles, un défaut de force ; et les taches plombées, une tendance à la putridité.

Quand la maladie est bénigne, tous les symptômes diminuent dès que l'éruption est complète. Le troisième ou le quatrième jour après la première apparition de l'éruption, les rougeurs diminuent, les effloressences se sèchent et tombent par écailles; en sorte que la rougeur est entièrement passée le neuvième jour, quand l'éruption a été prompte, et vers le quinzième, si elle a subi quelques lenteurs.

Mais le malade ne doit point être encore considéré comme guéri, car à moins qu'il ne se soit évidemment manifesté une crise par les selles, les sueurs, les urines ou le vomissement, la toux continue d'ordinaire, et la fièvre reparaissant, rend souvent cette maladie dangereuse. Ainsi, vers le déclin de l'effloressence, un léger cours de ventre, des sueurs modérées, une évacuation abondante d'urine, annoncent une crise favorable.

Le cours de ventre excessif, et les taches pourprées, sont des symptômes dangereux. Si l'éruption rentre subitement, et que le délire se manifeste, le danger est imminent. C'est encore un signe défavorable quand les taches pâlissent avant le sixième ou le neuvième jour.

La toux continuelle avec un enrouement, vers la fin de la maladie, doit faire craindre la fièvre étique, et ses conséquences.

La meilleure méthode de traiter la rougeole, diffère très-peu de celle qu'on doit mettre en usage dans la petite vérole; le régime, les boissons et les premiers soins sont les mêmes. La saignée est sur-tout nécessaire quand la fièvre est forte, le pouls dur, la respiration laborieuse, et que le sujet paraît pléthorique.

Les stimulans, ou les boissons échauffantes et spiritueuses, ne sont jamais convenables que quand l'éruption éprouve de la difficulté par un certain degré de faiblesse. Pour ne pas commettre d'erreur dont les suites pourraient être funestes, il ne faut donc les employer que sur l'avis d'un médecin.

Lorsque la toux est fatigante, les bains de pieds, la vapeur d'eau tiède reçue par inspiration, et quelques béchiques, sont les moyens les plus surs de la diminuer.

Plusieurs praticiens célèbres, entretiennent la liberté du ventre, en donnant à l'enfant des petites pilules de mercure doux (*muriate mercuriel doux*), qu'ils regardent comme un spécifique, pour diminuer la toux à mesure que les évacuations se prononcent. Ce remède ne doit être employé que sous la surveillance d'un médecin.

L'éruption parvenue à son dernier degré, il faut veiller avec la plus grande attention à la crise par laquelle la nature cherche à se débarrasser, et bien prendre garde de troubler celle qu'elle aura choisie, mais au contraire la favoriser.

Lorsque l'effloressence commence à devenir pâle, c'est le moment d'administrer un doux purgatif; on le répétera deux ou trois jours après; puis on pourra donner au malade, par gradations, des alimens plus nourrissans.

Si vers la terminaison de la maladie, la fièvre reparaît avec une nouvelle vigueur, accompagnée d'une toux fréquente et vive, et d'une difficulté de respirer, l'inflammation de la poitrine est à craindre, et la pulmonie qui pourrait la suivre deviendrait mortelle. Ce cas, toujours grave, doit être traité comme une fluxion de poitrine, vu l'importance de l'organe affecté. Il faut de nouveau recourir à la saignée, aux bains de pieds, aux boissons et potions pectorales, aux lavemens pour entretenir la liberté du ventre, et sur-tout aux vésicatoires qu'on applique très-avantageuse-ment aux deux bras. Lorsque pendant le cours de la maladie, il se manifeste des taches pourprées, symp-tôme d'un certain degré de putridité, les anti-septiques sont absolument nécessaires, et ce cas demande le même régime, et les mêmes moyens déjà indiqués, pour remédier à cette complication dans la petite vé-role. *Voyez page* 214.

A la suite de la rougeole, quand les enfans ont été prématurément exposés à l'air, ou mal traités dans le cours de la maladie, ils sont souvent affectés d'une bouffissure universelle qui les menace d'hydropisie. Cet état cède assez promptement aux médicamens qui provoquent l'urine et la transpiration. C'est dans cette vue, qu'il faut leur administrer quelques purgatifs ; l'oxymel sillytique, l'infusion de fleur de sureau nitrée, la décoction de quelques baies d'alkekenge, etc. Les vésicatoires appliqués dans cette circonstance , ont souvent prévenu les suites fâcheuses de cette œdéme ou enflure.

Pour prévenir les dangers d'une rougeole maligne, un médecin Anglais a proposé et pratiqué l'inoculation de ce virus. Plusieurs médecins Français ont voulu l'imiter. Mais cette méthode n'a point pris faveur comme celle d'inoculer la petite vérole. Je pense que la rougeole étant bien moins meurtrière que cette der-nière maladie, on n'a pas dû s'empresser d'adopter cette nouvelle inoculation.

De la Fièvre Rouge ou Scarlatine.

Cette maladie est beaucoup plus commune aujour-d'hui qu'elle ne l'était autrefois. Les enfans y sont plus sujets que les adultes. On la nomme scarlatine, parce que l'éruption particulière qui se manifeste sur la peau, lui donne à-peu-près la couleur de l'écarlate. Sa cause est un miasme épidémique, moins contagieux cependant que celui de la rougeole avec laquelle la fièvre rouge a beaucoup de ressemblance. On la divise en bénigne et en maligne; rarement elle prend ce dernier caractère.

La fièvre scarlatine bénigne commence ordinairement par un frisson, suivi de chaleur, d'une grande soif, et très-souvent d'un mal de gorge, mais sans ce mal - aise et cette toux importune qui accompagnent ordinairement la rougeole. Toute la peau se couvre ensuite de taches rouges, plus larges et plus colorées, et moins uniformes que dans la maladie précédente. Ces taches continuent de paraître jusqu'au cinquième jour environ, puis elles pâlissent; l'épiderme se sépare; il reste comme de petites écailles qui quelquefois tombent et reviennent à plusieurs reprises. Cette éruption diffère de la petite vérole et de la rougeole, en ce que les pustules sont larges, irrégulières, d'un rouge plus foncé, qu'elles se réunissent, se confondent aisément, et ne suppurent point. Une bouffissure générale de la peau succède ordinairement à la chute de l'épiderme par écailles.

La fièvre scarlatine s'annonce avec des symptômes de malignité, quand ceux dont nous venons de faire l'énumération sont accompagnés de vomissement, d'un pouls vif et petit, d'une respiration fréquente, laborieuse, d'un grand mal de gorge, avec une langue couverte d'une mucosité blanchâtre, et d'une éruption qui n'apporte aucun soulagement. Enfin, la maladie est très-dangereuse quand la couleur des taches est plombée, et qu'il s'y joint un dévoiement fétide;

le délire, l'assoupissement, et l'impossibilité d'avaler. Dans cette occurrence, souvent le malade périt de suffocation avant le sixième jour.

Pendant tout le cours de la fièvre scarlatine bénigne, il faut laisser agir la nature : peu d'alimens, des boissons émollientes, et la chaleur douce du lit, suffiront pour déterminer sans trouble, la crise qui se fait au moyen de l'éruption. On se contentera, si le mal de tête ou de gorge incommode, de prescrire quelques bains de pieds, et de tenir le ventre libre par des lavemens. Vers la fin de la maladie, on donnera quelques purgatifs qu'on répétera une ou deux fois, avant de permettre à l'enfant de reprendre son régime ordinaire.

Lorsque la peau paraît tuméfiée, on lui fait prendre avec avantage des bains tièdes, ainsi qu'une boisson légèrement sudorifique. Enfin, on passe aux mêmes moyens indiqués pour l'enflure qui succède quelquefois à la rougeole.

Dans la fièvre scarlatine maligne, il existe un mélange de putréfaction, et d'inflammation qui jette souvent dans l'alternative sur l'emploi des moyens convenables. Si le visage est très-rouge, et qu'il y ait des signes évidens d'engorgement des vaisseaux du cerveau, les sangsues appliquées derrière les oreilles doivent être favorables, sur-tout quand cette maladie affecte un enfant pendant le travail de la dentition. Lorsque le mal de gorge est violent, on prescrit les vésicatoires à la nuque, les cataplasmes émolliens au tour du cou, et les gargarismes faits avec la décoction de fleur de sureau, le miel et peu de vinaigre. Pour remédier aux accidens déterminés par la putridité, il faut employer le même régime, et les mêmes remèdes anti-septiques déja recommandés pour la petite vérole compliquée de putridité. Afin d'éviter toute répétition, *voyez* page 120.

Des Vers.

Quelques médecins ont avancé que les vers ne nuisaient point aux enfans ; qu'ils étaient même un moyen dont se servait la nature pour détruire les humeurs nuisibles. L'observation dément journellement cette assertion, et d'après l'expérience, on est en droit de les regarder comme les plus grands ennemis des enfans. Outre qu'ils sucent une partie du chyle destiné à la nutrition de l'individu, des observations recueillies par des praticiens célèbres, prouvent que leur présence dans les intestins, cause une infinité de désordres dont quelques-uns d'eux conduisent à la mort. Ce sera donc toujours pour l'avantage de l'enfant, qu'on s'occupera de la destruction des vers.

On a généralement pensé qu'ils étaient produits par les œufs des insectes qui voltigent dans l'air, ou qui sont avalés avec certains alimens, tels que les fruits, les végétaux, les viandes et l'eau. Cette opinion souffre cependant quelques objections qui peuvent obscurcir la véritable génération des vers dans le corps humain.

Le D. *Alph. Leroy* les regarde comme le passage de la mort à la vie, et de la vie à la mort. Il revient à la génération spontanée de ces insectes, combattue et rejetée dans le siècle précédent, mais qui, d'après nos connaissances nouvelles sur la nature des élémens, pourrait être, selon lui, démontrée par des expériences irréfragables. Au surplus, mon but n'est point ici de discuter une opinion, qui, d'après ses conséquences, mérite d'être bien réfléchie.

Les intestins ne sont point les seules cavités où l'on

ait trouvé des vers : c'est là, qu'on les rencontre ordinairement ; mais on en a vu dans les sinus fron-
taux, dans les oreilles, et dans plusieurs autres parties
du corps humain.

Quelle qu'en soit la cause, il est important de connaître les symptômes de leur présence, puis les meilleurs moyens de les expulser. Très-rarement les enfans à la mamelle en sont affectés ; ce n'est que lorsqu'ils prennent des alimens, qu'ils y sont plus particulièrement sujets. Quelques observations prouvent
cependant, qu'ils peuvent en avoir même au sein de
la mère.

Les signes des vers, quoique la plupart incertains,
sont en général la couleur changeante du visage,
tantôt rouge, mais le plus souvent pâle ; un demi-
cercle livide sous les yeux ; des démangeaisons au nez,
et de fréquens maux de tête après les repas. En s'é-
veillant le matin, l'enfant a souvent la bouche pleine
d'eau. En dormant, la salive coule sur son oreiller ;
il grince des dents, s'imagine avoir quelque chose au
gosier, et fait agir les muscles de cette partie comme
pour avaler ; quelquefois il s'éveille en sursaut. Le
matin, il est plus ou moins altéré ; il a peu ou beaucoup d'appétit ; il se plaint de bourdonnemens d'oreilles, d'étourdissemens, de défaillances, de coliques,
de borborismes : son haleine est mauvaise ; il est constipé, ou bien il a le cours de ventre ; ses urines sont
claires et écumeuses ; enfin, il maigrit, quoiqu'il mange
quelquefois beaucoup. On prétend que la dilatation de
la prunelle, est un signe caractéristique de vers dans
les intestins ; mais celui qui surement est le moins équi-
voque, c'est quand l'enfant en vomit, ou les rend par
les selles.

L'irritation qu'ils causent au canal alimentaire,

produit des affections sympathiques que l'on serait quelquefois bien éloigné d'attribuer à leur présence ; et de là, cependant, tous ces symptômes plus ou moins effrayans, tels que les syncopes, les suffocations, les palpitations de cœur, les étourdissemens, la difficulté de parler, la surdité, la goutte sereine, les terreurs, la toux, le hoquet, l'épilepsie, l'apopléxie, le marasme, etc.

« Les médecins, dit *Rosen*, doivent bien se con-
» vaincre qu'il n'y a point de maladie si particulière,
» ni si grande, qui ne puisse venir des vers. »

Cette opinion est sur-tout très-appliquable au premier âge ; car, dès qu'on verra chez un enfant des affections extraordinaires sans autre cause évidente, il faut aussitôt examiner avec soin si l'on ne découvrira point quelques symptômes vermineux.

On ne doit pas s'attendre qu'un seul individu présente en masse tous les signes que je viens d'exposer. Il suffit d'en observer un certain nombre, pour conclure qu'il a des vers, et se conduire en conséquence.

En général, les personnes qui ont l'estomac faible, et qui par conséquent digèrent plus mal, sont sujètes aux vers. C'est pourquoi, les enfans y sont plus exposés que les adultes.

Il en existe de différentes espèces ; mais ceux que l'on observe le plus communément sont : 1º. Les longs et ronds, pareils aux vers de terre ; on les nomme *strongles* ou *lombrics* ; 2º. Les plats, courts et blancs, semblables à des pépins de courge ; ce sont les *cucurbitains* ; 3º Les *ascarides* ou petits vers blancs, semblables à ceux qui se trouvent dans le fromage trop passé ; 4º. Enfin, les longs, plats et articulés ; comme ils ressemblent à une tresse de ruban de fil, et que leur longueur occupe quelquefois toutes les circonvolutions des intestins , on les connaît sous le nom de *tænia* , mais plus communément sous celui de ver solitaire.

Les lombrics sont très-communs chez les enfans ; les cucurbitains et les ascarides les affectent moins fréquemment , et très-rarement le *tænia* ou ver solitaire.

Outre les symptômes généraux de vers , il n'est pas inutile d'observer , que des tranchées subites vers le nombril , indiquent assez souvent la présence des lombrics ; qu'un sentiment de pesanteur dans le bas ventre , comme une boule roulante dans les intestins, passe pour être le signe du ver solitaire ; sur-tout , quand le malade rend par les selles des cucurbitains. Une grande démangeaison à l'anus avec le tenesme ou envie fréquente d'aller à la selle , annonce les ascarides , qui d'ailleurs paraissent en plus ou moins grand nombre dans les déjections de l'enfant.

On éprouve souvent beaucoup de difficultés à expulser les vers ; elle paraît venir du peu d'action que les médicamens , dont on se sert, ont sur leur vitalité , et de la conformation de ces insectes. Le plus difficile à détruire , est sans doute le ver solitaire , parce qu'il a des succoirs à toutes les jointures par lesquelles il estprésumé se tenir fortement attaché aux parois des intestins.

En général , les remèdes les plus convenables pour les expulser, sont ceux qui peuvent les affaiblir ; on les joint à des purgatifs assez actifs pour leur faire lâcher prise et les évacuer.

Parmi le très-grand nombre de vermifuges qu'on a proposés , on doit sagement faire un choix basé su l'expérience.

Je crois donc devoir les réduire à ceux-ci : l'eau froide , l'eau salée , le suc de carottes , de pourpier l'huile de ricin , les poudres de fer , d'étain , les différentes préparations mercurielles, la barbotine, la valérienne, la cévadille, la fougère mâle, la mousse de mer, l'ail, le quinquina, et autres amers.

Il s'agit maintenant, d'adopter une méthode conforme à l'âge et au tempéramment de l'enfant.

Pour ceux qui viennent d'être sevrés, on peut leur faire prendre le matin à jeûn, et à différentes heures du jour, un demi-verre de la boisson suivante, qui très-souvent a obtenu Ie plus grand succès :
Prenez mercure crud, 1 once, ou 3 *décagrammes*;
     eau pure, 1 pinte, ou 1 *litre*;
faites bouillir une demi-heure ; ôtez le mercure qui peut servir autant de fois que l'on voudra, et dissolvez dans l'eau, deux cuillerées de bon miel. Le même remède peut aussi s'employer en lavement.

Comme il n'est pas très-facile d'administrer d'autres vermifuges aux enfans, on a proposé beaucoup de topiques, parmi lesquels j'ai distingué celui que *Rosen* employait.

Prenez sommités d'absynte, une poignée;
     une tête d'ail;
pilez dans un mortier ; ajoutez un fiel de bœuf, et suffisante quantité de farine de seigle, pour faire un cataplasme qu'on applique sur le creux de l'estomac de l'enfant.

On trouve dans toutes les villes, des dépôts de remèdes contre-vers, en dragées, biscuits ou sirops plus ou moins préconisés, mais dont les parens prudens ne doivent jamais user, puisqu'on ne connaît point la dose des médicamens actifs qui en font la base. On a journellement sous les yeux, de fréquens exemples d'accidens déterminés par ces sortes de remèdes ; et moi-même j'en ai vu de très-graves, causés par le mercure qui entrait dans leur composition. Les huileux qui sont effectivement vermifuges, sont d'autre part nuisibles à l'estomac; ils en relâchent les fibres, et favorisent par conséquent une nouvelle génération de vers.

Dès que l'enfant pourra prendre quelques remèdes, on doit donner la préférence au sirop suivant, dont l'efficacité surpasse tous ceux que l'inexpérience accrédite dans les grandes villes :

Prenez séné mondé, 1 once, ou 3 *décagrammes;*

 racine de fougère mâle, 2 onces, ou 6 *décagrammes;*

 rhubarbe,
 quinquina, } de chaque, 4 gros, ou 15 *grammes;*

 barbotine, 2 gros, ou 8 *grammes;*

 eau pure, 1 pinte, ou 1 *litre;*

faites bouillir légèrement pendant une demi-heure, passez avec une forte expression; ajoutez à la colature, par parties égales, sucre et miel, 1 livre, ou 5 *hectogrammes;*

remettez sur le feu; clarifiez avec des blancs d'œufs; laissez cuire en consistance de sirop, et gardez.

La dose est d'une demi-once (*15 grammes*) environ, le matin à jeûn, et même plus quand il est nécessaire de purger.

Lorsque les enfans ont atteint quatre à cinq ans, il est certain qu'on peut employer des remèdes plus actifs. La préparation suivante paraît alors très-convenable :

Prenez Barbotine, 12 grains, ou 6 *décigrammes;*

 jalap pulvérisé, 20 grains ou 10 *décigrammes;*

 mercure doux, ou *muriate mercuriel doux,*

 6 grains *ou* 3 *décigrammes;*

 suffisante quantité de miel pour faire un bol;

divisez en quatre parties;

une pour un enfant de trois à cinq ans ;

deux pour un de cinq à huit ;

trois pour un de huit à douze,

et la totalité pour un adulte.

L'huile de ricin, *palma Christi*, quand elle est récente, est un fort bon vermifuge purgatif ; mais il faut l'administrer avec prudence. Ainsi, je ne la conseille que pour les enfans de sept à huit ans : on la donne pure, le matin à jeûn, par cuillerée à café, jusqu'à ce qu'elle provoque les selles ; puis on continue de l'administrer de deux jours l'un, tant qu'on n'a pas lieu de croire que tous les vers soient expulsés.

Je suis convaincu de la difficulté qu'on éprouve souvent de chasser les ascarides qui tourmentent singulièrement les enfans par les démangeaisons qu'ils leur causent à l'anus. Il faut alors joindre aux remèdes anti-vermineux, pris intérieurement, les lavemens faits avec la décoction de cévadille, de rhue et d'absynte, ou suffisante quantité d'huile, dans laquelle on dissolvera 15 grains (*7 décigrammes*) de camphre.

Le ver le plus difficile à détruire, est sans contredit le solitaire. C'est ainsi qu'on le nomme, parce qu'on a cru fort long-temps qu'il existait seul dans le corps humain. Mais des observations dignes de foi, prouvent qu'on peut en avoir deux, trois, et même un plus grand nombre. On le connaît aussi sous le nom latin de *tænia*, petit ruban, comme je l'ai déjà dit plus haut. Son corps est mince et plat, large d'environ 4 à 5 lignes (*10 millimètres*), formé de prolongemens articulés ; son extrémité supérieure diminue insensiblement, et se termine par un prolongement aussi ténu qu'un fil de 3 à 4 pouces (*81 millimètres*) d'étendue, à l'extrémité duquel on aperçoit un petit nœud qui paraît être sa tête. La longueur de ce ver varie chez les différens sujets; elle occupe quelquefois toute l'étendue des intestins, et suivant *Rosen*, elle peut se porter jusqu'à 80 aunes (*95 mètres 40 millimètres*). Tant qu'il n'est pas expulsé en entier, et qu'il reste ce prolongement délié qui forme son cou et sa tête, il a sans doute la propriété de s'accroître par la formation de nouveaux anneaux; et c'est d'après ce phénomène que l'on peut croire à l'observation de *Strandberg*, qui depuis le mois de juin 1759 jusqu'à la fin de septembre 1764, en fit rendre à une fille 793 aunes 3 quarts (*808 mètres 504 millimètres*), en plusieurs parties, et à différens intervalles.

Il paraît qu'il y a plusieurs espèces de vers solitaires distingués par leur largeur, et la longueur de leurs anneaux. Le corps de l'homme n'est pas le seul asile qui favorise le développement de cet insecte extraordinaire. On le trouve dans les eaux, les poissons, le chien, le chat, l'agneau, les poules, les oies, les pigeons. Des observations prouvent qu'il peut être héréditaire. Il est des contrées où on l'observe plus communément, particulièrement en Suisse, sur les bords de certains lacs; ce qui a fait présumer qu'il provenait de l'usage des eaux ou de certains poissons. En général, les adultes y sont plus exposés que les enfans.

C'est une erreur funeste, accréditée parmi le peuple, de croire que tout le monde a le ver solitaire, et qu'on meurt dès qu'on l'a rendu. S'il existe un danger réel, c'est bien plutôt en gardant un hôte aussi incommode, qui vit à nos dépens, et peut encore, par son action sur le canal intestinal, causer des affections plus ou moins graves.

Le symptôme le plus évident de la présence de ce

ver, sont les portions qui se détachent de son tout, et que le malade rend de temps à autre par les selles. Quelquefois son extrémité inférieure se présente hors de l'anus, et si on voulait la tirer à soi, le malade sentirait bientôt dans le bas ventre une irritation telle, que les convulsions pourraient en être la suite, si on n'abandonnait, ou ne coupait cette portion.

Un remède simple, et qui a souvent réussi à chasser le ver solitaire chez les enfans, est l'huile de ricin, ou un mélange d'huile de noix et de vin d'Alicante, donné pendant quelque temps par cuillerée tous les matins à jeûn. Pour les adultes, on a généralement employé avec succès le traitement bien connu de tous les gens de l'art, de Mme. *Nouffer*, femme d'un apothicaire de Morat en Suisse, dont le mari qui n'en était cependant pas l'inventeur, en fit un secret pendant sa vie, le transmit à son épouse en mourant, qui le vendit au dernier Roi des Français. Ce monarque s'empressa de le faire publier dans toutes les provinces en 1775.

Il consiste, après quelques légères préparations, à faire prendre au malade, le matin à jeûn, une certaine dose de poudre de racine de fougère mâle, puis deux heures après un bol purgatif. Mais depuis, on a employé de préférence l'huile de ricin, et l'expérience a confirmé l'efficacité de cette correction.

L'attention qu'on doit généralement avoir quand un enfant est affecté de vers, est de lui fortifier l'estomac pour détruire une des dispositions la plus fovorable à leur développement. Il faut donc lui prescrire des stomachiques, parmi lesquels les meilleurs sont les infusions amères, les eaux ferrugineuses, et sur-tout le quinquina. On soignera son régime pour lui faire éviter les crudités. J'observe, contre l'opinion

du vulgaire, que les enfans qui mangent de la viande,
sont bien moins sujets aux vers que ceux que l'on
tient au lait ou au régime maigre ; ainsi, le bon
bouillon, les gelées de viande, les viandes légères,
et un peu de bon vin après chaque repas, doivent
faire la base du régime des enfans, dont l'estomac
ne digérant que difficilement, les rend nécessairement sujets aux affections vermineuses.

MALADIES CHRONIQUES.

Des Écrouelles.

On nomme écrouelles, ces tumeurs dures, indo-
lentes, et d'une nature particulière, qui surviennent
à certains enfans, aux parties supérieures et latérales
du cou. Les glandes de cette partie ne sont pas seules
sujètes à cet engorgement ; celles des aisselles, du bas
ventre, du poumon et des mamelles, peuvent également en être affectées. Dans notre département, le vulgaire appelle cette affection, le mal de *St. - Marcou*,
patron qu'il invoque pour l'en guérir.

On peut considérer les écrouelles comme une maladie particulière à l'enfance : elles sont le résultat d'une
certaine constitution, dans laquelle le relàchement
des solides domine évidemment, et particulièrement
celui des vaisseaux lymphatiques, qui constituent la
plus grande partie des glandes. L'engorgement et les
désordres qui s'en suivent souvent, paraissent déterminés par la matière solidifiante des os, laquelle, aux
époques de l'accroissement, se dévie pour se porter
sur ces glandes.

Les médecins les plus célèbres regardent cette maladie comme héréditaire ; on croit qu'elle peut ne pas
se montrer pendant une génération , puis se développer par différentes circonstances dans celle qui lui succède. Des observations semblent prouver qu'elle provient plutôt du père que de la mère ; mais quand l'un
d'eux en a été affecté , ce sont ceux qui lui ressemblent le plus , qui participent à ce triste héritage.

On n'a point encore décidé si elle était contagieuse
ou non ; dans l'alternative , il sera donc toujours prudent, de ne point laisser trop communiquer les enfans sains avec les scrofuleux , sur-tout quand la
maladie a fait de grands progrès.

Il est constaté qu'une nourrice , qui a eu pendant
sa jeunesse les écrouelles , peut les communiquer à
son nourrisson. Les plus légères marques de ce virus ,
doivent donc faire exclure celle qui les porterait.

Les écrouelles ne paraissent nullement dépendre
d'un vice vénérien dégénéré , comme l'ont avancé
quelques auteurs. On connaissait cette maladie, bien
avant celle que nous tenons de la conquête du nouveau monde.

Il faut avouer sincèrement , que la nature du vice
scrofuleux , a jusqu'à ce jour , échappé aux recherches de la Médecine ; on présume seulement qu'il agit
comme acide , et que les constitutions scrofuleuses
sont dues à son influence sur l'économie animale. Nous
entendons par constitutions scrofuleuses , certaines
complexions innées , qui favorisent évidemment le développement de cette maladie, et d'après l'observation, nous pouvons regarder comme dispositions prochaines aux écrouelles, une peau blanche et douce ,
un visage plein , la rougeur des joues , la pâleur et
la grosseur des lèvres , des membres bien arrondis ,
mais sans fermeté ; la couleur bleuâtre de la cornée ;

les cheveux longs, lisses, et ordinairement châtains ;
enfin, une intelligence trop précoce.

Elles commencent à se manifester depuis deux et
trois ans jusqu'à sept ; quelquefois vers l'âge de puberté, mais très-rarement au-delà de cette époque. Elles
se développent par le concours de diverses circonstances,
qui toutes tendent à affaiblir le système glanduleux,
et à déterminer l'épaississement de la lymphe. La
saison humide de l'hiver favorise leur apparition qui
se fait ordinairement au printemps.

Les premiers symptômes sont le gonflement de la
lèvre supérieure, la formation de petites tumeurs situées à chaque côté du cou, au-dessous des oreilles,
et souvent une ophtalmie des plus rebelle. En premier
lieu, les glandes paraissent seulement engorgées sans
douleur, ni changement de couleur à la peau ; au second temps, le virus affecte le tissu cellulaire et les
ligamens des articulations. Au plus haut période de la
maladie, il se porte sur les os, et sur tout le système
glanduleux; il détruit les fonctions vitales, et détermine
la mort.

Les progrès de cette maladie sont lents; chaque année, et à la même époque, elle acquiert plus de gra-
vité. Les glandes du cou deviennent plus volumineu-
ses, moins mobiles, et la peau qui les recouvre, prend
une teinte d'un rouge violet ; ensuite elles s'amollis-
sent : on y sent une fluctuation, qui finit par une suppuration tardive, mais sans être précédée d'élancemens aussi vifs que dans les dépôts ordinaires. La peau
s'amincit vers le sommet de la tumeur, se perce en
plusieurs endroits, et laisse échapper une matière séreuse d'un aspect purulent. Les ouvertures se confondent, et forment bientôt un ulcère qui fournit une matière glaireuse, mêlée de flocons blancs semblables à

du lait caillé. Les bords de ces ulcères quelquefois douloureux , sont constamment gonflés , durs ; les chairs
pâles et molles. Ces ulcères sont stationnaires tant que
le virus prédomine ; quelquefois cependant , ils se
cicatrisent très-promptement , et sont remplacés par une
nouvelle ulcération sur quelqu'autre partie du corps.

Lorsque l'affection scrofuleuse se borne aux glandes du cou , on a souvent observé qu'elle disparaissait
d'elle-même vers l'âge de six à sept ans , ou bien aux
approches de la puberté. Alors les ulcères se cicatrisent ; mais il reste à la peau des marques ineffaçables
et souvent difformes , en raison de la perte de substance
déterminée par l'ulcération.

Comme les écrouelles constituent une maladie très-
longue et très-difficile à guérir , le pronostic en sera
d'autant plus fâcheux , qu'elle approchera de son plus
haut période , et qu'elle pourra se compliquer , comme
il arrive quelquefois , avec le virus vénérien , dartreux ,
et scorbutique. Ces différentes complications demandent un traitement combiné , qui exige toute la prudence et la sagacité d'un médecin instruit.

Le célèbre *Cullen* et d'autres praticiens , avancent
qu'on ne connaît point encore de méthode particulière
qui réussisse généralement à guérir cette maladie. Effectivement , le grand nombre des remèdes proposés ,
et tour à tour plus ou moins préconisés , formeraient
un volume. Mais leur insuffisance dans la plupart des
cas , a depuis long-temps déterminé le peuple à recourir
à des pratiques superstitieuses ; car cette affection est
une de celles qui ont fait jusqu'à présent , et qui feront
peut-être encore à l'avenir le patrimoine des fourbes ,
et des empiriques tant qu'ils seront tolérés. Mais au
lieu d'abandonner cette maladie à la nature , ou de la
traiter par des moyens aussi ridicules qu'incertains , ne

serait-il pas plus sage d'user des lumières des savans qui ayant cherché par de nombreuses expériences, à pénétrer les phénomènes du virus écrouelleux, s'accordent à reconnaître un relâchement dans les vaisseaux, joint à l'épaississement de la lymphe, ou de la partie séreuse du sang ; et alors ils ont raisonnablement proposé un régime et des remèdes propres à combattre cette faiblesse et cet épaississement. Par ces moyens, on empêche au moins les progrès de la maladie ; et l'on fait arriver sans danger, l'enfant à l'époque où les forces vitales remportent une victoire complète sur la constitution scrofuleuse.

Ainsi, *Bordeu* pense que l'enfant à la mamelle qui paraît avoir une constitution scrofuleuse, ou qui est né de parens affectés de ce vice, doit être préférablement nourri avec le lait des animaux domestiques, et qu'il faut encore restreindre le plus possible, la durée de cet allaitement artificiel.

Dès que l'enfant sera dans le cas de prendre des alimens plus solides, on évitera l'usage de la bouillie, des farineux, des légumes secs, des fruits acides ; on leur préférera le bon bouillon gras, les panades aromatisées, les racines succulentes, les carottes, les navets, les scorsonères, le chervis, le céleri, les œufs, la viande de boucherie ; l'usage modéré du café, du chocolat, et d'un peu de bon vin après chaque repas. On choisira une habitation élevée, pour le faire jouir d'un air pur et sec ; on lui prescrira un exercice modéré auquel on suppléera par des frictions sèches et aromatiques, sur toutes les parties du corps, devant un feu clair et flamboyant. On évitera soigneusement de le laisser dans des linges mouillés, de l'exposer au serein, et à l'humidité du temps. Enfin, il est constant qu'une éducation efféminée, favorise le développement du virus scrofuleux, et qu'il convient de proscrire tout ce qui tient à la mollesse. *Voyez* la Première Partie de cet ouvrage.

Quant aux remèdes à employer, nous nous bornerons à quelques conseils généraux, puisque nous invitons les parens, à demander toujours ceux d'un médecin instruit, lorsque les symptômes plus ou moins graves les rendent indispensables.

Le virus scrofuleux, simplement indiqué par l'engorgement des glandes du cou, on commence par observer l'état des digestions. Dès qu'elles sont languissantes, il est avantageux de commencer la cure par un vomitif, secondé d'un purgatif convenable, afin de nétoyer l'estomac et les intestins. Dès que l'enfant est assez raisonnable pour prendre quelques remèdes, l'indication consécutive, est d'employer les fondans, les apéritifs unis aux toniques; et parmi un grand nombre de prescriptions, j'ai dû m'arrêter à celle-ci :

Prenez savon médicinal, 1 once, ou 3 *décagrammes*;

sel de tartre, ou *carbonate de potasse non-saturée*, sel ammoniac, ou *muriate ammoniacal*, de chaque, 2 gros, ou 8 *grammes*;

limaille de fer, 1 gros, ou 4 *gramme*;

sassafras, saponaire, de chaque, 2 gros, ou 8 *grammes*,

fleurs de digitale, 1 gros, ou 4 *grammes*;

amalgamez le tout avec suffisante quantité de sirop des cinq racines apéritives; faites des pilules de 4 grains (2 *décigrammes*), dont la dose sera de 8 grains (4 *décigrammes*), jusqu'à 1 demi-gros (2 *gram-*

mes), suivant l'âge de l'enfant. On soutient avantageusement l'usage de ces pilules, par celui d'une tisane faite avec les bois sudorifiques.

Il faut éviter la suppuration des tumeurs scrofuleuses, et par conséquent tenter leur résolution ; et souvent on l'obtient en employant les embrocations d'huile rosat camphrée, à laquelle on ajoute l'esprit volatil de corne de cerf. Puis on les couvre d'absorbans chauds, tels que le plâtre, les cendres, le sel bien pulvérisé, et renfermé dans des sachets.

Tout moyen résolutif doit cesser, dès que la tumeur paraît vouloir suppurer ; cette disposition s'annonce par la couleur violette de la peau, par l'élévation du centre de la tumeur, par une fluctuation sensible, et quelques élancemens. Alors, pour éviter que l'humeur ne se porte sur quelques parties essentielles à la vie, il est nécessaire d'aider cette suppuration par des topiques qui augmentent l'action trop languissante des vaisseaux, et je donne la préférence au cataplasme suivant :

Prenez oignons cuits sous la cendre,

    levain,

    graisse de porc ;

de chaque une égale quantité ; mêlez le tout en triturant, et ajoutez quelques pincées de sel. Faites un cataplasme que vous appliquez sur la tumeur, en le renouvelant trois à quatre fois par jour.

On a observé qu'il n'y avait point d'avantage à ouvrir ces sortes de tumeurs avec l'instrument : il faut laisser au pus le soin de se faire jour. Tant qu'il existe des duretés, les cataplasmes sont toujours utiles ; celui de feuilles fraîches de ciguë ou l'emplâtre du même nom, sont alors convenables.

L'ulcère qui résulte de l'ouverture des tumeurs

scrofuleuses, est communément d'un mauvais aspect. Si les chairs ne sont ni pâles, ni livides, on les couvre seulement de charpie fine enduite de cérat de *Goulard*; mais dans le cas contraire, il faut les animer avec un escarotique doux. Il suffit, pour y parvenir, d'ajouter au cérat l'alun calciné pulvérisé, dans la proportion d'un quart, et de passer alternativement à l'emploi de ces deux moyens, jusqu'à ce que les chairs de l'ulcère soient vermeilles. C'est à cette époque que le quinquina pris intérieurement, et les autres amers, semblent changer la nature de ces ulcères, et les disposent à se cicatriser ; c'est encore dans cette vue, qu'on y joint les préparations mercurielles unies au fer et à la rhubarbe. Mais comme le mercure ne paraît réellement utile dans les écrouelles que quand il est employé avec beaucoup de discernement, on doit blâmer l'usage trop léger des pilules de *Béloste*, si vantées dans cette maladie, et qui, la plupart du temps, font plus de mal que de bien.

C'est toujours d'après nos principes, et les bons effets des fondans et des toniques réunis, qu'on a regardé certaines eaux minérales sulfureuses et ferrugineuses, comme très-utiles.

Il est, dit le D. *Macbride*, trois remèdes recommandables dans les écrouelles : l'eau de la mer, et à défaut l'eau salée ; le quinquina et la ciguë.

L'eau de la mer, selon le D. *Russel*, prise intérieurement, ou employée en bains, est très-avantageuse; mais il faut que son usage précède l'ouverture des tumeurs scrofuleuses. Le quinquina convient singulièrement quand cette suppuration est établie, et que la fièvre lente l'accompagne; tandis que l'extrait de ciguë, pris avec toutes les précautions qu'exige ce végétal vénéneux , paraît avoir été employé avec succès , lorsque ces mêmes tumeurs dégénéraient en cancer.

Je ne puis finir cet article sans parler de l'ophtalmie chronique dont les scrofuleux sont souvent tourmentés , et dont le traitement n'est pas toujours suivi du succès. Comme elle subsiste tant que le virus scrofuleux prédomine, les remèdes ophtalmiques ne sont, dans cette circonstance, tout au plus que palliatifs. Mais les ulcères qui se forment sur la cornée transparente , menacent souvent le malade de la perte de la vue ; alors un séton à la nuque, dont on entretient la suppuration aussi long-temps que possible ; l'usage de l'opiat anti-scrofuleux, et de la poudre purgative conseillés par *Janin* , un collyre légèrement tonique, sont des moyens qu'il ne faut pas négliger , mais qui ne peuvent être avantageusement employés que sous la surveillance d'un médecin.

Du Rachitis , vulgairement Noueure.

Le rachitis est cette malheureuse maladie de l'enfance , dont l'effet se porte particulièrement sur les os, et qui par la difformité qu'elle lui cause , fait souvent d'un homme une espèce de monstre. Des auteurs prétendent que cette affection a été ajoutée à la somme de nos maux entre 1612 et 1620, époque à laquelle elle fut, pour la première fois, observée en Angleterre. Mais cette opinion ne coïncide point avec celle de quelques savans, qui en retrouvent des indices dans les premiers livres de Médecine.

Le rachitis s'observe rarement chez les enfans avant le sixième mois : comme il ne les affecte presque jamais après la deuxième année , ses symptômes varient suivant les différens degrés qu'il parcoure.

Dans le principe, l'extrémité des os des jointures, et sur-tout celle des poignets, paraît se gonfler, ce qui forme une espèce de nœud, qui lui a fait donner le nom de *Noueure* : l'enfant a le visage pâle et bouffi, le ventre gros, la peau flasque, et son corps présente un certain degré de maigreur. A mesure que la maladie fait des progrès, les os du crâne s'écartent, et la tête par conséquent paraît plus grosse que dans l'état naturel ; la peau s'épaissit, sur-tout aux articulations des mains ; les dents se carient, les os de la poitrine, de la colonne épinière et des jambes, se courbent, se contournent en différens sens, et produisent ces difformités dont la société offre aujourd'hui beaucoup d'exemples. Parvenue à son plus haut période, ces os perdent quelquefois leur consistance naturelle, deviennent fragiles, et se rompent au moindre effort ; les muscles sont alors si faibles, que le rachitique n'est plus susceptible de prendre aucun exercice ; la fièvre étique se manifeste avec tous les symptômes effrayans qui annoncent une mort prochaine, ordinairement déterminée par une attaque de paralysie, ou de convulsions.

Les rachitiques montrent beaucoup de sensibilité nerveuse, jointe à une grande faiblesse. Ces observations sont appuyées sur ce que les enfans noués acquièrent plutôt que les autres la faculté de parler, et sur ce qu'ils conservent, le reste de leur vie, la plus grande disposition aux maladies de nerfs. La septième, ainsi que la quinzième année, paraissent très-critiques pour eux. A ces deux époques, ils éprouvent un mieux sensible, ou la maladie augmente et devient incurable.

On a beaucoup varié sur les causes de cette affection,

que des savans attribuent aux vices vénérien, ou scrophuleux dégénérés. Il paraît constant que le rachitis
consiste dans la dépravation du suc osseux; mais il
est bien difficile, je crois, d'assigner une cause évidente à cette dépravation. Est-elle due au vice des
organes de la digestion, ou à celui des parties qui
concourent à la nutrition? Cette question serait ici
déplacée : j'en laisse d'ailleurs la discussion à une
plume plus savante.

Quelle que soit la cause éloignée du rachitis, on peut
néanmoins le considérer comme héréditaire, ou comme
maladie contractée après la naissance. Il paraît donc
raisonnable de conclure que tout ce qui peut déterminer la faiblesse du corps, dispose à cette affection.
Ainsi les circonstances suivantes sont au nombre des
causes qui la déterminent le plus souvent. Etre né
de parens rachitiques, avancés en âge, valétudinaires,
goutteux, sujets aux rhumatismes, affaiblis par des excès,
ou jadis affectés des virus vénérien, scorbutique, écrouelleux, dartreux, ou d'une mère affectée de fleurs
blanches; être nourri par une femme qui se trou-
verait dans un des cas ci-dessus, ou dont le lait
serait vicié par un mauvais régime. On peut ajouter
à ces causes, une habitation humide et mal-saine,
différentes éruptions rentrées, la mal-propreté, des
alimens trop visqueux ou point assez nourrissans, et le
séjour de l'enfant dans des linges mouillés.

Il paraît cependant que le rachitis dépend plutôt d'un
vice inné : autrement il serait beaucoup plus répandu;
mais ses progrès et son intensité dépendront du plus
ou moins grand nombre de causes externes qui se
trouveront en concurrence.

On ne peut nier que cette maladie n'ait la plus grande
analogie avec le virus scrofuleux, et d'après ce carac-

tère évident, les meilleurs remèdes à conseiller, sont ceux qui peuvent augmenter les facultés digestives, reporter la vie dans la charpente osseuse, et fortifier tout le corps. Pour éviter la répétition, nous renvoyons aux moyens curatifs indiqués dans l'Article précédent.

J'observe en outre que la Chirurgie peut être d'un très-grand secours aux rachitiques; des bandages artistement faits et employés à propos, sont parvenus à redresser les os, et à les rapprocher de leur conformation naturelle. Ce sont des moyens auxiliaires qu'on ne doit pas négliger; mais qui pourraient singulièrement nuire, s'ils étaient appliqués sans discernement. Leur fabrique et leur emploi deviennent le partage d'un chirurgien qui connaît toutes les ressources de son art, et sait les varier suivant les circonstances.

Le rachitis ne paraît pas contagieux; mais parvenu au dernier degré, il sera toujours prudent de ne jamais laisser les enfans sains respirer les émanations des rachitiques.

En général, il n'est point de maladie qui paraisse plus insensible aux remèdes qu'on emploie pour la combattre. Alors il faut de la persévérance; avec elle, on est sûr d'arrêter l'énergie du virus, si toutefois on ne peut le détruire. Mais pour y parvenir, on doit employer des moyens sagement combinés. Les gens instruits, sentiront combien il est absurde de croire que des amulettes, notamment le ruban d'écarlate, dont se sert le peuple de nos contrées pour mettre aux poignets des enfans qui se nouent, puisse anéantir l'action d'un vice assez puissant pour détériorer les parties les plus solides du corps humain. Une pareille absurdité a souvent fait naître une sécurité funeste, dont les enfans ont été et seront surement encore les victimes. L'homme qui cherche à combattre les erreurs populaires, s'il n'est pas tourné en ridicule, prêche au moins dans le désert.

Du Gonflement et de la Dureté du bas ventre, vulgairement appelés Carreau.

On doit entendre par le *Carreau*, cette maladie qui tire son nom vulgaire de l'éminence et de la dureté du bas ventre, occasionnées par l'engorgement des glandes d'une membrane qui soutient et fixe la plus grande partie des intestins : on la connaît sous le nom de *Mésentère*.

Les enfans à la mamelle sont moins exposés au carreau que ceux qui sont sevrés ; parmi ces derniers, il affecte plus communément ceux qui approchent de leur septième année. Cette remarque du D. *Baumes*, ne coïncide pas avec mes observations : j'ai rencontré cette maladie chez des enfans à la mamelle, mais plus souvent, quelque temps après le sevrage. En général, elle est plus fréquente parmi les enfans des maisons de Charité, ou de la classe indigente du peuple, qui dans les villes sur-tout, sont mal nourris, ne font point d'exercice, et respirent l'air mal-sain des plus mauvaises habitations. Enfin, les enfans affectés de ce vice scrofuleux, rachitique, qui ont éprouvé des maladies éruptives, ou une dentition laborieuse, peuvent également devenir sujets à l'engorgement des glandes du mésentère.

De mauvaises digestions précèdent la tuméfaction et la dureté du ventre, qui constituent les principaux symptômes de cette maladie. Cette altération des organes digestifs, est toujours accompagnée de vents et de cours de ventre ; les urines sont laiteuses ; le visage est inégalement coloré; l'haleine est forte, et la langue chargée ; l'enfant montre beaucoup d'appétit ; le ventre se gonfle vers le soir, et bientôt il reste tendu, s'élève par gradation, et l'on sent au tact des inégalités produites par la tuméfaction des glandes obstruées. Alors le mal-être augmente, l'appétit est irrégulier, et l'enfant est affecté quelquefois de constipation, mais plus souvent d'une diarrhée qui, dans le principe, paraît bilieuse. Peu à peu la couleur des déjections change, devient blanchâtre et fétide. Les vers s'engendrent alors facilement, la fièvre lente se fait sentir, et le malade tombe dans le marasme.

Cet état est une suite nécessaire de l'engorgement des vaisseaux qui charrient la partie nutritive des alimens connus sous le nom de chyle, et qui, portée dans le torrent de la circulation, devient le principe de l'accroissement. Dès que la nutrition éprouve quelques obstacles, les pertes ne sont point réparées : les parties ne recevant plus la nourriture dont elles ont besoin pour leur développement, l'individu doit tomber par inanition dans un dépérissement total.

Quoique le carreau soit une maladie assez commune, il ne faut pas cependant la confondre avec le gonflement du bas ventre, qui accompagne presque toujours la dentition laborieuse, les vers, et quelquefois la constipation opiniâtre. On évitera cette erreur, quand on examinera que dans les précédentes maladies, ce gonflement se manifeste promptement, et cesse après que la cause en est détruite, tandis que le carreau se forme d'une manière lente, et constitue une maladie chronique.

Il serait plus facile de confondre le carreau avec le gonflement du foie, dont les enfans sont quelquefois affectés ; mais cette tumeur occupe particulièrement le

côté droit ; elle est accompagnée d'une tension douloureuse , d'oppression , de vomissement, et d'autres
symptômes qui caractérisent un état inflammatoire ,
ou de l'augmentation de volume de la membrane
graisseuse qui couvre les intestins ; maladie rare à
la vérité, mais qui n'offre point de signes assez caractéristiques pour la distinguer surement du carreau.
Le tact, je crois, doit seul établir cette différence : en
touchant le bas ventre, on doit moins sentir des glandes , qu'une masse pâteuse qui diminuant insensiblement, n'offre aucune circonscription dans ses bords.

Le carreau reconnaît pour cause prochaine, un vice
de digestions, déterminé par tout ce qui peut détruire
le ton de l'estomac, et produire un chyle de mauvaise
qualité. Ici donc viennent se ranger tous les abus d'une
mauvaise éducation physique. *Voyez* les articles de la
Première Partie qui traitent de l'*Allaitement*, du *Se-*
vrage , du *Régime* des enfans, etc. Les pâtes non fer-
mentées, connues sous le nom de tartes , dont on nourrit les enfans à la campagne , l'abus des huileux qu'on
leur donne souvent aux moindres apparences de coliques, et les purgatifs réitérés , sont considérés à
juste titre par *Sydenham* , comme propres à déterminer
le carreau , en plongeant dans le relâchement les
fibres de l'estomac et des intestins.

Le pronostic de cette maladie varie en raison des
causes qui l'on fait naître, et sur-tout, relativement
à ses différens degrés. L'enfant à la mamelle guérit
plus facilement que celui qui est sevré ; plus le lait est
récent, et plus les désordres du système nutritif sont
faciles à réparer. En général, il est plus aisé de prévenir cette maladie, que de la guérir ; mais dès qu'elle
existe, on ne doit rien attendre des ressources de la

nature, et il faut la combattre avec les moyens que l'art prescrit en pareil cas.

Lorsque l'enfant est à la mamelle, on doit examiner de près le régime de la nourrice, la qualité de son lait, et les alimens qu'elle donne à son nourrisson; et bientôt convaincu qu'il n'est point élevé suivant les principes d'une saine éducation, on s'empressera de rectifier les erreurs qui auront déterminé la maladie. Lorsqu'il est sevré, son régime doit être atténuant; la base de sa nourriture sera de bons bouillons de vieilles volailles cuites avec les racines de fenouil, de persil, d'asperge et de céleri. On lui permettra des marmelades de fruits aromatisés avec la canelle; des jaunes d'œufs sucrés; quelquefois du café, du chocolat à l'eau, et même un peu de bon vin à chaque repas. Il évitera le laitage, tous les alimens visqueux et farineux. Comme les enfans des indigens ne peuvent malheureusement aspirer aux bienfaits de ce régime, on y suppléera en leur conseillant les bouillons gras avec les légumes qui viennent d'être indiqués, et sur-tout les navets qu'on peut leur apprêter de différentes manières, et dont ils peuvent librement user. Quant aux remèdes, il faut les choisir dans la classe des fondans, des évacuans et des toniques.

L'utilité des fondans, dit le D. *Baumes*, est incontestable dans une maladie occasionnée et entretenue par des sucs épais, et des viscosités qui obstruent les routes du chyle. Il paraît que le mercure, uni au fer, est un fondant des plus efficaces, et qui opère la résolution des engorgemens les plus fâcheux; on peut y joindre des purgatifs pour évacuer les saburres glaireuses dont les intestins sont farcis. Parmi le grand nombre de formules données par différens auteurs, j'en ai distingué quelques-unes qui remplissent parfaitement les indications présentes.

Prenez mercure doux, ou ⎫
    muriate mercuriel, ⎪
Safran de mars apé- ⎰ de chaque 1 gros, ou
    ritif, ou *carbonate* ⎱ 4 *grammes;*
    de fer, ⎪
Savon médicinal, ⎭

kermès minéral, ou ⎫
    oxide d'antimoine ⎰ de chaque 15 grains,
    sulfuré rouge. . . ⎱ ou 7 *décigrammes;*
camphre, ⎭

aloës gommeux, 30 grains, ou 15 *décigrammes,*
suffisante quantité de sirop de chicorée com-
    posé ;

formez une masse en triturant ces médicamens dans
un mortier de marbre, et divisez en 120 pilules.

Pour un enfant de dix-huit mois à deux ans, on
en donne une par jour, dans un peu de miel ou de
confitures, et on augmente cette dose suivant l'âge et
l'effet qu'elle produit.

M. *Baumes* nous a donné la recette d'une composition dont on faisait un secret dans les départemens
méridionaux, et sur les bons effets de laquelle on
peut compter.

Prenez sucre fin, ⎱ de chaque 1 once, ou 3
    cassia lignea, ⎰   *décagrammes;*
fleurs de soufre et ⎱ de chaque 2 gros, ou 8
    d'aloës lavées, ⎰   *grammes;*
limaille de fer, 1 once 4 gros, ou 3 *déca-*
    grammes 15 *grammes;*

le tout bien pulvérisé et amalgamé avec suffisante
quantité de sirop de chicorée composé de rhubarbe.

La dose est d'un demi-gros (2 *grammes*), jusqu'à 2 gros (*8 grammes*) chaque jour, dit l'auteur; mais pour un enfant de deux à trois ans, on doit commencer par 15 à 20 grains (10 *décigrammes*).

Lorsque l'enfant est altéré, on lui donnera pour boisson ordinaire, une décoction de chiendent sucrée, et mieux encore de feuilles de saponaire.

Si le bas ventre offre beaucoup de dureté, on doit aider l'effet de ces remèdes par des demi-bains tièdes, des fomentations émollientes, et sur-tout de temps à autre, par quelques embrocations d'huile de lin camphrée. On ne doit point négliger aussi les frictions sèches, sur toutes les parties du corps, pour donner aux vaisseaux un certain degré d'énergie. L'enfant doit être purgé de temps à autre, avec suffisante quantité de sirop de chicorée composé, ou de fleurs de pêcher.

On s'aperçoit du bon effet de tous ces moyens, quand l'appétit devient plus régulier, que la diarrhée diminue, ainsi que le gonflement du bas ventre; lorsque le visage paraît s'animer, et qu'enfin l'enfant reprend peu à peu de la vivacité. Alors on peut terminer la cure, en lui faisant boire une eau minérale ferrugineuse, que l'on peut composer de cette manière :

Prenez eau de fontaine, 5 pintes, ou *5 litres;*
   cristal minéral, 4 gros, ou *15 grammes;*
   vitriol de mars, 2 gros, *8 grammes;*
disolvez ces sels en agitant plusieurs fois pendant cinq à six jours, et gardez pour l'usage.

A cette époque les bains tièdes d'eau salée, deviennent singulièrement utiles; pour les rendre tels, il suffit d'ajouter 4 gros (15 *grammes*) de sel (*muriate de soude*) par pinte (*litre*) d'eau.

Enfin, lorsque le bas ventre paraît rendu à son état naturel, il ne faut point encore oublier de soigner les digestions de l'enfant, et par conséquent de corroborer son estomac par l'usage de l'elixir stomacal déjà prescrit *page 158.*

De la Fièvre Etique, du Marasme, ou Amaigrissement *des Enfans.*

On nomme fièvre étique, un état fébrile qui sans être l'effet d'une ulcération, consume insensiblement le corps. Cet état succède à la plus grande partie des maladies de l'enfance, quand elles ont été mal traitées, ou qu'elles ont duré trop long-temps : on lui a donné le nom de marasme parce que l'amaigrissement est un de ses signes les plus sensibles.

Lorsqu'un enfant est à la mamelle, et qu'il dépérit sans avoir été préalablement affecté d'une autre maladie, on peut être assuré que cet amaigrissement dépend d'un lait trop rare, point assez nourrissant, ou d'un régime visqueux. Dans toute autre circonstance, ce dépérissement peut succéder à une dentition laborieuse, à la diarrhée, à la rentrée subite, d'une éruption quelconque, à la petite vérole, à la rougeole, aux écrouelles, aux rachitis, aux obstructions du bas ventre, à la fièvre vermineuse, etc. Toutes ces maladies déterminent un dérangement sensible dans les organes de la digestion ; alors les enfans deviennent pâles et tristes ; à la maigreur qui affecte principalement les bras et les jambes, se joignent la perte de l'appétit, un gros ventre, des selles fréquentes et fétides, enfin une fièvre lente dont les redoublemens se font particulièrement sentir vers le soir ; ils sont accompagnés de chaleur, d'un certain degré d'altération nocturne. Le marasme porté au dernier degré, la peau devient sèche et comme terreuse ; la maigreur étant extrême, les enfans ressemblent à de petits squelettes, et la mort vient ordinairement éteindre le souffle de vie qui les animait.

Cet état désespérant est malheureusement un de ceux contre lesquels la médecine a peu de ressources ; de là cette foule de secrets employés par le peuple, ainsi que certaines pratiques religieuses auxquelles il a recours, plus par superstition que par une dévotion raisonnée. Mais depuis long-temps, n'a-t-il pas attribué aux maléfices les phénomènes de cette maladie et de plusieurs autres du même genre, et malgré les progrès de la physique, des personnes intéressées par état à nous faire croire au Diable et à ses prodiges, sont toujours disposées à réchauffer cette vieille erreur. J'observe en passant que le marasme, occasionné par la dentition ou les vers, est quelquefois susceptible de guérison par les seuls efforts de la nature. De telles cures ont souvent passé pour des prodiges : il fallait bien en faire honneur à quelque patron, et cet honneur, comme on sait, ne fut jamais sans profit. Les hommes sensés qui ne croient que ce qui est croyable, prendront tous les moyens raisonnables pour améliorer s'il est possible, le triste sort de ces petits malades. Ils chercheront à rétablir la transpiration en nétoyant la peau par des lotions d'eau tiède ; ils leur feront observer une diète appropriée aux forces de leur estomac ; ils ne perdront jamais de vue la maladie pré-existante, et ne négligeront aucun des conseils donnés dans les précédens articles ; enfin, toutes les vues curatives doivent tendre à désobstruer les routes du chyle, et à ranimer le système nutritif en corrigeant les vices de la digestion.

Des Écoulemens des parties sexuelles des petites filles.

Underwood observe que ces écoulemens, particuliers aux petites filles, sont ou sanguins, ou muqueux, ou purulens. L'écoulement sanguin se manifeste quelquefois dès les premières années de la naissance, à différentes époques, ou vers l'âge de six à sept ans. Dans l'un et l'autre cas, il existe sans danger ; néanmoins, qnand il continue quelques jours, on peut leur faire prendre quelques astringens, tels que la décoction d'eau de riz, de corne de cerf râpée, édulcorée avec le sirop de grande consoude, et même quelques doses de rhubarbe et de magnésie, si l'estomac paraît mal digérer. Les petites filles de cinq à six ans, sont aussi sujètes à un écoulement muqueux, qu'elles tiennent quelquefois de leur mère, et qu'elles apportent par conséquent en naissant. Alors il ressemble aux fleurs blanches, et devient très-nuisible à leur accroissement; dans d'autres circonstances, il prend l'aspect d'une gonorrhée purulente, et pourrait quelquefois être regardé comme telle, si l'homme de l'art trop peu circonspect se hâtait de porter son jugement.

Enfin ces écoulemens sont quelquefois la suite d'une maladie grave; et beaucoup plus souvent qu'on ne le pense, celle d'un mauvais régime, d'une affection vermineuse et de la mal-propreté.

L'espèce de fleurs blanches qui sont héréditaires, ne cèdent qu'avec le temps à tous les moyens qui peuvent corroborer la constitution de l'enfant, et sur-tout les parties qui les produisent. Beaucoup de propreté, et les lavages à l'eau froide, sont utiles en pareil cas. Celles qui se manifestent quelque temps après la naissance, sans cause évidente, paraissent dues au vice des digestions; succèdent-elles à une maladie grave, on peut les regarder comme les restes d'une crise qui se porte sur les parties sexuelles; sont-elles produites par des vers, les anti-vermineux deviennent nécessaires.

Lorsqu'elles sont la suite d'une mauvaise digestion, on les fait presque toujours cesser en commençant la cure par un léger vomitif, auquel on fait succéder un bon régime, des boissons stomachiques, et surtout le sirop de quinquina; les lotions froides et légèrement astringentes, souvent réitérées, préviennent l'inflammation des parties sexuelles, et par conséquent un écoulement plus abondant; mais si cette inflammation a déjà lieu, les toniques seraient nuisibles; il faut, jusqu'à ce qu'elle soit passée, s'en tenir aux demi-bains tièdes, aux fomentations émollientes faites avec la décoction de racine de guimauve, coupée si l'on veut avec suffisante quantité de lait.

L'écoulement qui est dû à un reste de crise, cesse quelquefois de lui-même par le régime et la propreté; mais quand il se prolonge et qu'il paraît affaiblir l'enfant, on joint, de temps à autre, aux remèdes ci-dessus, l'emploi d'un purgatif convenable à l'âge de l'enfant. Il est rare que ces moyens soient sans succès; dans ce cas l'écoulement tiendrait à un vice particulier des humeurs, qu'un médecin seul pourra reconnaître, et combattre avantageusement.

Ces écoulemens sont toujours accompagnés d'un certain degré de démangeaison qui excite naturellement à porter la main sur ces parties, et de là très-souvent une découverte prématurée, qui dès l'âge le plus tendre, dégénère en habitude funeste à la santé de l'enfant. Comme la mal-propreté seule peut déterminer cette démangeaison, les mères, instruites des conséquences qu'elle entraîne, doivent obliger de très-bonneheure leurs filles à se laver sur-tout avant que de se mettre au lit. Cette précaution, sous plusieurs rapports, leur procure un sommeil plus paisible, et prévient aux approches de la puberté, toute sensation vive ou précoce.

Des Signes d'Infection Vénérienne chez les Enfans.

La vie de l'homme depuis sa naissance jusqu'à son dernier soupir, est un état continuel de convulsions. Mais ce qui met le comble à la somme de ses maux, c'est qu'une horrible maladie puisse empoisonner ses jours, tout en se livrant aux douces impulsions de la nature ; et que l'acte qui doit perpétuer son espèce, transmette avec la vie, un virus qui va punir la postérité des déréglemens de ses aïeux.

Cette affection connue sous le nom de maladie vénérienne, a suivi dans nos climats les trésors du nouveau monde, dont la conquête faite par *Cristophe Colomb*, vers l'an 1493, n'a pas été, comme on voit, des plus utiles à l'humanité.

Au commencement du siècle précédent, on n'observait encore cette maladie que dans les villes populeuses, et parmi les gens de guerre ; mais depuis la révolution française sur-tout, elle est devenue si commune, qu'elle s'est propagée jusque parmi les habitans des campagnes. L'oubli presque total de la morale, la conduite licencieuse des jeunes-gens qui ont méconnu l'autorité paternelle ; leur appel aux armées, leur séjour dans les villes de guerre et dans les camps, où la prostitution des filles de joie devient un mal nécessaire ; et qui plus est, l'empire du charlatanisme en possession depuis long-temps d'abuser de la crédulité des victimes de cette maladie, sont les causes les plus évidentes de sa propagation.

Pour prévenir une grande partie des maux incalculables qu'elle cause, qu'il me soit permis de dire en passant, que des mesures de police, et de salubrité publique, pourraient resserrer cette contagion dans des bornes plus étroites. Dans toutes les villes, assez grande pour y tolérer un certain nombre de filles publiques, ne devrait-on pas les astreindre à un léger tribut, dont le produit servirait à établir une maison de santé, où elles trouveraient gratuitement, un traitement méthodique dès qu'elles en auraient besoin ? Je sais que ce projet sage a déjà été conçu pour la ville de Dijon par le fonctionnaire actuellement chargé de la surveillance de la police : il honore autant son humanité, que son zèle et ses talens sont recommandables ; mais pourquoi n'a-t-il pas été suivi ? Serait-ce parce que le bien trouve par-tout des obstacles ? Heureux encore quand l'homme probe, qui dirige ses méditations vers un objet d'utilité publique, n'essuie pas pour récompense les sarcasmes de l'incapacité, les traits de l'envie et les dégoûts qui en sont les suites ! Un semblable établissement pourrait encore offrir à peu de frais, soit aux militaires, soit aux pauvres artisans, des remèdes surs, avoués par l'expérience, plutôt que de laisser divaguer leur confiance toujours usurpée par le brigandage. Qui peut ignorer que par toute la France, les personnes qui s'arrogent le traitement de ces sortes de maladies, sont presque toujours des gens, ou sans garantie sociale , ou qui n'ont pas le droit d'exercer l'art de guérir. S'il existait une confiance exclusive raisonnable, qui la mériterait mieux que les médecins ou les chirurgiens militaires ! Ayant suivi la marche triomphante de nos armées, dirigé des hôpitaux remplis de tels malades , ils ont été dans le cas d'observer cette maladie dans toutes ses nuances , de varier le traitement suivant ses différens phénomènes , et d'asseoir leur pratique sur de nombreuses expériences. Cependant ces hommes ne peuvent se flatter de l'emporter sur le jongleur des places publiques , ou sur le distributeur de remèdes qui abuse de la crédulité du peuple, lui promet merveille , et lui escroque adroitement le prix de son travail. La racine du mal n'est point extirpée; il n'est que momentanément assoupi : bientôt il se réveille , et reparaît sous des formes plus alarmantes , ou bien il dégénère en. maladies chroniques qui échappent à tous les secours de l'art. Si ceux qui sont affectés de ce vice restaient seuls victimes de son influence, la punition suivrait la faute : mais souvent le libertinage ou une fausse sécurité le propage dans les familles , et les enfans participent à ce triste héritage. On voit conséquemment qu'il attaque la population dans son principe , qu'il détériore l'espèce humaine , et détruit souvent l'harmonie des ménages.

Les personnes qui se destinent au mariage doivent donc , avant leur union , jeter un coup d'œil sévère sur leur conduite passée , consulter franchement , sur leurs soupçons, un homme instruit, et suivre avec confiance ses avis dès que leurs doutes seront confirmés.

Dans tous les cas, le virus vénérien est héréditaire ou acquis. Il se propage par la génération ; comme il se communique aux enfans par le lait de la nourrice, par la sueur, la salive d'une personne infectée, de même que par le contact du pus vérolique sur des parties du corps excoriées, ou dont la peau est très-fine; par la même raison, le nourrisson transmet ce virus à sa nourrice par la lactation, ou aux enfans et aux personnes qui communiquent étroitement avec lui. Il est alors facile de sentir combien il est important de s'assurer de la santé des nourrices, et des personnes destinées au service des enfans; et la conscience oblige aussi de reconnaître à leur naissance l'état de ceux-ci pour qu'ils ne donnent point à une nourrice de bonne foi un mal qu'elle ignore, et qui peut faire le malheur de sa famille. Si jamais un semblable examen est nécessaire, c'est à l'égard sur-tout des enfans reçus dans les Hospices; mais a-t-il lieu par-tout? C'est ce que je ne crois pas!

Le virus vénérien héréditaire produit des symptômes que l'enfant présente dès qu'il est né, ou qui se développent peu de jours après : tels sont un certain degré de maigreur, une peau ridée, décolorée; une ophtalmie qui produit un écoulement verdâtre semblable à celui d'une gonorrhée; des gerçures, des pustules aux parties naturelles, l'inflammation de ces parties, les rougeurs de l'anus, souvent de petits ulcères aux lèvres, au palais et sur la langue. Le D. *Sanchès* regarde comme un symptôme caractéristique d'infection vénérienne une pustule qui paraît très-souvent à l'intérieur de la lèvre supérieure, sur le filet qui se remarque à sa partie moyenne, et qui la sépare en deux parties égales. Lorsque l'enfant est né sain et bien portant, et qu'il contracte ce virus soit par l'allaitement, soit par le fait des personnes infectées, ce sont les parties immédiatement soumises à l'action du virus, qui offrent les premiers symptômes d'infection ; mais il se développe, et produit bientôt une partie des accidens qui viennent d'être exposés. Indépendamment de ce qu'ils ne sont pas toujours réunis, ils ne presentent pas tous le même degré de violence : ils varient relativement à l'activité du virus, et suivant les difféléntes circonstances accessoires à son développement.

Ce virus peut être transmis à l'enfant par ses parens, mais dans un état de dégénéressence ; alors ses effets, quoique moins sensibles, n'en agravent pas moins tous les maux du premier âge. Il mine sourdement la constitution de l'individu, exerce une action directe sur les glandes et les os, et peut dès-lors développer et compliquer le virus rachitique, scrophuleux et dartreux. D'autres fois, il se porte sur la vue, vers la peau ou à la tête, et cause les ophtalmies rebelles, et différentes éruptions d'un mauvais caractère, etc.

La nature du virus vérolique est encore inconnue :

L'expérience a seulement prouvé que certains médicamens peuvent le combattre efficacement. Jusqu'à ce jour, ce sont les différentes préparations mercurielles qui ont obtenu la preférence. Plusieurs médecins célèbres les ont blamées, parce que leur usage n'est pas sans inconveniens ; mais la plus grande partie de ceux qu'on leur reproche, tiennent beaucoup plus à ce qu'elles sont journellement administrées par une foule d'ignorans qui abusent avec autant de témérité que d'empirisme, d'un remède qui demande effectivement beaucoup de modifications et de prudence dans son emploi. On a prétendu le remplacer avantageusement par des végétaux apéritifs, fondans et sudorifiques. On doit sans doute louer le zèle de tous ceux qui ont cherché des moyens plus doux ;

mais sont-ils aussi surs que le mercure ? On a lieu d'en douter. Toutes les personnes versées dans le traitement des maladies vénériennes, accordent à ces médicamens les vertus dont ils sont doués, mais ne les emploient jamais que comme des moyens auxiliaires très-utiles, sur-tout dans les maladies vénériennes chroniques. On prétend avec raison qu'ils n'ont jamais guéri radicalement une vérole confirmée récente. Ainsi les préparations mercurielles les plus douces, telles que la panacée (*muriate mercuriel doux*), jointes aux bains, et suivant les circonstances aux sirops apéritifs, fondans, sudorifiques, anti-scorbutiques, doivent faire la base du traitement des enfans. Lorsque la nourrice, ou la mère qui allaite, sont soumises à un traitement anti-vénérien, l'enfant guérit avec elle par la seule qualité anti-vénérienne de son lait. Les femmes grosses affectées de ce virus, ne doivent jamais hésiter de se faire traiter. Les remèdes influent singulièrement sur la constitution de l'enfant ; et quand même la mère n'aurait point eu le temps d'obtenir une parfaite guérison, l'enfant à sa naissance sera exempt de la maladie ; plusieurs observations qui me sont particulières m'ont convaincu de cette vérite.

Quelquefois cependant le virus n'est qu'assoupi : il reparaît quelque temps après la naissance. Ce doute doit donc porter à observer de très-près un enfant soupçonné d'infection vénérienne. Comme les remèdes anti-vénériens ne doivent jamais être administrés au hasard, les symptômes qui les exigent, seront sérieusement examinés et reconnus par un homme de l'art, puis le traitement consenti et dirigé par lui seul. J'observe en général, que je ne puis partager l'opinion des médecins, qui, soit pour les enfans, soit pour les femmes grosses, ne craignent point d'employer les frictions mercurielles et le sublimé (*muriate de mercure corrosif*) : quelque précaution que l'on prenne dans leur emploi, leur action sur le système nerveux et sanguin entraîne souvent des désordres qu'on peut prévoir et prévenir par des moyens plus analogues à l'état des femmes grosses et à la constitution des enfans.

DES QUALITÉS MORALES
Du Médecin digne de la confiance du père de famille.

Après avoir fait connaître aux pères et mères de famille les moyens les plus simples de remédier aux maladies du premier âge, on a dû remarquer que j'ai toujours recommandé avec soin de ne jamais négliger de consulter un homme de l'art dans tous les cas embarrassans qui demandent effectivement des connaissances acquises par l'étude et l'expérience. Mais comme la Médecine n'est réellement utile que quand elle est exercée par de vrais médecins, il importe singulièrement aux parens de ne jamais compromettre le salut de leur famille par une aveugle confiance. De tous les conseils que je puis leur donner, celui-là n'est pas le moins précieux. Cet avis salutaire me conduit donc naturellement à terminer cet ouvrage par l'exposé des qualités morales qui distinguent le médecin digne de servir l'humanité souffrante.

L'art de guérir demande une application trop sérieuse, et des connaissances trop étendues pour qu'on puisse le rendre entièrement populaire; et de là l'impossibilité d'inspirer au public une juste confiance par le raisonnement.

Or, la confiance étant absolument nécessaire à un médecin pour ne pas rester dans l'oisiveté, c'est un de ses devoirs de la faire naître et de la soutenir par tous les moyens honnêtes qui peuvent mettre les hommes instruits, seuls capables de diriger l'opinion publique, dans le cas de juger de ses talens et de ses connaissances. Ainsi, tous ceux dont le but principal n'est pas d'amasser des richesses, doivent trouver quelque dédommagement à propager leurs lumières, et à laisser à la postérité le fruit de leurs pénibles travaux. C'est à de tels hommes qu'on est redevable aujourd'hui des progrès de l'art, et de l'instruction qui seule peut le perpétuer.

En réfléchissant comme simple observateur sur tout ce qui peut déterminer cette confiance, il est inconcevable que des moyens tout opposés parviennent souvent à l'établir, tandis que la raison ne devrait en admettre d'autres que ceux qui portent le caractère de la vérité, de la science et de la probité. Je ne parle pas de cette classe trop nombreuse de gens ignorans, crédules, avides du merveilleux, qui seront éternellement les dupes des pièges les plus grossiers, de ces guérisseurs obscurs, de ces femmes à secrets, qui tous vivent à leurs dépens, et ruinent leur santé. Mais la classe la plus éclairée est-elle toujours exempte de ces erreurs ? Mille exemples prouvent journellement le contraire. Il est certain que bien des personnes qui se piquent de juger sainement les hommes et les choses, ne s'adresseront point à l'homme qui se montre en place publique, parce qu'elles croiraient se donner du ridicule ; mais n'ont-elles point une confiance aveugle pour leurs recettes de famille, ou pour tous ces prétendus spécifiques dont on établit journellement des dépôts dans les grandes villes. Il n'y a presque pas d'années que les prôneurs ne mettent en crédit quelques-uns de ces remèdes dont les ravages, dit *Tissot*, sont plus ou moins grands, à raison de leur célébrité. Il est donc malheureusement vrai, tant pour les ressources de la Médecine que pour celui qui en fait l'application, que la confiance est rarement le résultat du raisonnement, et n'est pas toujours la récompense de l'homme laborieux, qui possède la plus grande partie des qualités qui seules peuvent honorer l'art de guérir. .

Cette injustice très-ordinaire me paraît avoir en grande partie sa source dans l'indifférence du public à connaître, et les études, et les devoirs du médecin. Il lui est impossible alors de comparer et d'admettre des distinctions si importantes pour sa conservation. Sous ce rapport, je regarde donc le choix d'un médecin comme un acte qui demande de la part d'un père de famille les plus mûres réflexions ; ce soin comme tuteur né de ses enfans, lui est spécialement dévolu ; il ne peut en conscience s'en rapporter à d'autres qu'à lui, puisque les gens de l'art, les seuls juges compétens du mérite de leurs collègues, ont souvent, dit le D. *Grégori*, un intérêt funeste à le cacher ou à le déprécier. Il faut donc que sans suivre d'impulsion étrangère, libre de tout esprit de parti, il cherche à asseoir sa confiance sur le raisonnement et la vérité. L'homme instruit et fait pour être utile, se distinguera toujours à des signes évidens que les passions peuvent altérer pour le moment, mais que le temps tôt ou tard fera triompher.

Rappelons à nos lecteurs toutes les qualités morales que la société a le droit d'exiger de l'homme qui se voue à l'art de guérir ; mais en remplissant cette tâche délicate, assurons-les que notre intention est de concilier la vérité avec les bienséances ; et que nous ne serons d'ailleurs que l'écho des hommes célèbres, dont l'exemple se trouve toujours à côté du précepte.

« Il faut, dit *Hippocrate*, que celui qui se destine » à l'exercice de la Médecine, soit sain de corps et » d'esprit ; d'un extérieur honnête et décent ; qu'il ait » des mœurs douces, qu'il soit tempérant, prudent, » discret, et qu'il soit doué de cette bonté de cœur, de » cette grandeur d'ame, seules capables de bien diriger » ses entreprises, et de lui faire sacrifier toutes ses » passions à la santé des hommes. » Il est ensuite nécessaire qu'il ait cultivé son esprit dès sa plus tendre jeunesse, et qu'à cette époque, il ait déjà montré du génie. Après avoir acquis les connaissances préliminaires indispensables pour arriver à celles de la Médecine, il faut qu'il ait étudié avec soin toutes les parties de la physique, et qu'il ait passé une partie de sa jeunesse à interroger avec patience et courage les tristes débris de l'homme ; qu'il ait fouillé dans les entrailles des morts pour connaître les ressorts de l'économie animale, et qu'il ait enfin cherché à pénétrer les différens phénomènes de la vie. Il est encore indispensable qu'il ait fréquenté pendant plusieurs années les asiles de la douleur, pour étudier les différentes nuances des maladies, en analysant pour ainsi dire la mort ; qu'il ait comparé, calculé, cherché les moyens d'arrêter la destruction, de suspendre la douleur, et cela avec toute la vigueur du jugement le plus sain, quand, sans une faveur particulière, une telle étude est faite pour faire naître le découragement. C'est après avoir subi ces grandes épreuves, justement regardées comme une garantie sociale, qu'il aura le droit de faire hommage à la société du fruit de ses veilles et de ses méditations : c'est alors qu'il pourra prétendre à la confiance de ses concitoyens ; il la fixera sans doute , s'il joint à la possession des vrais principes de son art toutes les autres vertus morales qui doivent le distinguer.

Dès qu'il passe à l'exercice de la Médecine , on doit le trouver toujours compatissant , toujours empressé. Il portera donc au lit de ses malades cette attention réfléchie , cette tendre sollicitude qui partageant pour ainsi dire leurs souffrances , peut en alléger le poids. Les indigens doivent trouver près de lui des soins aussi affectueux , aussi assidus que l'homme riche ou puissant qui les obtient par sa protection et sa générosité.

Ainsi, le vrai médecin est désintéressé ; mais il est certain que le véritable désintéressement d'un homme de cet art , consiste plutôt à ne jamais distribuer ses secours avec trop de précipitation , et à renoncer à un excès de travail qui lui ôterait la faculté de penser sérieusement à chacun de ses malades. « Un » médecin , dit le D. *Coray*, qui a tous les jours un » nombre de malades à voir , si considérable qu'à » peine peut-il donner quelques minutes d'attention » à chacun d'eux en particulier , peut bien devenir » un homme riche ; mais il ne pourra jamais augmen- » ter la masse de ses connaissances pratiques. » Un tel homme , sans doute , est bien éloigné de se faire à la fin du jour ces questions prescrites par *Pythagore* : Quel bien ai-je fait ? Quels devoirs ai-je négligé ?

Il est important pour l'humanité qu'il ne s'abuse jamais sur ses propres forces. Le médecin de bonne-foi doit ne jamais perdre de vue que *l'art est long, et qu'il lui est impossible de tout approfondir.* Loin de lui donc cet esprit de domination qui s'empare quelquefois des vrais talens , et leur ôte beaucoup de leur lustre et de leur utilité. « Un homme plein

» d'orgueil et d'arrogance, dit, après *Hippocrate*, le
» D. *Coray*, quelqu'instruit qu'il paraisse, ne peut être
» qu'un mauvais médecin. Ce que nous savons de science
» certaine en Médecine, n'égale pas à beaucoup près
» ce que nous ne présumons que par conjecture, et
» l'un et l'autre sont encore si peu de chose relative-
» ment à ce que nous ignorons absolument, qu'un
» médecin sage a plus lieu de s'humilier que de s'e-
» norgueillir de son savoir. » Voilà cependant le langage du père de la Médecine, et d'un homme qui tient
aujourd'hui un des rangs les plus distingués dans
la Médecine. Quel contraste avec celui des personnes
qui, dit M. *de Haller*, « croient avoir seules la science
» et le bon sens en partage, qui ne trouvant rien de rai-
» sonnable que ce qui part de leur propre fond, désap-
» prouvent même leurs sentimens dans la bouche des
» autres. «C'est ainsi, continue-t-il, que les grenouilles
» qui peuplent les roseaux, font entendre leur croasse-
» ment par le beau temps comme par l'orage. »

La douceur et la patience d'un médecin compatissant
se signalent sur-tout dans les soins qu'il donne à ce sexe
délicat, qui semble né pour les plaisirs, et dont la vie
n'est qu'un tissu de sacrifices, de peines et d'infirmités.

Il ne doit jamais perdre de vue que l'imagination
de ce sexe est prompte à se créer des illusions qui
peuvent agraver ses maux, augmenter ses souffrances.
L'homme prévoyant, ingénieux, ménage cet excès
de sensibilité, en lui dissimulant adroitement de tristes
vérités dont la connaissance donnée par une brusque
franchise, a fait plus d'une victime. Il serait sans doute
indigne de l'estime publique, s'il ne pouvait imposer
silence à ses passions, et si, admis dans l'intime confiance de ce sexe, auquel il doit respect et protection,
il avait la bassesse d'en abuser.

Le titre de père de famille, et une longue expérience, devraient lui mériter une plus grande considération, et même dans beaucoup de cas, une confiance de prédilection. On dit que ces titres, jadis d'un si grand poids, sont aujourd'hui presque nuls, quand toutefois ils ne sont point un obstacle à sa fortune. Si ce fait était généralement vrai, j'en serais fâché pour mes contemporains, car il tiendrait à la dépravation des mœurs.

La tempérance est encore une vertu première du médecin ; ce n'est donc pas sans le plus grand étonnement que j'ai souvent ouï certaines gens dire qu'elles avaient connu des personnes de cette profession qui, dans l'ivresse, exerçaient leurs fonctions avec autant et même plus de sagacité que lorsqu'elles étaient à jeûn. Quelle absurdité ! Qui donc feint d'ignorer que l'abus des liqueurs spiritueuses rend les idées confuses et vacillantes, et conséquemment peu propres à l'application d'un art qui demande non-seulement l'à-plomb du jugement, mais encore la perfection des sens.

Dès qu'il s'agit de la vie d'un homme, un honnête médecin fait taire son amour-propre, et pour le repos de sa conscience, la satisfaction de son malade, il doit sans hésiter fortifier ses lumières de celles de ses collègues. « Un praticien, dit toujours le D. *Coray*, qui » dans les cas difficiles, n'aime point à s'aider des » conseils de ses confrères, qui évite de les appeler » à son secours ; qui est envieux de leur succès, qui » en parle avec dédain, qui cherche à les dénigrer, » ne peut non plus être un bon médecin. » Une telle » obstination, dit le D. *Grégori*, en parlant des devoirs du médecin, prend quelquefois sa source dans » un vice de cœur : l'orgueil, toujours incompatible » avec la vraie dignité d'une grande ame. » Ajoutons que l'intérêt y entre pour quelque chose.

L'ingratitude et l'injustice ne doivent jamais rien changer à ses manières obligeantes ni à son assiduité ; l'une et l'autre sont souvent le prix de ses soins. Mais l'homme qui connaît les imperfections du cœur humain, doit-il en être étonné? Le médecin doué d'une grande ame s'attend donc à passer sa vie au milieu des plus rudes épreuves, et ne gémit point des préférences marquées qui pourraient le décourager. Il serait juste, à la vérité, que les réputations locales, quoique méritées, ne fussent pas toujours la seule boussole qui dirigeât l'opinion de l'homme en place : les bons services rendus à la chose publique, le zèle et le travail méritent bien aussi des encouragemens. Les nouvelles mesures sur l'exercice de la Médecine font espérer qu'un jour la justice distributive atteindra les vrais médecins, les récompensera chacun selon son mérite personnel; et ce d'après les lois d'une d'une sage économie politique qui consiste en grande partie à bannir les privilèges exclusifs, à établir en tout la balance, à soutenir l'émulation, à la créer s'il le faut; enfin à diviser le faisceau des lumières, pour que chaque parcelle ayant une sphère d'activité plus étendue, devienne plus utile à la généralité des citoyens.

On a souvent accusé les médecins de ne pas croire à certains dogmes religieux, ou plutôt d'être matérialistes. Cette accusation doit-elle être sérieusement faite aux hommes profondément versés dans l'étude d'une science, qui, loin de mener à l'incrédulité, prouve évidemment qu'il est une puissance inconnue dont la sagesse et la bonté se manifestent dans chaque partie du mécanisme merveilleux du corps humain! Le bon médecin reconnaît donc cette puissance, respecte le culte de ses pères ; et fait toujours en sorte de concourir avec ses ministres au bien public. Il est vrai que les grands principes d'humanité qui font la base du *Christianisme*, lui font un devoir de ne jamais scruter les consciences lorsqu'il est appelé ; tout homme, quelles que soient ses mœurs, son opinion religieuse et politique, a des droits à ses soins : toute considération doit disparaître devant l'honorable mission de secourir son semblable. Cette conduite, aux yeux du sage, vaudra bien, je crois, la sainte indignation d'une ame pieuse, qui, pour punir le vice, abandonne le coupable à ses angoisses.

Il est important pour le père de famille de distinguer le vrai médecin du charlatan. Il doit donc se défier de tous ceux qui cherchent à lui faire croire qu'ils possèdent des remèdes secrets et souverains contre une ou plusieurs maladies ; qui veulent lui persuader qu'ils ont acquis dans la Médecine des lumières supérieures à celles des médecins du siècle, qui font parade de leurs prétendues cures brillantes, qu'ils présentent comme autant de petits miracles, « qui mendient » les pratiques, dit le D. *Coray*, comme un marchand » cherche à achalander sa boutique, qui emploient » la bassesse pour se faire une réputation, et qui » assiègent les maisons des riches avec une opiniàtreté » cynique, etc. : » Enfin, l'homme prudent se tient en garde contre l'enthousiasme ce sentiment excède toujours les bornes de la vérité, et rend souvent injuste ; car il est plutôt le résultat de l'imitation que de celui d'une intime conviction.

« Un obstacle, dit l'auteur de l'*Homme éclairé par* » *ses besoins*, qui s'opposera éternellement aux progrès » de la Médecine, c'est que la célébrité n'est pas » toujours à côté du mérite ; comme le public n'est » point juge dans cette matière, sa confiance est le

» plus souvent aveugle. Cet abus règne plus en
» France que par-tout ailleurs : chez nous la mode
» y donne le ton aux choses même les plus sérieuses ;
» les femmes le donnent à la mode. Il n'est donc
» point surprenant que le mérite d'un docteur ainsi
» que celui d'un homme du bel air, s'annonce plutôt
» par des dehors imposans que par des ouvrages
» profonds. » Il ajoute que « l'immortel *Boërhaave*,
» et tant d'autres grands hommes, dont l'extérieur
» était simple et négligé, dont les manières étaient
» peu prévenantes, eussent été sans doute très-
» déplacés parmi nous ».

Qu'il serait honorable pour les gens de l'art, et con-
solant pour l'humanité, si chacun d'eux, déposant
tout sentiment de domination, le public pouvait les
considérer comme une même famille, toujours prête
à réunir ses lumières pour l'intérêt des malades ! Mais
pourquoi faut-il que nous ayons à regretter qu'il n'en
soit pas ainsi ? Je suis donc forcé de prémunir mes
lecteurs contre cet esprit de rivalité qui bientôt enfante
l'injustice et toutes les passions qu'elle entraîne.
Comme il me serait douloureux de m'appesantir sur
un pareil sujet, qu'il me suffise de leur observer que
l'homme ordinaire est sans cesse porté à jalouser le mérite, à l'attaquer sourdement avec l'arme du ridicule
et de la calomnie, car l'envie s'attache toujours aux
talens distingués, comme la foudre frappe de préférence les grands édifices. Le vrai médecin est bien
éloigné d'être l'esclave de cette passion, il se respecte
en respectant ses collègues ; dans toute occasion, il
se fait un devoir de leur témoigner tous les égards
qui sont le fruit d'une éducation soignée, d'un moral
bienveillant, juste et paisible. Ont-ils besoin d'indulgence ! Pour l'honneur de l'art, il les enveloppe du

manteau de la charité ; il les éclaire sans prétention , les protège quand il le peut : aurait-il à s'en plaindre ! La vengeance la plus noble , et la seule qu'il doive se permettre , est de les surpasser par ses traveaux et ses vertus , et de laisser aux hommes justes le soin de sa défense.

Toutes les qualités qui constituent le bon médecin , sont également communes au bon chirurgien : j'ai entendu parler de l'art en général , car telle est mon opinion , que je n'ai jamais pu considérer la Chirurgie comme devant être séparée de la Médecine. Leurs principes sont les mêmes , et l'art de guérir ne peut vraiment s'illustrer que quand toutes ses parties se prêteront un jour mutuel sur les fonctions variées qui entretiennent ou conservent la vie , sur les incidens qui les dérangent , et sur les moyens qui peuvent les rétablir. Tous les bons esprits qui ont depuis long-tems desiré cette réunion , voient avec plaisir qu'elle vient d'être consacrée par une loi de l'État.

La nouvelle organisation des écoles de Médecine assure cette réunion par l'uniformité des études. Le jeune docteur se livrera plus particulièrement dès son début aux opérations de Chirurgie qui demandent la vigueur de l'âge et la perfection des sens, et dès qu'il s'apercevra que ces qualités lui échappent, il usera de sa longue expérience pour le traitement des maladies internes, et trouvera dans la juste considération de ses concitoyens, une récompense assurée pour sa vieillesse. Là finira sans doute cette esprit de corps, cette lutte de passions qui depuis long-temps n'ont cessé de scandaliser les honnêtes-gens. Cette division de la Médecine et de la Chirurgie, n'était que de conception moderne ; « Elle a eu, dit le D. *Grégory* , des suites très-

» funestes pour l'art et l'humanité. Les médecins et
» les chirurgiens, formant deux classes séparées, ont
» des intérêts divers à soutenir qui s'entrechoquent
» continuellement ; tandis que si l'art en général était
» enseigné et étudié avec soin, ces deux professions
» qui la plupart du temps se confondent nécessaire-
» ment, et que plusieurs grands hommes ont réunies
» avec tant de succès, deviendraient bien plus utiles
» à la société. » Je sais que le public , élevé dans
un ancien préjugé, aura beaucoup de peine à se
persuader que cette réunion soit conforme à ses plus
chers intérêts. Quoi qu'il en soit, ce qui a existé
peut insensiblement, je pense, revenir à l'ordre du
jour. *Hippocrate* et tous les grands hommes qui ont
marché sur ses traces, n'étaient-ils pas médecins-
chirurgiens ? Ne sait-on pas qu'après la renaissance
des lettres en Europe, la Médecine n'était point séparée
de la Chirurgie ; et c'est, j'ose le dire, à l'exercice
de l'art en général, que nous devons rapporter cette
foule de grands hommes, dont les ouvrages cités dans
la postérité la plus reculée, feront à jamais l'honneur
et le soutien de la Médecine.

En esquissant rapidement le portrait d'un médecin
respectable, mon dessein a été de faire réjaillir sur
tous ceux qui cultivent honorablement la Médecine,
la portion de considération qui leur est due, en préve-
nant en dernier lieu mes lecteurs en faveur de la
réunion de la Médecine et de la Chirurgie ; j'ai suivi
l'impulsion de ma conscience, parce que je suis convaincu que les hommes qui ont conçu et exécuté cette
réunion, ont singulièrement servi la cause de l'art et
de l'humanité.

F I N.

TABLE

MALADIES DES ENFANS.

SECONDE PARTIE.

MALADIES EXTERNES.

FIN DE LA TABLE.

A DIJON, DE L'IMPRIMERIE DE CARION.

ERRATA.

Page 81, ligne 24 : hypécacuhana, *lisez* : ipécacuanha.

Page 100, ligne dernière : blette, *lisez* : bette.

Page 103, ligne 8 : leur fait, *lisez* : lui fait.

Ibid., ligne 10 : leur donner, *lisez* : donner aux parens.

Page 119, ligne 13 : ce pléthore, *lisez* : cette pléthore.

Page 60, ligne 25 : de cerveau, *lisez* : du cerveau.

Page 181, ligne 26 : un doux exercice, *lisez* : un exercice.

Page 117, ligne 13 : erésymum, *lisez dans tout le cours de l'ouvrage* : erysimum.

Page 289, ligne 30 : à la seconde période, *lisez* : au second période, et *mettez au masculin tous les mots semblables* de cet article.

Page 263, ligne 22, de ce vice, *lisez* : des vices.

Page 265, ligne 29 : plus le lait est récent, *lisez* : plus elle est récente.

Page 269, ligne 21 : d'un régime, *lisez* : d'alimens trop.

Le lecteur est prié de suppléer aux incorrections de style qui se sont glissées dans l'énoncé de la réduction des anciens poids suivant le nouveau système métrique; par exemple : 1 once 4 gros ; au lieu *de 3 décagrammes 15 grammes, on lira 4 décagrammes 5 grammes ;* 12 onces ; au lieu *de 36 décagrammes, on lira 3 hectogrammes 6 décagrammes, etc.*